V&R

Schriften des Sigmund-Freud-Instituts

Herausgegeben von
Marianne Leuzinger-Bohleber und Rolf Haubl

Reihe 1
Klinische Psychoanalyse: Depression

Herausgegeben von
Marianne Leuzinger-Bohleber, Stephan Hau
und Heinrich Deserno

Band 3
Marianne Leuzinger-Bohleber /
Ulrich Bahrke / Alexa Negele (Hg.)
Chronische Depression:
Verstehen – Behandeln – Erforschen

Marianne Leuzinger-Bohleber /
Ulrich Bahrke / Alexa Negele (Hg.)

Chronische Depression

Verstehen – Behandeln – Erforschen

Mit 25 Abbildungen und 27 Tabellen

Vandenhoeck & Ruprecht

Bibliografische Information der Deutschen Nationalbibliothek

Die Deutsche Nationalbibliothek verzeichnet diese Publikation in der Deutschen Nationalbibliografie; detaillierte bibliografische Daten sind im Internet über http://dnb.d-nb.de abrufbar.

ISBN 978-3-525-45168-7
ISBN 978-3-647-45168-8 (E-Book)

Umschlagabbildung: Johann Heinrich Füssli, *Das Schweigen*/akg/De Agostini Pict.Lib.

Satz: process media consult GmbH
Druck & Bindung: ⊕ Hubert & Co, Göttingen

Inhalt

Marianne Leuzinger-Bohleber, Ulrich Bahrke und Alexa Negele
Einleitung 9

I Konzepte und Hintergründe

Martin Hautzinger
Verhaltenstheoretische Ansätze bei chronischer Depression 33

Marianne Leuzinger-Bohleber
Chronische Depression und Trauma. Konzeptuelle Überlegungen zu ersten klinischen Ergebnissen der LAC-Depressionsstudie 56

Hugo Bleichmar
Verschiedene Pfade, die in die Depression führen. Implikationen für spezifische und gezielte Interventionen 82

Rosemarie Kennel
Chronische Depression und Psychic Retreat 98

Rolf Haubl
Depression und Arbeitswelt 111

II Behandlungspraxis

Argyroula Koutala
Verhaltenstherapeutische Interventionen zur Behandlung chronischer Depressionen. Eine Falldarstellung 131

Klara Kilber-Brüssow und Felicitas Weis
Neuere Konzepte zur Behandlung von chronisch Depressiven. Zwei Falldarstellungen im Rahmen der LAC-Studie 146

Ingeborg Goebel-Ahnert
Die schlechten und die guten Phasen – Gesichter einer Depression. Bericht einer psychoanalytischen Behandlung mit Kommentar von Hugo Bleichmar 168

Wolfgang Merkle
Behandlung chronisch depressiver Patienten in einer Tagesklinik 180

Reinhard Lindner
Psychotherapie mit älteren depressiven Patienten 198

III Studien

Ulrich Bahrke, Manfred Beutel, Georg Fiedler, Andreas Haas, Martin Hautzinger, Lisa Kallenbach, Wolfram Keller, Marianne Leuzinger-Bohleber, Alexa Negele, Bernhard Rüger und Margerete Schött
Psychoanalytische und kognitiv-verhaltens-therapeutische Langzeittherapien bei chronischer Depression (LAC) 217

Steven P. Roose
Diskussion der LAC-Depressionsstudie 240

Heinz Böker
Emotion und Kognition. Die Züricher Depressionsstudien 245

David Taylor, Jo-anne Carlyle, Susan McPherson, Felicitas Rost, Rachel Thomas und Peter Fonagy
Die Tavistock Adult Depression Study (TADS). Eine randomisiert kontrollierte Studie zur analytischen Psychotherapie therapieresistenter / therapierefraktärer Depressionen 268

Dorothea Huber, Judith Gastner, Gerhard Henrich und Günther Klug
Must all have prizes? Die Münchner Psychotherapiestudie (MPS) – ein Vergleich von analytischer Psychotherapie, tiefenpsychologisch fundierter Psychotherapie und kognitiver Verhaltenstherapie 308

Martin Hautzinger, Martin Härter und Elisabeth Schramm
Cognitive Behavioural Analysis System of Psychotherapy bei chronischer Depression. Die CBASP- versus SYSP-Studie 325

Wolfram Keller
Symptomatik und strukturelle Veränderungen bei chronisch depressiven Patienten. Teilergebnisse der Praxisstudie analytische Langzeittherapie (PAL-Studie) .. 333

Die Autorinnen und Autoren 354

Marianne Leuzinger-Bohleber, Ulrich Bahrke und
Alexa Negele

Einleitung

»Es ist, als hätte sich zwischen mir und der Welt
ein unüberwindbarer Graben aufgetan.
Ich blicke über diesen Graben hinweg, ich blicke
hinüber in das Land der Handelnden und
Sprechenden, dieses Land aber ist für mich nicht
zu erreichen« (Ortheil, 2009, S. 135).

Chronische Depression: Klinische, konzeptuelle und empirische Perspektiven – Zu den Beiträgen in diesem Band

Nach Schätzungen der Weltgesundheitsorganisation leiden weltweit mehr als 300 Millionen Menschen an Depressionen, nach ihren Prognosen wird sie in knapp zehn Jahren die zweithäufigste Volkskrankheit sein (WHO, 2011). Viele der an ihr Erkrankten leben sehr lang mit einer Depression, bevor diese als solche erkannt und entsprechend behandelt wird. Aber wenngleich für die psychiatrisch-psychopharmakologische und psychotherapeutische Behandlung der Depression wirksame Verfahren zur Verfügung stehen, so reagieren doch mehr als 20 % der depressiv Erkrankten nicht auf eine antidepressive Medikation und viele von ihnen profitieren nicht nachhaltig von einer psychotherapeutischen Behandlung (Hautzinger, 2010). Depressive Patienten haben eine starke Tendenz zur Wiedererkrankung, die Rückfallquote sowohl bei zunächst wirksamer antidepressiver Medikation als auch bei jeder Form von Kurztherapien ist hoch, etwa die Hälfte derer, die erstmals an einer Depression erkranken, erleben eine zweite depressive Episode (APA, 2003). Schweres seelisches Leid für die Betroffenen und ihre Angehörigen sowie große, nicht abschätzbare Kosten für die Gesellschaft, zum Beispiel durch Arbeitsunfähigkeit, sind die Folgen.

Insofern ist die Depression nicht nur eine individuell, gesellschaftlich und volkswirtschaftlich hochbedeutsame Erkrankung, deren Inzidenzrate weltweit ansteigt, sondern deren häufige Rezidivierung und – besonders belastend für die Betroffenen – deren nicht selten chronischer Verlauf stellen ein die Behandlung von Depressionen verkomplizierendes, schwerwiegendes Problem dar, zumal spezifische Behandlungsmöglichkeiten noch unzureichend erforscht sind: Wir verfügen bisher lediglich über klinisches, jedoch kaum extraklinisch abgestütztes Wissen darüber, welcher chronisch depressive Patient mit welchen Erkrankungshintergründen und -auswirkungen von welchem therapeutischen Vorgehen profitiert.

In diesem Band werden einige Beiträge veröffentlicht, die auf der Tagung *Chronische Depression* im Oktober 2011 in Frankfurt a. M. zur Diskussion gestellt wurden und die sich dieser herausfordernden Thematik aus mehreren Perspektiven nähern: Neben psychoanalytischen und verhaltenstherapeutischen Krankenbehandlungen werden übergreifende klinische Konzepte und Hintergründe zum Verständnis der Depression sowie der empirische Forschungsstand zur chronischen Depression anhand verschiedener internationaler Studien dargestellt. So bot uns die Konferenz die Möglichkeit, erste Ergebnisse der LAC-Studie (Studie zu Langzeittherapien bei chronischen Depressionen) vorzustellen. Sie wurden mit denen anderer internationalen Studien in Verbindung gebracht, die zurzeit in Zürich (Heinz Böker), New York (Steven Roose) und London (David Taylor) durchgeführt werden. Diese Studien werden im Teil III dieses Bandes einander gegenübergestellt und ergänzt durch verhaltenstherapeutische Studienergebnisse (Martin Hautzinger et al.), solche der Münchner Depressionsstudie (Dorothea Huber et al.) sowie einer Zusammenfassung der Ergebnisse zu psychoanalytischen Behandlungen depressiver Patienten im Rahmen der sogenannten PAL-Studie (Wolfram Keller).

Den Studien vorangestellt werden im Teil I zunächst Konzepte und Hintergründe der psychotherapeutischen Behandlung chronisch Depressiver. Martin Hautzinger fasst den aktuellen Stand verhaltenstherapeutischer Ansätze zusammen. Marianne Leuzinger-Bohleber charakterisiert im Vergleich dazu bestimmende Merkmale psychoanalytischer Therapien bei dieser Patientengruppe und plädiert für eine differenzielle

Indikation. Ergänzt werden ihre Ausführungen durch Konzeptualisierungen der Genese und psychoanalytischen Behandlung von Depressiven durch Hugo Bleichmar, einem der erfahrensten Psychoanalytiker auf diesem Gebiet. Rosemarie Kennel stellt eine spezifische Sichtweise auf chronisch Depressive vor: Bezugnehmend auf Arbeiten von Bion versteht sie das Verhalten vieler dieser Patienten als »psychic retreat«. Richten sich ihre Analysen ausschließlich auf die innere Realität der chronisch Depressiven, öffnet Rolf Haubl in seinem Beitrag den Blick auf gesellschaftliche Determinanten, die möglicherweise zur Zunahme dieser Erkrankung in den letzten Jahren weltweit beigetragen haben.

In Teil II wird ein Einblick in die konkrete Behandlungspraxis chronisch depressiver Patienten geboten. Argyroula Koutala schildert die verhaltenstherapeutische Behandlung einer Patientin im Rahmen der LAC-Studie und geht dabei auf die verhaltenstherapeutischen Methoden und deren Anwendung ein. Klara Kilber-Brüssow und Felicitas Weis fassen zwei psychoanalytische Behandlungen zusammen, die ebenfalls in der LAC-Studie durchgeführt wurden, und diskutieren ihre theoretischen Überlegungen bezugnehmend auf das Manual zur Behandlung depressiver Patienten nach Taylor (2010). Inge Goebel-Ahnert bezieht sich in ihrer Falldarstellung auf das Verständnis eines komplexen Zusammenwirkens verschiedener »Entstehungspfade« der Depression, wie sie Hugo Bleichmar in Teil I in seinem Beitrag skizziert. Ein Modell der stationären Behandlung chronisch Depressiver stellt Wolfgang Merkle vor und illustriert seine Erfahrungen mit Fallbeispielen. Reinhard Lindner beschreibt Besonderheiten der Psychodynamik und Behandlung älterer Menschen mit Depressionen unter Beachtung der in dieser Altersgruppe häufigeren Suizidalität.

Die Herausgeber dieses Bandes möchten mit dieser Publikation auch zu einem vertieften theoretischen Verständnis der chronischen Depression im Schulendialog der beiden in der Krankenversorgung in Deutschland akzeptierten Psychotherapierichtungen beitragen. Deshalb soll im Folgenden kurz skizziert werden, in welcher Weise Therapievergleichsstudien vor allem psychoanalytische Forscherinnen und Forscher immer mitten in zwar interessante, aber ausgesprochen anspruchsvolle Spannungsfelder führen.

Vergleichende Psychotherapieforschung zu chronisch Depressiven: Ein interessantes, anspruchsvolles Spannungsfeld für psychoanalytische Forscher und Kliniker

Wir betrachten die nun seit fünf Jahren sich in Durchführung befindende LAC-Studie in verschiedener Hinsicht als ein interessantes und spannungsvolles Experiment.[1] Unserer Ansicht nach ist es die erste prospektive Studie, in der bei chronisch Depressiven psychoanalytische mit kognitiv-behavioralen Langzeittherapien verglichen werden und der Einfluss von Randomisierung und Präferierung untersucht wird (s. den Beitrag von Bahrke et al. in diesem Band). Die umfangreiche multizentrische Studie kann als eine Kombination einer naturalistischen und einer experimentellen Untersuchung charakterisiert werden. Schließlich versuchen wir in dieser Studie, ein breites Spektrum klinischer und extraklinischer Forschungsmethoden zu kombinieren, das heißt sowohl einen Beitrag zur Weiterentwicklung der genuin psychoanalytischen Methode in der psychoanalytischen Situation selbst (klinische Forschung) zu leisten als auch den heutigen Anforderungen an Therapievergleichsstudien gerecht zu werden (extraklinische Forschung).

Wir gestalten in der LAC-Studie einmal mehr ein Spannungsfeld, in das wir uns als psychoanalytische Forscher unweigerlich hineinstellen, wenn wir vergleichende Therapiewirksamkeitsstudien durchführen. Verbunden mit dem Ausdifferenzierungsprozess, der die heutige Wissensgesellschaft auszeichnet (vgl. u. a. Weingart, Carrier u. Krohn, 2002), haben sich auch die Kriterien von »Wissenschaft« und »wissenschaftlicher Wahrheit« in den

---

1 Dieser Abschnitt der Einleitung beruht auf dem Vortrag »Psychoanalysis as a ›science of the unconscious‹ at the IPA centenary« an der 100-Jahr-Feier der International Psychoanalytical Association (IPA) von Marianne Leuzinger-Bohleber am 27. 3. 2010 in London (vgl. dazu Leuzinger-Bohleber, 2010).

jeweiligen wissenschaftlichen Disziplinen, und zwar sowohl in den Natur- als auch Geisteswissenschaften, in den letzten Jahrzehnten gewandelt und spezifiziert: Die Vorstellung einer Einheitswissenschaft, von »science« angelehnt an das Experimentaldesign der klassischen Physik, erwies sich als Mythos: Wir leben in einer Zeit der »Pluralität der Wissenschaften« (vgl. u.a. Hampe, 2004; Leuzinger-Bohleber, Dreher u. Canestri, 2003). Dennoch lässt sich gerade im Bereich der Vergleichenden Psychotherapieforschung in Zeiten der *evidence-based medicine* beobachten, dass Therapievergleichsstudien einem einheitswissenschaftlichen Forschungsverständnis unterzogen werden, das der Verhaltenstherapie und ihrem Forschungsparadigma sehr viel eher entspricht als dem psychoanalytischen. Wir haben andernorts ausführlich diskutiert, dass die Psychoanalyse in ihrer 100-jährigen Forschungsgeschichte eine *spezifische* Forschungsmethode entwickelt hat, die sich eignet, ihren *spezifischen* Forschungsgegenstand, unbewusste Fantasien und Konflikte, in der psychoanalytischen Situation zu untersuchen, deren *spezifische* Qualitätskriterien, wie jene anderer moderner wissenschaftlicher Disziplinen auch, im Diskurs mit anderen Wissenschaften transparent und selbstkritisch zu vertreten sind (Leuzinger-Bohleber, 2010).

Die unterschiedlichen Forschungsparadigmen von Verhaltenstherapie und jenes der Psychoanalyse führen in vergleichenden Psychotherapiestudien zu einem interessanten, aber anspruchsvollen Spannungsfeld. In vielen bisherigen Therapievergleichsstudien wurde dieses Spannungsfeld wenig kritisch reflektiert, zuweilen sogar verleugnet. Beim Vergleich von Kurzzeittherapien, wozu bisher die meisten Vergleichsstudien durchgeführt wurden, fällt dies den beteiligten Forschern weit leichter. Auch psychoanalytische Kurzzeittherapien konzentrieren sich stark auf die Veränderung der manifesten Symptomatik und weniger auf die nachhaltige Veränderung der inneren, unbewussten Objektwelt der Patienten. Auch methodisch ist es in Kurzzeittherapien einfacher, sich den Paradigmen der *evidence-based medicine* zu unterziehen: Patienten und Therapeuten sind eher bereit, eine Randomisierung durchzuführen, vorwiegend Fragebögen als Messinstrumente zu benutzen, die Sitzungen auf Band aufzuzeichnen und Behandlungsmanuale (wie z.B. jenes von Barbara Milrod zur Behandlung von Panikstörung; Subic-Wrana, Milrod u. Beutel, 2012) anzuwenden.

Daher ist es nicht zufällig, dass bisher so wenige Therapievergleichsstudien zu Langzeitpsychotherapien vorliegen (Ausnahmen sind hier in Deutschland die Studie von Brockmann, Schlüter u. Eckert, 2001, 2006, sowie der Münchener Forschergruppe Huber, Klug u. von Rad, 1997, und die LAC-Studie in diesem Band; vgl. auch Stuhr, Leuzinger-Bohleber u. Beutel, 2001). In Langzeitbehandlungen werden die Unterschiede der Erkenntnisinteressen, der Vorstellungen der Genese und der Diagnostik psychischer Erkrankungen sowie der Kriterien der kurzfristigen und nachhaltigen Veränderung und damit auch der »Erfolgskriterien« und schließlich auch der Behandlungstechniken offensichtlich und können nur schwer verleugnet werden. Daher zwingen Vergleichsstudien der Kurz- und Langzeitergebnisse von Langzeitpsychotherapie zu einer methodenkritischen und wissenschaftstheoretischen Reflexion, eine große Herausforderung und einmalige Chance zugleich.

Die vergleichende Untersuchung von Langzeittherapien steht zudem im Widerspruch zu einem Zeitgeist des »schneller, billiger und effizienter«. Es ist eindrücklich, dass es schwer kranke Patienten wie die chronisch Depressiven sind, die solche Studien erzwingen. Verhaltenstherapeuten wie Martin Hautzinger, dem Verantwortlichen für den verhaltenstherapeutischen Arm der LAC-Depressionsstudie, nehmen zum Beispiel die Ergebnisse der NIMH-Depressionsstudie ernst, die auf die enorme Rückfallquote chronisch depressiver Patienten nach jeder Form von Kurzzeittherapie (d. h. verhaltenstherapeutische als auch psychodynamische) hingewiesen hat und sich der Vermutung stellt, dass chronisch depressive Patienten längerfristige Behandlungen brauchen, die es vergleichend zu untersuchen gilt.

In den verschiedenen Berichten zur LAC-Depressionsstudie in diesem Band möchten wir einen vorläufigen Eindruck davon vermitteln, wie wir den methodischen und wissenschaftstheoretischen Herausforderungen eines solchen Forschungsexperiments zu entsprechen versuchen. Uns scheint, dass wir damit einer neuen, fünften Generation von psychoanalytischen Therapieforschern angehören (vgl. Wallerstein, 2001), die in einer viel radikaleren Weise als die Generationen zuvor zu einer Reflexion des aktuellen Zeitgeistes und dadurch präferierter Forschungsparadigmen und -methoden gezwungen sind.

Vergleichende Wirksamkeitsstudien zur Langzeitpsychotherapie in der heutigen Wissensgesellschaft: Die fünfte Generation psychoanalytischer Therapieforschung?

Klinische und extraklinische Forschung in der heutigen Psychoanalyse

In verschiedenen Arbeiten haben wir ausführlich dargelegt, dass die heutige Psychoanalyse über ein breites Spektrum verschiedener Forschungsmethoden verfügt, die wir als klinische oder extraklinische charakterisieren können. Die klinische Forschung (oder on-line-Forschung nach Moser, 1992) findet in der psychoanalytischen Situation selbst statt und wird von vielen Psychoanalytikern weltweit nach wie vor als die einzige, genuin psychoanalytische Forschung betrachtet. Die verschiedenen Formen der extraklinischen Forschung (oder der off-line-Forschung nach Moser, 1992) widmen sich der Erforschung von Materialien oder Ergebnissen von Therapien oder Psychoanalysen nach den therapeutischen Sitzungen, in konzeptuellen, empirischen, experimentellen oder interdisziplinären Studien. Alle diese Formen von psychoanalytischer Forschung bedürfen einer methodischen und wissenschaftstheoretischen Reflexion, wie im Folgenden kurz ausgeführt werden soll.

Klinisch-psychoanalytische Forschung

Die klinisch-psychoanalytische Forschung findet in der Intimität der psychoanalytischen Situation statt und kann als zirkulärer Erkenntnisprozess beschrieben werden, in dem – zusammen mit dem Analysanden – idiosynkratische Beobachtungen unbewusster Fantasien und Konflikte sukzessiv visualisiert, symbo-

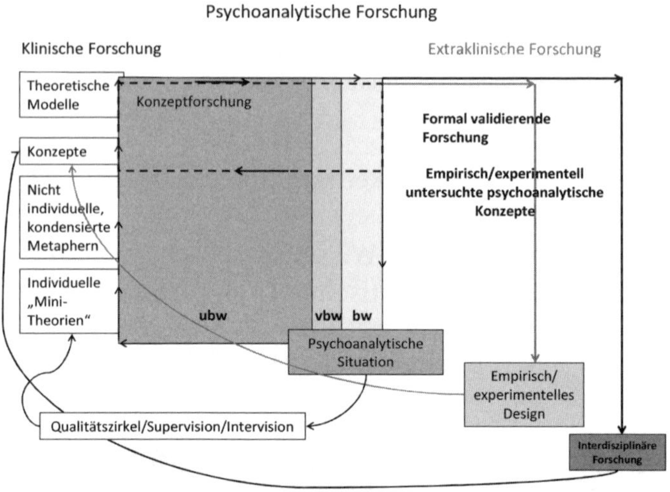

Abbildung 1: Klinische und extraklinische Forschung in der Psychoanalyse

lisiert und auf verschiedenen Abstraktionsebenen schließlich in Worte gefasst werden, ein Verstehen, dass daraufhin unsere Wahrnehmungsprozesse in folgenden klinischen Situationen unweigerlich prägt, auch wenn wir in jede neue Sitzung mit der genuin psychoanalytischen Grundhaltung des »Nicht-Wissens« und der Unvoreingenommenheit[2] eintreten. Die zirkulären Erkenntnisprozesse finden zuerst vor allem unbewusst und im Raum impliziter, privater Theorien statt. Nur ein kleiner Teil davon ist der bewussten Reflexion des Analytikers zugänglich (s. a. EPF Working Party von Bohleber, Canestri, Fonagy u. Denis; vgl. Canestri, 2006).

Die in dieser klinischen Forschung gewonnenen Erkenntnisse werden innerhalb und außerhalb der psychoanalytischen Community kritisch zur Diskussion gestellt. In Übereinstimmung mit vielen heutigen Psychoanalytikerinnen und Psychoanalytikern ist für einige von uns in der Projektleitung der LAC-Studie die klinische Forschung nach wie vor *das Kernstück psychoanalyti-*

[2] Bion (1967) sprach in diesem Zusammenhang von »no memory, no desire«. Britton (2009) reflektierte den Einfluss der Modelle oder belief-systems auf die klinische Wahrnehmung.

scher Forschung überhaupt. Sie ist mit einem charakteristischen psychoanalytischen Erfahrungsbegriff und damit verknüpften »Erkenntniswerten« verbunden (vgl. dazu u.a. Toulmin, 1977; Hampe, 2004, 2008). Die klinisch-psychoanalytische Forschung richtet sich auf das Verstehen unbewusster Sinngestalten, von persönlicher und biografischer Einmaligkeit, etwa auf die genaue Analyse des komplexen Ineinanderwirkens verschiedenster Determinanten in den Mikrowelten der Analysanden (Moser, 2005), und kann daher als kritische Hermeneutik charakterisiert werden.

Die Professionalität des Analytikers ermöglicht ihm, in einer Haltung der gleichschwebenden Aufmerksamkeit eigene Gegenübertragungsreaktionen, szenische Beobachtungen des »embodied Enactments« des Analysanden (siehe u.a. Argelander, 1972; Leuzinger-Bohleber u. Pfeifer, 2002; Leuzinger-Bohleber, Henningsen u. Pfeifer, 2008), auftretende Fehlleistungen und Fehlhandlungen, Träume und anderes mehr zum sukzessiven Verstehen der aktualisierten unbewussten Psychodynamik des Analysanden zu nutzen. Der typisch tastende, psychoanalytische Suchprozess nach »unbewussten Wahrheiten« kann nur zusammen mit dem Analysanden durchlaufen werden und gilt als eines der charakteristischen Merkmale der Psychoanalyse. Verbunden damit ist das »Wahrheitskriterium« psychoanalytischer Deutungen: Ob eine bestimmte Interpretation unbewusster Fantasien oder Konflikte »wahr« ist, kann nur *zusammen* mit dem Analysanden beziehungsweise der gemeinsamen Beobachtung seiner (unbewussten und bewussten) Reaktionen auf eine Deutung beurteilt werden.

Die heutige Psychoanalyse verdankt ihrer spezifisch psychoanalytischen, klinisch-empirischen Forschungsmethode, den intensiven und minutiösen »Feldbeobachtungen« mit einzelnen Patienten in der analytischen Situation, den Großteil aller Erkenntnisse, die sie in den letzten 100 Jahren ihrer Wissenschaftsgeschichte gewonnen hat – beispielsweise auch zur Genese und Behandlung chronisch depressiver Patienten. Christina von Braun (2010) sieht zudem in der klinischen Forschung der Psychoanalyse die einzigartige Chance, die tiefgreifenden kulturellen Veränderungen durch die ubiquitäre Verwertungsmentalität des globalen und »emotionalen Kapitalismus« (Illouz, 2006) auf das Unbewusste heutiger Menschen in der analytischen Beziehung zu erkennen und einer kritischen Reflexion zu erschließen, die nicht nur für das betroffene Individuum, sondern auch für eine Kulturanalyse hoch relevant ist (vgl. dazu auch Schneider, 2011).

Dennoch – damit keine Missverständnisse entstehen: Peter Fonagy ist wohl zuzustimmen, wenn er darauf hinweist, dass nicht jeder Kliniker automatisch ein Forscher ist. Eine methodisch systematische Vorgehensweise, die – durch genaue Beschreibungen und eine Transparenz darauf beruhender Überlegungen – klinische Beobachtungen auch dem Verständnis und der Kritik eines Dritten zugänglich machen, ist eine Voraussetzung, dass diese Form des Erkenntnisgewinns nicht nur eine professionelle Kunst, sondern auch eine klinische Wissenschaft ist. Zwar verfügt die Psychoanalyse wie kaum eine andere klinische Disziplin über eine differenziert entwickelte Kultur der Intervisions- und Supervisionsgruppen, in denen – eng angelehnt an die psychoanalytische Praxis – über den klinischen Forschungs- und Erkenntnisprozess gemeinsam kritisch nachgedacht wird. Doch kann in dieser Hinsicht noch vieles verbessert werden. Viele Probleme sind wohl bekannt, zum Beispiel die zufällige Auswahl von klinischen Vignetten, die theoretische Konzepte lediglich illustrieren, statt sie zu verifizieren und kritisch weiterzuentwickeln. Zudem werden oft noch zu wenig psychoanalytische Konzepte mit den Ergebnissen der extraklinischen Forschung kritisch in Verbindung gebracht (vgl. dazu auch Fischmann, Leuzinger-Bohleber u. Kächele, 2012).

Die heutige Psychoanalyse braucht dringend gute klinische Forschung, nicht nur um in der Welt der Psychotherapien zu bestehen, sondern auch um unsere professionelle Behandlungsmethode ständig weiterzuentwickeln (vgl. dazu auch Boesky, 2002, 2005; Chiesa, 2005; Colombo u. Michels, 2007; Eagle, 1994; Haynal, 1993; Knoblauch, 2005; Lief, 1992; Mayer, 1996). Dies ist eine der Zielsetzungen der IPA-Präsidentschaft von Prof. Hanly, der sowohl ein Project Committee for Clinical Observation (Chair: Adela Duarte) als auch ein Clinical Research Committee

(Chair: David Taylor) ernannt hat, um die Qualität klinischer Forschung in der IPA zu sichern beziehungsweise zu verbessern.

Auf diesem Hintergrund bietet die LAC-Depressionsstudie die Chance, einen Beitrag zu einer *neuen Form der klinischen Forschung* zu leisten: In wöchentlichen »klinischen Konferenzen« besprechen wir die teilweise auf Tonband aufgezeichneten Behandlungen und dokumentieren unsere Diskussionen systematisch. Aufgrund dieser gemeinsamen klinischen Forschung werden durch Expertenvalidierungen abgestützte narrative Fallberichte entstehen, die zu wichtigen Ergebnisse dieser Studie gehören werden. Sie haben wissenschaftlich ein höhere Qualität als viele der bisherigen publizierten Fallberichte, denn die klinischen Beobachtungen sind durch die Tonbandaufzeichnungen oder die systematischen Notizen einer Kritik von außen zugänglich. Analoges gilt für die Auswahl und die Komprimierung des klinischen Materials sowie die Kontrolle des subjektiven Faktors in den Fallkonferenzen oder den Expertenvalidierungen (vgl. Leuzinger-Bohleber, Rüger, Stuhr u. Beutel, 2002; Leuzinger-Bohleber, 2007). Inhaltlich werden die Fallberichte psychoanalytische Erkenntnisse zur spezifischen Psychodynamik der chronischen Depression, ihrer komplexen individuellen und kulturellen Determinanten sowie vieler behandlungstechnischer Details in die psychoanalytische und nichtpsychoanalytische Community hineintragen.

Ebenfalls neue Chancen bietet in dieser Hinsicht der Schulenvergleich. Wir freuen uns, dass Argyroula Koutala in dieser Publikation ihre verhaltenstherapeutische Behandlung ebenfalls narrativ zusammenfasst und dadurch einen besonders detaillierten Einblick in die stattgefundene Therapie vermittelt. Es kann hier nicht näher auf die Tradition der *Narrationsforschung* eingegangen werden. Wir können nur mit einem Schlagwort auf die entsprechenden Diskurse hinweisen, in denen argumentiert wird, dass »vieles vom menschlichen Erleben, Denken und Handeln nur *erzählt* und nicht *gemessen* werden kann« (vgl. dazu u. a. Stuhr, 1997). Die Gegenüberstellung psychoanalytischer und verhaltenstherapeutischer Fallberichte in dieser Publikation scheint uns daher ein Schritt in dieser Richtung.

Erwähnen möchten wir zudem, dass die tonbandaufgezeichneten Langzeittherapien und die videoaufgezeichneten Interviews ein *exzellentes Forschungsmaterial für qualitative Analysen* der stattgefundenen therapeutischen Prozesse darstellen, worauf wir in späteren Publikationen eingehen werden.

Psychoanalytische Konzeptforschung

Diese eben skizzierten neuen Formen der klinischen Forschung sind immer auch Teil einer *psychoanalytischen Konzeptforschung*, einem Forschungsfeld, das ebenfalls so alt ist wie die Psychoanalyse selbst. Die kreative Entwicklung und Weiterentwicklung von Konzepten zeichnete schon immer die innovativen Köpfe der Psychoanalyse aus und verleiht bis heute unserer Disziplin eine hohe Attraktivität für Intellektuelle, Schriftsteller, Künstler und Forscher anderer Disziplinen.

Zudem spezialisierten sich seit jeher bestimmte Psychoanalytiker oder Gruppen von Psychoanalytikern auf die Systematisierung und Präzisierung psychoanalytischer Theorien und Konzepte. Wiederum können nur willkürlich einige wenige Beispiele erwähnt werden: Heinz Hartmann und David Rapaport in den 1950er-Jahren; Hans Loewald und später Merton, Gill und Hoffman, George Klein, Helmut Thomä und Ulrich Moser in der Debatte um die Theoriekrise der Psychoanalyse in den 1970er- und 1980er-Jahren, französische Theoretiker wie Jean Laplanche und Jean-Bertrand Pontalis in ihrer jahrelangen Arbeit am »Vokabular der Psychoanalyse«; Anna Freud, Joseph Sandler und ihre psychoanalytische Teams an der damaligen Hampstead Clinic, deren jahrzehntelange Entwicklung des »Hampstead Index« einer Vertiefung und Fortentwicklung bestimmter psychoanalytischer Konzepte diente, oder ihre Konkurrenten an der Tavistock-Klinik, die kleinianische Ansätze weiterentwickelten und präzisierten. Ähnliche Forschergruppen konstituierten sich natürlich auch in anderen europäischen Ländern, die aber hier nicht alle aufgeführt werden können.

Eine neue Charakterisierung psychoanalytischer Konzeptforschung legten schließlich Joseph Sandler und Anna Ursula Dreher in den 1990er-Jahren vor und grenzten sie gegen andere

Formen der psychoanalytischen Forschung ab. Das Research Subcommittee for Conceptual Research (Chair: M. Leuzinger-Bohleber), das der damalige IPA-Präsident Daniel Wildlöcher im Jahr 2002 auch mit dem Wunsch initiierte, vermehrt Brücken zwischen den konzeptuellen Traditionen in den verschiedenen IPA-Regionen zu schlagen, versuchte die Konzeptforschung in den letzten zehn Jahren weiter zu präzisieren und zu differenzieren sowie Qualitätskriterien für diese spezifische Forschung der Psychoanalyse und damit verbundene epistemologische Fragen zu klären.

In der derzeitigen Administration der IPA wird dieser Faden aufgenommen und mit einer großen Anstrengung verbunden, die bisherigen Konzepte der Psychoanalyse auf neue Weise zu integrieren und dadurch der Gefahr einer theoretischen Fragmentierung entgegenzuwirken. Das Project Committee for Conceptual Integration (Chair: Werner Bohleber) widmet sich dieser Aufgabe.

Im Rahmen der LAC-Studie beziehen wir uns in der konzeptuellen Forschungsarbeit auch auf die Weiterentwicklung des Behandlungsmanuals, das uns David Taylor aus der Tavistock-Klinik zur Verfügung gestellt hat und das zusammenfassend publiziert wurde (Taylor, 2010). In einer Art Lehrbuch, einem »Manual«, hat Taylor darin seine jahrzehntelange Arbeit mit depressiven Patienten beschrieben und charakteristische Schwierigkeiten und Probleme in Behandlungen mit diesen Patientengruppen herausgearbeitet. Für uns psychoanalytische Kliniker ist es ein Fundus an Erkenntnissen genuin psychoanalytischer, klinischer und konzeptueller Forschung – und alles andere als ein Rezeptbuch (vgl. den Beitrag von David Taylor et al. in diesem Band).

Ein zweiter konzeptueller Beitrag zum psychodynamischen Verständnis von Depressionen legt der spanische Psychoanalytiker Hugo Bleichmar in diesem Band vor. In einer Grafik beschreibt er unterschiedliche Pfade, die schließlich in eine chronische Depression münden. Klara Kilber-Brüssow und Felicitas Weis, Inge Goebel-Ahnert und Marianne Leuzinger-Bohleber beziehen sich in ihren klinischen Arbeiten auf diese Grafik, um das komplexe Ineinanderwirken verschiedenster Determinanten bei der Genese chronischer Depression zu beschreiben. So ist ein erster unerwarteter Befund der LAC-Studie, dass viele kumulativ traumatisierte Patienten in unserer Stichprobe zu finden sind. In einer ersten Umfrage der Psychoanalytiker, die sich in Frankfurt a. M. an der LAC-Studie beteiligen, ergab sich, dass von 33 erfassten Patienten 27 (84 %) solche kumulativen Traumatisierungen aufwiesen. Für sie treffen vor allem die Pfade in der Mitte der Grafik zu: traumatic experiences (vgl. den Beitrag von Leuzinger-Bohleber in diesem Band). Viele von ihnen gehören zudem zu einer Gruppe von Patienten, die an einer Affektentleerung leiden und daher, wie Hugo Bleichmar (2010) dies beschreibt, eine spezifische Modifikation der Behandlungstechnik erfordern (vgl. dazu auch seinen Beitrag in diesem Band).

Extraklinische Forschung der Psychoanalyse

Wir können zwischen *konzeptueller, empirischer, experimenteller* und *interdisziplinärer extraklinischer Forschung* (vgl. Leuzinger-Bohleber, 2007, 2010) unterscheiden. In diesem Rahmen greifen wir lediglich ein Beispiel der empirisch-extraklinischen Forschung heraus: die psychoanalytische Psychotherapieforschung. Robert S. Wallerstein (2001) verfolgt diese Art der Forschung bis zu ihren Anfängen 1917 zurück und definiert vier verschiedene Generationen von Psychotherapieforschern. Er zeigt auf, wie viele empirische Studien von Psychoanalytikern in den letzten 100 Jahren mit immer differenzierteren Methoden durchgeführt wurden. Vielleicht ist vielen Klinikern zudem zu wenig bekannt, wie viele psychoanalytische Forschergruppen sich auch heute in empirisch-extraklinischen Psychotherapiestudien engagieren. Fonagy (2010) sprach in einer umfassenden Übersichtsarbeit von weltweiten »Psychotherapie-Bienenzüchtern« mit ihren eigenen Völkern von fleißigen Arbeitsbienen, die inzwischen die Wirksamkeit psychoanalytischer Kurztherapien vielfach belegt haben (vgl. dazu weitere Übersichtarbeiten, z. B. von Emde u. Fonagy, 1997; Galatzer-Levy, 1997; Hauser, 2002; Holt, 2003; Jones, 1993; Kernberg, 2006; Leichsenring u. Rabung,

2008; Perron, 2006; Safran, 2001; Schachter u. Lubrosky, 1998; Schlessinger, 2008; Stern, 2008; Wallerstein, 2002).

Das Research Board der IPA (Chair: Peter Fonagy) hat es sich zur Aufgabe gemacht, sowohl die schon abgeschlossenen als auch die noch laufenden Studien umfassend zu dokumentieren.

Anders steht es bisher mit der empirisch-extraklinischen Erforschung von Langzeitbehandlungen, wo dringend weitere Studien gebraucht werden. Die LAC-Studie versucht zur Schließung dieser Lücke beizutragen. Vielleicht könnte sie sogar als Beispiel für eine neue Generation von Psychotherapiestudien gelten. Dazu einige Anmerkungen:

a) Vergleichende Psychotherapieforschung in der heutigen globalisierten, politisierten, ökonomisierten und medialisierten Wissensgesellschaft

In den letzten Jahrzehnten haben sich im Bereich der Wissenschaft enorme Veränderungen vollzogen, die auch das Feld der vergleichenden Psychotherapieforschung bestimmen (vgl. u.a. Weingart et al., 2002; Leuzinger-Bohleber, 2010; Pfenning-Meerkötter, im Druck; Hautzinger, 2007). Die neue Generation von Psychotherapieforschern kann sich der kritischen Reflexion dieser Veränderungen nicht entziehen.

Um nur einige Beispiele herauszugreifen: Das *Verhältnis von Wissenschaft und Gesellschaft* hat sich in den letzten Jahrzehnten grundlegend verändert: Heutige wissenschaftliche Disziplinen – und damit auch die Psychotherapieforschung – stehen auf verschiedenen Ebenen im dauernden, beschleunigten, globalen Wettbewerb. So wird die praktische Relevanz ihrer Forschungsergebnisse ständig durch gesellschaftliche Geldgeber und politische Interessensgruppen evaluiert, die beispielsweise über die Finanzierung von Forschungsprojekten immer mehr an Einfluss gewinnen. In diesem Sinne verliert Wissenschaft mehr und mehr ihre Selbststeuerung, die Wissenschaft wird politisiert – die Politik verwissenschaftlicht (vgl. Weingart, 2006).

So war es nicht möglich, die LAC-Studie mit ihren naturalistischen Anteilen durch die Deutsche Forschungsgemeinschaft finanziell zu tragen. Die DFG fördert lediglich experimentelle Psychotherapiestudien. Zwar finanziert das Bundesministerium für Bildung und Forschung in neuester Zeit auch »Klinische Studien« und »Versorgungsforschung«. Doch sind unter dieser Rubrik kaum vergleichende Wirksamkeitsstudien zu psychotherapeutischen Langzeitbehandlungen bei chronisch Depressiven zu fassen beziehungsweise angesichts der wenigen Vorstudien und damit des unzureichenden Kenntnisstandes finanziert zu bekommen. Daher ist es nicht zufällig, dass wir schließlich die DGPT (d.h. alle psychoanalytische Fachgesellschaften), die Heidehofstiftung und die IPA dazu gewinnen konnten, die LAC-Studie finanziell zu tragen. Analoge Erfahrungen schildern Dorothea Huber und Günther Klug bezüglich der Münchener Depressionsstudie und Wolfram Keller zur Praxisstudie in ihren Beiträgen in diesem Band.

Eine weitere Veränderung steht damit in Zusammenhang: Weil Politik und Gesellschaft immer rascher von der Wissenschaft Empfehlungen bei der Lösung gesellschaftlicher Probleme erwarten, bleibt immer weniger Muße für die Grundlagenwissenschaft, aus der früher – nach intensiver Forschungsarbeit – relativ sicher abgestütztes Wissen für Anwendungsfelder abgeleitet wurde. Dies führt zu einer paradoxen Situation: Einerseits trauen sich immer weniger »normale Bürger« und Politiker ein eigenes Urteil über komplexe Sachverhalte zu, ohne vorher wissenschaftliche Experten zu Rate zu ziehen, andererseits ist es inzwischen zum Allgemeingut geworden, dass auch wissenschaftliche Experten nicht über »objektive« Wahrheiten verfügen, sondern das sogenannte »wissenschaftliche Wissen« immer kritisch zu betrachten ist. Welchem wissenschaftlichen Experten am ehesten Vertrauen geschenkt wird, hängt daher auch im Bereich der Psychotherapie ab von dessen medial vermittelter Glaubwürdigkeit, die zu einem relevanten gesellschaftlichen Faktor wird, um den nun ebenfalls in Politik und Öffentlichkeit konkurriert wird.

Daher spielen die Medien auch im Bereich der Wissenschaft eine immer wichtigere Rolle, ein Faktor, der ebenfalls in der Psychotherapieforschung nicht mehr negiert werden kann. Auch für die LAC-Studie wird von entscheidender Bedeutung sein, ob und wie es ihr gelingt, in den Medien für die Notwendigkeit von psychotherapeutischen Langzeitbehandlungen bei chronifizierenden Patienten – etwa im Gegensatz zu ausschließlich medikamentösen Behandlungen – einzutreten und die erzielten empirischen und klinischen Ergebnisse verständlich, aber nicht simplifizierend einem öffentlichen und Fachpublikum zu vermitteln. Zudem wird es zur Aufgabe der LAC-Studie im Sinne der differenziellen Indikation gehören, das Vertrauen zukünftiger Patienten zu gewinnen, dass aufgrund der Studienergebnisse, wie wir hoffen, Erkenntnisse gewonnen werden, welches der beiden Psychotherapieverfahren bei welchen chronisch depressiven Patienten am ehesten einen nachhaltigen Erfolg verspricht.

Uns scheint daher, dass in der heutigen Generation psychoanalytischer Psychotherapieforscher solche gesellschaftliche Faktoren nicht negiert werden können, sondern bei der Planung, Durchführung und Präsentation von Forschungsprojekten ständig mitreflektiert werden müssen (vgl. auch den Beitrag Haubl in diesem Band).

b) Vergleichende Psychotherapieforschung als Vergleich von Forschungsparadigmen

Wie oben schon skizziert, erfordern vergleichende Therapiewirksamkeitsstudien zu Langzeitbehandlungen eine kritische Reflexion der unterschiedlichen Forschungsparadigmen der beteiligten Therapieschulen. Im Gegensatz zu dem Schulenstreit der 1960er- und 1970er-Jahre findet diese Reflexion weniger auf einem ideologischen Niveau statt, sondern in einem gemeinsamen Diskurs zu unterschiedlichen Vorstellungen der Entstehung psychischer Krankheiten, ihrer Diagnostik und Behandlung. In der LAC-Studie beeinflusste dieser Dialog auch die Wahl der Messinstrumente (s. den Beitrag Bahrke et al. in diesem Band). Diese Wahl der Instrumente verhindert die Problematik, dass in Studien nur jene Ostereier gefunden werden, die vorher versteckt wurden: Die erzielten Ergebnisse können kontrastierend einander kritisch gegenübergestellt werden.

c) Vergleichende Psychotherapieforschung in multizentrischen, interdisziplinären und intergenerationellen Netzwerken

Sorgfältige extraklinische Psychotherapieforschung, besonders im Feld der Langzeitbehandlungen, bedeutet heute immer einen großen Aufwand, dem nur in einem entsprechend ausgestatteten multizentrischen, interdisziplinären, intergenerationellen und internationalen Forschernetzwerk und mit ständiger Reflexion der damit einhergehenden Abhängigkeiten – auch zwischen den beteiligten Forschergenerationen – nachzukommen ist (vgl. Leuzinger-Bohleber u. Haubl, 2011).

So diente die anfangs erwähnte internationale Tagung zur chronischen Depression vor allem auch dazu, ein internationales Netzwerk zu etablieren beziehungsweise zu intensivieren, in dem laufende Studien in diesem Bereich miteinander in Verbindung gebracht werden (vgl. Teil III dieses Bandes). Es freut uns sehr, dass nun auch in Wien von Stefan Döring und seinem Team eine Depressionsstudie durchgeführt werden soll, die sich schon bei der Planung und Konzeptualisierung der Studie in dem in diesem Band skizzierten Netzwerk lokalisiert. Durch die vielfältigen klinischen und extraklinischen Studien zur chronischen Depression werden, so unsere Hoffnungen, Erkenntnisse gewonnen, die schließlich die Chancen erhöhen, diesen meist jahrelang schwer Kranken zu helfen, »ihren schwarzen Hund, die Depression, an die Leine zu nehmen« (Johnstone, 2005).

Literatur

APA (2003). Diagnostisches und statistisches Manual psychischer Störungen. DSM-IV-TR. Textrevision. Übers. nach der 4. Aufl. des Diagnostic and statistical manual of mental disorders der American Psychiatric Association. Dt. Bearb. u. Einf. von H. Saß et al. Göttingen: Hogrefe.

Argelander, H. (1972). Der Flieger. Eine charakteranalytische Fallstudie. Frankfurt a. M.: Suhrkamp.

Bion, W. R. (1967). Notes on memory and desire. Psychoanalytic Forum, 2, 271–286.

Bleichmar, H. (2010). Erneutes Nachdenken über krankhaftes Trauern – multiple Typen und therapeutische Annäherungen. In: M. Leuzinger-Bohleber, K. Röckerath, L.V. Strauss (Hrsg.), Depression und Neuroplastizität. Psychoanalytische Klinik und Forschung (S. 117–136). Frankfurt a. M.: Brandes & Apsel.

Boesky, D. (2002). Why don't our institutes teach the methodology of clinical psychoanalytic evidence? Psychoanalytic Quarterly, 71, 445–475.

Boesky, D. (2005). Psychoanalytic controversies contextualized. Journal of the American Psychoanalytic Association, 53, 835–863.

Braun, Ch. v. (2010). Haben Institutionen ein Unbewusstes? Psyche – Zeitschrift für Psychoanalyse und ihre Anwendungen, 64, 1091–1109.

Britton, R. (2009). Mentalisierung und Symbolisierung. Unveröff. Vortrag bei der Arbeitstagung der DPG, der DPV und der Abteilung für Psychosomatische Medizin am Robert-Bosch-Krankenhaus »Symbolisierung und Mentalisierung – Kongruenzen und Divergenzen«, Stuttgart, 13. 1. 2009.

Brockmann, J., Schlüter, Th., Eckert, J. (2001). Die Frankfurt-Hamburg-Langzeit-Psychotherapiestudie – Ergebnisse der Untersuchung psychoanalytisch orientierter und verhaltenstherapeutischer Langzeit-Psychotherapien in der Praxis niedergelassener Psychotherapeuten. In: U. Stuhr, M. Leuzinger-Bohleber, M. Beutel (Hrsg.), Langzeit-Psychotherapie (S. 271–277). Stuttgart: Kohlhammer.

Brockmann, J., Schlüter, Th., Eckert, J. (2006). Langzeitwirkungen psychoanalytischer und verhaltenstherapeutischer Langzeitpsychotherapien. Eine vergleichende Studie aus der Praxis niedergelassener Psychotherapeuten. Psychotherapeut, 51, 15–25.

Canestri, J. (Ed.) (2006). Psychoanalysis: From practice to theory. Chichester: Whurr.

Chiesa, M. (2005). Can psychoanalytic research integrate and improve knowledge for clinical practice? Some reflections and an example. Scandinavian Psychoanalytic Review, 28, 31–39.

Colombo, D., Michels, R. (2007). Can (should) case reports be written for research use? Psychoanalytic Inquiry, 27, 640–649.

Eagle, M. (1994). Psychoanalysis and the sciences, by André Haynal. London: Karnac Books, 1993. International Journal of Psycho-Analysis, 75, 1286–1289.

Emde, R. N., Fonagy, P. (1997). An emerging culture for psychoanalytic research? International Journal of Psychoanalysis, 78, 643–651.

Fischmann, T., Leuzinger-Bohleber, M., Kächele, H. (2012). Traumforschung in der Psychoanalyse: Klinische Studien, Traumserien, extraklinische Forschung im Labor. Psyche – Zeitschrift für Psychoanalyse und ihre Anwendungen, 66, 833–861.

Fonagy, P. (2010). Veränderungen der klinischen Praxis: wissenschaftlich oder pragmatisch begründet? In: K. Münch, D. Munz, A. Springer (Hrsg.), Die Psychoanalyse im Pluralismus der Wissenschaften (S. 33–81). Gießen: Psychosozial-Verlag.

Galatzer-Levy, R. (1997). Psychoanalytic research: An investment in the future. Journal of the American Psychoanalytic Association, 45, 9–12.

Hampe, M. (2004). Pluralität der Wissenschaften und Einheit der Vernunft – Einige philosophische Anmerkungen zur Psychoanalyse. In: M. Leuzinger-Bohleber, H. Deserno, S. Hau (Hrsg.), Psychoanalyse als Profession und Wissenschaft (S. 17 – 32). Stuttgart: Kohlhammer.

Hampe, M. (2008). Diskussion des Vortrags von M. Leuzinger-Bohleber: Klinische Psychoanalyse in der heutigen Wissensgesellschaft im Interdisziplinären Forum. Universität Zürich, 9.4.2009. Unveröffentlichtes Manuskript.

Hauser, S. T. (2002). The future of psychoanalytic research: Turning points and new opportunities. Journal of the American Psychoanalytic Association, 50, 395 – 405.

Hautzinger, M. (2007). Psychotherapieforschung. In: C. Reimer, J. Eckert, M. Hautzinger, E. Wilke (Hrsg.), Psychotherapie. Ein Lehrbuch für Ärzte und Psychologen (S. 61 – 73). Heidelberg: Springer.

Hautzinger, M. (2010). Akute Depression. Göttingen: Hogrefe.

Haynal, A. (1993). Psychoanalysis and the sciences: Epistemology – history. Berkeley: The University of California Press.

Holt, R. R. (2003). New directions for basic psychoanalytic research: Implications from the work of Benjamin Rubinstein. Psychoanalytic Psychology, 20, 195 – 213.

Huber, D., Klug, G., Rad, M. v. (1997). Münchener Psychotherapie-Studie (MPS). In: Leuzinger-Bohleber, M., Stuhr, U. (Hrsg.), Psychoanalysen im Rückblick. Methoden, Ergebnisse und Perspektiven der neueren Katamneseforschung (S. 454 – 469). Gießen: Psychosozial-Verlag.

Illouz, E. (2006). Gefühle in Zeiten des Kapitalismus. Adorno-Vorlesungen 2004. Frankfurt a. M.: Suhrkamp.

Johnstone, M. (2005). Mein schwarzer Hund. Wie ich meine Depression an die Leine legte. München: Kunstmann.

Jones, E. E. (1993). How will psychoanalysis study itself? Journal of the American Psychoanalytic Association, 41, Suppl., 91 – 108.

Kernberg, O. F. (2006). The pressing need to increase research in and on psychoanalysis. International Journal of Psychoanalysis, 87, 919 – 926.

Knoblauch, S. H. (2005). What are we trying to do when we write about the psychoanalytic interaction? The relevance of theory and research to clinical responsiveness: Reply to commentaries. Psychoanalytic Dialogues, 15, 883 – 896.

Leichsenring, F., Rabung, S. (2008). Effectiveness of long-term psychodynamic psychotherapy: A meta-analysis. Journal of the American Medical Association, 300, 1551 – 1565.

Leuzinger-Bohleber, M. (2007). Forschende Grundhaltung als abgewehrter »common ground« von psychoanalytischen Praktikern und Forschern? Psyche – Zeitschrift für Psychoanalyse und ihre Anwendungen, 61, 966 – 994.

Leuzinger-Bohleber, M. (2010). Psychoanalyse als »Wissenschaft des Unbewussten« im ersten Jahrhundert der IPA. Internationale Psychoanalyse (Das Nachrichtenmagazin der IPV), Bd. 18, Sonderausgabe, 24–26.

Leuzinger-Bohleber, M., Dreher, A. U., Canestri, J. (Eds.) (2003). Pluralism and unity? Methods of research in psychoanalysis. London: International Psychoanalytical Association.

Leuzinger-Bohleber, M., Haubl, R. (Hrsg.) (2011). Psychoanalyse: interdisziplinär – international – intergenerationell. Zum 50-jährigen Bestehen des Sigmund-Freud-Instituts. Göttingen: Vandenhoeck & Ruprecht.

Leuzinger-Bohleber, M., Henningsen, P., Pfeifer, R. (2008). Die psychoanalytische Konzeptforschung zum Trauma und die Gedächtnisforschung der Embodied Cognitive Science. In: M. Leuzinger-Bohleber, G. Roth, A. Buchheim (Hrsg.), Psychoanalyse – Neurobiologie – Trauma (S. 157–171). Stuttgart: Schattauer.

Leuzinger-Bohleber, M., Pfeifer, R. (2002). Remembering a depressive primary object? Memory in the dialogue between psychoanalysis and cognitive science. The International Journal of Psychoanalysis, 83, 3–33.

Leuzinger-Bohleber, M., Rüger, B., Stuhr, U., Beutel, M. (2002). »Forschen und Heilen« in der Psychoanalyse. Ergebnisse und Berichte aus Forschung und Praxis. Stuttgart: Kohlhammer.

Lief, E. R. (1992). Preliminary guidelines for single-case research. Modern Psychoanalysis, 17, 231–250.

Mayer, E. L. (1996). Subjectivity and intersubjectivity of clinical facts. International Journal of Psycho-Analysis, 77, 709–737.

Moser, U. (1992). On-line and off-line, practice and research: A balance. In: M. Leuzinger-Bohleber, H. Schneider, R. Pfeifer (Eds.): »Two butterflies on my head …« Psychoanalysis in the interdisciplinary scientific dialogue (pp. 181–197). Berlin: Springer.

Moser, U. (2005). Psychische Mikrowelten. Göttingen: Vandenhoeck & Ruprecht.

Ortheil, H.-J. (2009). Die Erfindung des Lebens. München: Luchterhand.

Perron, R. (2006). How to do research? Reply to Otto Kernberg. International Journal of Psychoanalysis, 87, 927–932.

Pfenning-Meerkötter, N. (im Druck). Wissensmanagement in psychoanalytischen Forschungsprojekten. Kassel, Universität, Dissertation.

Safran, J. D. (2001). When worlds collide: Psychoanalysis and the empirically supported treatment movement. Psychoanalytic Dialogues, 11, 659–681.

Schachter, J., Luborsky, L. (1998). Who's afraid of psychoanalytic research? Analysts' attitudes towards reading clinical versus empirical research papers. International Journal of Psycho-Analysis, 79, 965–969.

Schlessinger, N. (2008). Psychoanalysis as an empirical interdisciplinary science, ed. by Patrizia Giampieri-Deutsch. Vienna, 2005. Psychoanalytic Quarterly, 77, 657 – 665.

Schneider, G. (2011). Überleben und Entwicklung der institutionalisierten Psychoanalyse in der Flüchtigen Moderne. In: G. Schneider, M. Teising, Ch. E. Walker, (Hrsg.), Leben und Vergänglichkeit in Zeiten der Beschleunigung. Arbeitstagung der Deutschen Psychoanalytischen Vereinigung, Bad Homburg, 17.–20..11.2010 (S. 345 – 359). Frankfurt a. M.: Geber und Reusch.

Stern, D.B. (2008). »One never knows, do one?« Commentary on paper by the Boston Change Process Study Group. Psychoanalytic Dialogues, 18, 168 – 196.

Stuhr, U. (1997). Psychoanalyse und qualitative Psychotherapieforschung. In: M. Leuzinger-Bohleber, U. Stuhr, (Hrsg.), Psychoanalysen im Rückblick (S. 164 – 181). Gießen: Psychosozial-Verlag.

Stuhr, U., Leuzinger-Bohleber, M., Beutel, M. (Hrsg.) (2001). Langzeit-Psychotherapie. Perspektiven für Therapeuten und Wissenschaftler. Stuttgart: Kohlhammer.

Subic-Wrana, C., Milrod, B., Beutel, M. E. (2012). Panikfokussierte Psychodynamische Psychotherapie. Göttingen: Hogrefe.

Taylor, D. (2010): Das Tavistock-Manual der psychoanalytischen Psychotherapie – unter besonderer Berücksichtigung der chronischen Depression. Psyche – Zeitschrift für Psychoanalyse und ihre Anwendungen, 64, 833 – 861.

Toulmin, S. (1977/1983). Kritik der kollektiven Vernunft. Frankfurt a. M.: Suhrkamp.

Wallerstein, R. S. (2001). The generations of psychotherapy research: An overview. Psychoanalytic Psychology, 18, 243 – 267.

Wallerstein, R. S. (2002). The generations of psychotherapy research: An overview. In: M. Leuzinger-Bohleber, M. Target (Eds.), Outcomes of psychoanalytic treatment (pp. 30 – 53). London: Whurr.

Weingart, P. (2006). Demokratisierung der wissenschaftlichen Politikberatung. In: Heidelberger Akademie der Wissenschaften (Hrsg.), Politikberatung in Deutschland (S. 73 – 84). Wiesbaden: VS-Verlag.

Weingart, P., Carrier, M., Krohn, W. (2002). Nachrichten aus der Wissensgesellschaft. Analysen zur Veränderung der Wissenschaft. Weilerswist: Velbrück Wissenschaft.

WHO (2011). Gender and women's mental health. Zugriff am 20. 10. 2012 unter http://www.who.int/mental_health/prevention/genderwomen/en/

I Konzepte und Hintergründe

Martin Hautzinger

Verhaltenstheoretische Ansätze bei chronischer Depression

Chronische Depressionen

Depressionen zählen zu den häufigsten psychischen Erkrankungen unserer Zeit. Insbesondere die chronischen Verlaufsformen (ca. 25 %) beeinträchtigen die Funktionalität der Betroffenen in vielen Lebensbereichen. Chronische Depressionen zeichnen sich durch eine depressive Symptomatik aus, die über einen Zeitraum von Jahren vorliegt. Früher wurde die chronische Depression meist als Persönlichkeitsstörung angesehen. Verschiedene Formen der chronischen Depression lassen sich nach dem Verlauf der Störung einordnen. Neben dem Verlauf lassen sich chronische Depressionen nach dem Beginn der Erkrankung unterscheiden. Etwa zwei Drittel der chronischen Depressionen weisen einen frühen Beginn auf.

Als gesichert gilt (siehe Tabelle 1), dass chronisch depressive Patienten gegenüber episodisch depressiv Erkrankten sehr viel stärker in ihrem allgemeinen Wohlbefinden, in sozialen und in beruflichen Bereichen beeinträchtigt sind (Arnow u. Constantino, 2003; Angst, Gamma, Rossler, Ajdacic u. Klein, 2009; Wiersma et al., 2011). Speziell bei chronisch depressiven Patienten liegen häufiger Traumatisierungen in Kindheit und Adoleszenz vor als bei episodisch depressiv Erkrankten (Riso, Miyatake u. Thase, 2002; Klein u. Santiago, 2003). Eine Komorbidität mit Persönlichkeitsstörungen ist bei chronischen Formen der Depression signifikant häufiger als bei episodisch verlaufenden Depressionen (Russel et al., 2003). Zudem liegen auch körperliche Komorbiditäten bei chronischen Verlaufsformen der Depression häufiger vor als bei episodischer Depression. Hierbei sind vor

Tabelle 1: Unterschiede chronischer und episodischer Depressionen

	Chronisch depressive Patienten …
Symptomatik	weisen häufiger Gedächtnisstörungen, Insuffizienzerleben, Hilf- und Hoffnungslosigkeit, Angst vor Einsamkeit, Gedanken an Tod und Suizid und Grübelgedanken auf
Suizidalität	leiden mehr unter Suizidgedanken und weisen eine höhere Rate an Suizidversuchen auf
Traumatisierungen	erlitten häufiger Traumatisierungen in Kindheit und Adoleszenz, wobei vor allem emotionale Vernachlässigung, emotionaler Missbrauch, körperlicher Missbrauch und sexueller Missbrauch als Risikofaktoren für die Entwicklung einer chronischen Depression gelten
Komorbiditäten	sind häufiger komorbid an Persönlichkeitsstörungen und anderen Achse-I-Störungen erkrankt weisen häufiger körperliche Komorbiditäten auf
Soziodemografie	sind seltener verheiratet sind seltener vollzeitbeschäftigt und häufiger arbeitslos beziehen häufiger Sozialleistungen
Behandlungen	nehmen häufiger stationäre Behandlungen in Anspruch und benötigen mehr medizinische Versorgung
Spontanremission	weisen eine Spontanremissionsrate von 10 % nach sechs Monate auf (vs. 50 % bei episodisch Erkrankten)
Behandlungs- und Placeboresponse	sprechen schlechter auf Placebos, Antidepressiva und Psychotherapie an

allem Herz- und Atemwegserkrankungen, Schlafstörungen und Schmerzerkrankungen zu nennen. Menschen mit chronischer Depression sind seltener verheiratet und vollzeitbeschäftigt und häufiger arbeitslos; auch beziehen sie häufiger Sozialleistungen als episodisch Depressive (Angst et al., 2009). Zudem nehmen chronisch depressive Patienten häufiger stationäre Behandlungen in Anspruch und benötigen weit mehr medizinische Versorgung (Arnow u. Constantino, 2003; Angst et al., 2009). Eine unbehandelte chronische Depression remittiert nur in 10 % der

Fälle spontan, wohingegen bei 50 % der Patienten mit einer episodischen Depression nach sechs Monaten eine Remission eintritt. Chronisch depressive Patienten sprechen darüber hinaus schlechter auf Antidepressiva, Psychotherapie und auf Placebos an als episodisch depressive Patienten (Arnow u. Constantino, 2003; Dunner, 2001).

Multifaktorielle Störungstheorie chronischer Depression

Das Wissen um die Ätiopathogenese einschließlich Genetik, Neurobiologie, Endokrinologie, Neuropsychologie, Psychodynamik, Lernen und Entwicklung sowie Soziogenese ist bezüglich Depressionen noch lückenhaft, obwohl affektive Erkrankungen seit Jahrzehnten im Zentrum der experimentellen und empirischen Forschung stehen. Es gibt ausformulierte und plausible bio-psycho-soziale Modelle zur Entstehung und Aufrechterhaltung affektiver Erkrankungen, doch fehlen in entscheidenden Bereichen die eindeutigen Nachweise (Hautzinger, 2010).

Bezüglich der Entstehung einer chronischen Depression sind die Erkenntnisse noch lückenhafter und vorläufiger. Daher lässt sich derzeit die Frage nach den ätiologisch relevanten Faktoren und Prozessen hin zur Chronifizierung einer (unipolaren) Depression nicht zufriedenstellend beantworten. Es erscheint jedoch wahrscheinlich, dass nur eine multifaktorielle Sichtweise, welche genetische, neurobiologische, psychische und soziale Faktoren berücksichtigt, Antworten liefern kann (Brakemeier, Schramm u. Hautzinger, 2012). Abbildung 1 integriert die bisherigen Befunde und Annahmen in einem Schaubild als Erklärungsheuristik für chronische Depressionen (Brakemeier u. Hautzinger, 2008).

In diesem Modell bilden biologische (wie genetische, physische, physiologische, hormonelle und anatomische Risikofaktoren), psychologische (Selbstwertprobleme, Lerndefizite, dysfunktionale Kognitionen, Hilflosigkeitseinstellung, Neurotizismus, Mangel an Ressourcen, Bindungsstörungen) und umweltbezogene beziehungsweise soziale Faktoren den (distalen) Hintergrund für die

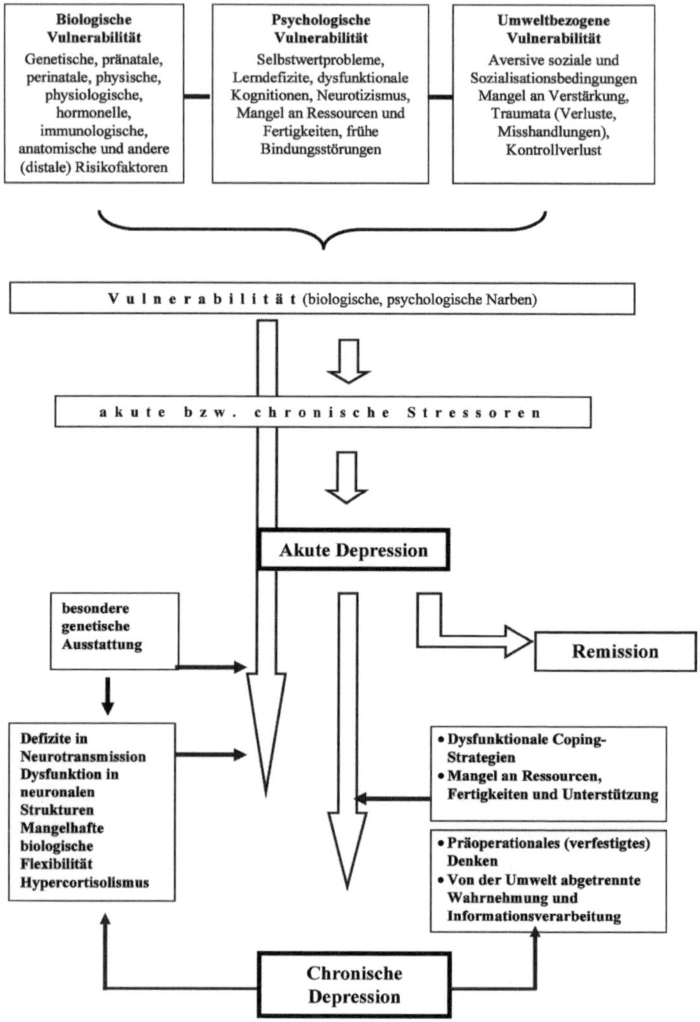

Abbildung 1: Bio-psycho-soziale Erklärungsheuristik für die Entstehung chronischer Depressionen (nach Brakemeier u. Hautzinger, 2008)

Entwicklung unipolar verlaufender Depressionen. Diese Vulnerabilitäten scheinen bei chronischen Depressionen besonders ausgeprägt zu sein und eine bedeutsame Rolle zu spielen. So berichten viele dieser Patienten über traumatische Erfahrungen in der Kindheit. Typisch sind Aussagen wie: »*Ich bin wie im*

Kühlschrank aufgewachsen«, »*Mich hat nie jemand in den Arm genommen oder gesagt, dass er mich lieb hat«*, welche auf eine emotionale Deprivation, eine frühe Bindungsproblematik und die daraus resultierende defizitäre Selbstwertentwicklung hinweisen. Viele Patienten berichten auch, dass ein Elternteil alkoholabhängig war und sie daher nie sicher sein konnten, wie zum Beispiel der Vater sich ihnen gegenüber verhalten wird, da dieser »*mich oder meine Mutter völlig unvorhersehbar entweder aus heiterem Himmel verprügelt oder in den Keller gesperrt oder aber uns völlig ignoriert hat«*. Weitere häufig berichtete frühe Belastungen sind Misshandlungen und Missbrauch. So fanden sich in einer Studie (Nemeroff et al., 2003) bei über zwei Drittel der Patienten mit einer chronischen Depression in der Kindheit traumatische Vorkommnisse (Verluste, Trennungen, Misshandlungen).

Aufgrund dieser Erlebnisse und Erfahrungen scheinen früh einsetzende und dann chronisch verlaufende Depressionen meist auf aversiven sozialen Bedingungen, fehlenden beziehungsweise defizitären sozialen Beziehungen, damit heftigen Stressreaktionen (Cortisol, Katecholamine) und Selbstwertbedrohungen zu beruhen, dic leicht aufbrechende oder nicht mehr verheilende neurobiologische »Narben« hinterlassen. Aktuelle, oft minimale Belastungen (wie Einsamkeit, Frustration, Kritik) reichen dann aus, um die Depression auftreten zu lassen beziehungsweise aufrechtzuerhalten.

Die traumatischen Kindheits- und Lebenserfahrungen stellen physische und psychische Belastungen dar, die nicht nur als Hintergrund für eine akute, früh einsetzende und chronisch verlaufende Depression wirken, sondern im Sinne einer traumatischen Erfahrung zu Intrusionen, emotionalen Entgleisungen und affektiv-kognitivem Wiedererleben führen können. Diesen physiologischen und psychologischen Reaktionen erlebt sich der Betroffene hilflos ausgeliefert, was zum Erleben von Kontrollverlust, nicht adäquaten kognitiven (präoperationalen) Verarbeitungen und zur Hilflosigkeitseinstellung, damit zu Resignation und (chronischen) Depression beiträgt.

Folgen der durch akuten beziehungsweise chronischen Stress

veränderten Funktion der Hypothalamus-Hypophysen-Nebennieren-Achse sind:

- Hypersekretion von CRH, ACTH und Cortisol,
- Hypersekretion von Katecholaminen,
- abgeschwächte Supprimierbarkeit von Cortisol und ACTH,
- abgeschwächte ACTH-Antwort auf CRH-Gabe,
- Aktivierung des vegetativen Nervensystems,
- Reduktion der Immunkompetenz,
- Atrophie des Hippocampus,
- Reduktion von Nervenwachstumshormonen (BDNF),
- Belastungsreaktion, Dissoziation, Depression.

Genetische Studien zeigen, dass es sich bei der unipolaren Depression – ebenso wie bei posttraumatischen Störungen – um eine nach einem komplexen Modus vererbbare Erkrankung handelt. Die Bereitschaft oder die Disposition für ein bestimmtes Temperament, für Impulsregulationen, für diverse physiologische und psychologische Reaktionen (z. B. Cortisol, Oxytocin, Glutamat, Dopamin, Serotonin) auf Belastungen wird durch eine (noch unbekannte) Vielfalt von genetischen Informationen begründet (Craddock u. Forty, 2006). Chronisch verlaufende Depressionen zeigen eine familiäre Häufung. Im Vergleich zu Patienten mit episodischer Depression haben die chronischen Depressionen signifikant häufiger mindestens einen Verwandten ersten Grades, der auch affektiv erkrankt ist (49 % bei chronisch depressiven Patienten vs. 29 % bei episodisch depressiven Patienten). Dies zeigte sich besonders bei Patienten, deren chronische Depression früh beginnt. In einer Metaanalyse genetisch-epidemiologischer Studien erwies sich, neben der Heritabilität (37 %), vor allem die individuelle Umwelt (67 %) als bedeutsam. Dabei finden sich bezogen auf die Heritabilität keine Unterschiede zwischen Männern und Frauen, so dass das erhöhte Risiko für Depressionen bei Frauen vor allem auf deren individuelle und von allen geteilte, nichtgenetische Faktoren (Person- und Umweltfaktoren) zurückgeht. Für das Wiederauftreten und die Chronifizierung einer Depression (insbesondere der frühe Beginn, die Beeinträchtigungen und die Dauer) war die familiäre

Häufung affektiver Störungen entscheidend (Sullivan, Neale u. Kendler, 2000).

Inzwischen liegen zahlreiche Studien vor, die zeigen, dass Misshandlungen und traumatische Kindheitserfahrungen in Interaktion mit bestimmten genetischen Ausstattungen zu akuten Depressionen (letztes Jahr) und zu chronischen Verläufen (Lebenszeit, Wiedererkrankung) führen. Dabei erwiesen sich beispielsweise Individuen besonders stressanfällig, wenn sie mit zwei kurzen Allelen des Serotonin-Transportergens ausgestattet sind, während zwei lange Allele einen, wenngleich nicht vollständigen, genetischen Schutz gegenüber Misshandlung und negativen Lebensereignissen darstellen (Risch et al., 2009). Diese *Gen-Umwelt-Interaktion* konnte von Pingxing et al. (2009) auch für Posttraumatische Belastungsstörungen nachgewiesen werden.

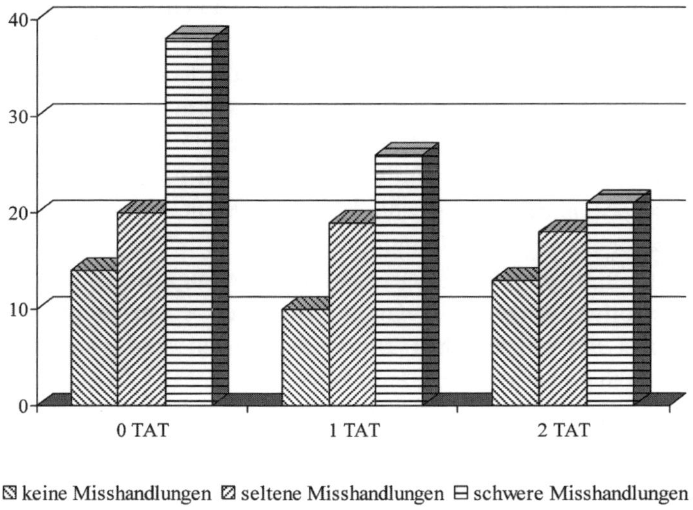

Abbildung 2: Zusammenhang von Corticotropin-Releasing-Hormon-Gen (CRHR1-TAT-Kopien) und chronifizierter Depression (%) bei Misshandlung im Kindesalter (nach Polanczyk et al., 2009)

Auch das Gen, das für die Expression des Corticotropin-Releasing-Hormons (Rezeptor 1) verantwortlich ist, stellt bei Vorliegen von zwei Kopien des CRHR1-Haplotyps einen Schutzfaktor gegenüber Misshandlungen im Kindesalter dar (Polanczyk et al., 2009). Kinder, die keine oder nur eine Kopie dieses CRHR1-Gens besitzen, entwickeln bei vergleichbar schweren Misshandlungen deutlich mehr (chronische) Depressionen (siehe Abbildung 2).

Durch extreme und vor allem im jungen Alter auftretende Belastungen, soziale Deprivation beziehungsweise Misshandlung sowie Erfahrungen der Ohnmacht und Nicht-Kontrolle entwickeln sich die typisch *depressiven Schemata* (kognitive Triade) schon früh und führen zu ungünstigen beziehungsweise defizitären Bewältigungsstrategien und Verhaltensdefiziten. Es ist bei vielen Patienten eine früher und durch das gesamte Leben sich ziehender Mangel an positiven (Beziehungs-)Erfahrungen und Verstärkung zu beobachten (typische Äußerungen sind: *»Ich bin eine Zumutung für andere. Kein Wunder, dass ich keinen Partner habe.« – »Ich habe in allen Bereichen versagt.« – »Ich habe nie ein Lob bekommen.«*). Entsprechend sind chronisch depressive Patienten häufig auch chronisch frustriert, resigniert sowie abweisend und können damit auch für ihre Angehörigen und für die Therapeuten eine Belastung sein. Oft kommt es durch die langen Phasen der Depression zu heftigen Entwertungen und stereotyp abwertenden Äußerungen: *»Es hat alles keinen Sinn. Ich werde immer depressiv bleiben« – »Bei mir klappt nie irgend etwas«.*

McCullough (2000) nimmt an, dass die kognitiv-emotionale Entwicklung dieser Patienten aufgrund der beschriebenen seelischen und körperlichen Traumatisierungen häufig in einem frühen Stadium zum Stillstand kam.

Orientiert an Piagets Entwicklungstheorie vergleicht er daher das kognitive Funktionsniveau von chronisch depressiven Patienten mit dem Niveau von vier- bis siebenjährigen Kindern, die sich in der »präoperativen« Phase befinden. Ähnlich wie bei posttraumatischen beziehungsweise dissoziativen Störungen kann es bei chronisch depressiven Patienten zu Abtrennungen und Verzerrungen der Wahrnehmung kommen. McCullough (2000) spricht von einem »Wahrnehmungsdilemma«, da die Patienten eine Art »Mauer« zwischen sich und der Umwelt aufbauen (siehe Abbildung 3), um nicht weiterhin oder noch mehr verletzt zu werden. Chronisch depressive Patienten sind wahrnehmungsmäßig von ihrer Umwelt abgelöst, so dass ihr Verhalten nicht durch Konsequenzen, sondern durch ihre voreingenommene, präoperative Sichtweise gesteuert wird.

Zudem behindern negative Konsequenzen der (kindlichen, jugendlichen) Umwelt das Selbstvertrauen (Selbstwirksamkeit), die Offenheit für Neues, Neugier und Selbstständigkeit. Die Folge ist Unsicherheit, Rückzug und ein ängstlich-vermeidender Lebensstil. Dieser Lebensstil gepaart mit dem Rückstand in der kognitiven Entwicklung habe als Konsequenz, dass Patienten ihre depressiven und dysfunktionalen Annahmen über die eigene Person, ihre Umwelt und ihre Zukunft auch bei korrigierenden Erfahrungen nicht verändern und umstrukturieren können.

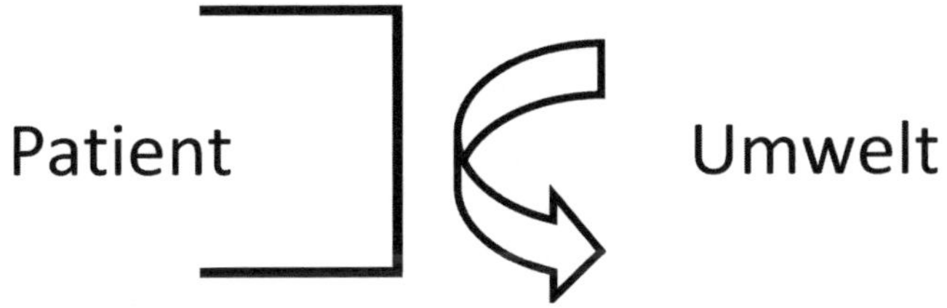

Abbildung 3: Illustration des Wahrnehmungsdilemmas der chronisch depressiven Patienten (nach McCullough, 2000)

Aufgrund der beschriebenen ungünstigen Sozialisations- und Lernerfahrungen kommt es zu neurobiologischen sowie den kognitiv-emotionalen Veränderungen, negativistischen Persönlichkeitsmerkmalen und Lebenseinstellungen, die sich zu einer tiefen Hilflosigkeitseinstellung und schließlich therapieresistenter, chronischer Depression verfestigen.

Dieser Teufelskreis, der klinisch einleuchtet und durch viele Erfahrungen belegt scheint, ist jedoch bislang unzureichend untersucht und noch längst nicht empirisch belegt. So fehlen Belege für die Annahmen der präoperativen Denk- und Verarbeitungsstile, für das Wahrnehmungsdilemma, selbst die genetischen und neurobiologischen Annahmen sind nicht zweifelsfrei belegt. Hinzu kommt, dass es in allen Untersuchungen immer eine Gruppe von chronisch depressiven Patienten gibt, deren depressive Episoden sowie die Chronifizierung spät einsetzt und in der Kindheit beziehungsweise im Vorfeld keine extremen Belastungen oder gar traumatische Erfahrungen zu finden sind.

Falldarstellung zur Ätiologie chronischer Depression

Herr H. ist ein alleinstehender 34-jähriger Patient, der zusammen mit seiner Tante auf dem Land lebt. Er ist immer wieder ohne feste Anstellung und lebt seit einigen Jahren von Gelegenheitsjobs und der Hilfe der Tante. Er kommt auf Anraten seines behandelnden Psychiaters zur psychotherapeutischen Mitbehandlung, da man »am Ende der Fahnenstange« angelangt sei. Seit Jahren habe er alle nur denkbaren Medikamente ausprobiert, ohne dass es darunter zu einer längerfristigen Verbesserung seines Zustandes gekommen sei.

Herr H. gibt an, schon »solange ich denken kann« unter Depressionen zu leiden. Seine Stimmung beschreibt er als niedergeschlagen und gleichgültig. Er könne sich kaum über etwas freuen, fühle sich stattdessen leer oder wütend über sich selbst. Er grüble ständig und erlebe große Ängste vor der Zukunft oder vor anderen Menschen. Auch Suizidgedanken seien bei ihm an der Tagesordnung. Er sei unfreiwillig zu einem Einzelgänger geworden, weil er sich von anderen nicht verstanden und abgelehnt fühle. Er habe noch nie eine Beziehung zu einer Frau gehabt, was aber sein größter Wunsch sei. Weiterhin berichtet der Patient über starke Antriebsstörungen, die dazu führten, dass er für alltägliche Tätigkeiten (z. B. sich anziehen) sehr viel Zeit brauche. Sein Schlaf sei unregelmäßig, er sei auch tagsüber müde und erschöpft. Er wünsche sich, wieder als Einzelhandelskaufmann (sein erlernter Beruf) arbeiten zu können, habe aber Angst, dabei zu versagen. Bereits seit der Kindheit bestehe die Neigung zu depressiven Stimmungen, Grübelgedanken und starken Gefühlen der Unzulänglichkeit. Er habe sich aber erst vor zwölf Jahren das erste Mal in Behandlung begeben, als er nach der Rückkehr von einem Auslandsaufenthalt die erste ausgeprägte depressive Episode erlebt habe. Es folgten zwei stationäre und zwei ambulante Behandlungsversuche, die aber nur vorübergehende Besserung erbracht hätten.

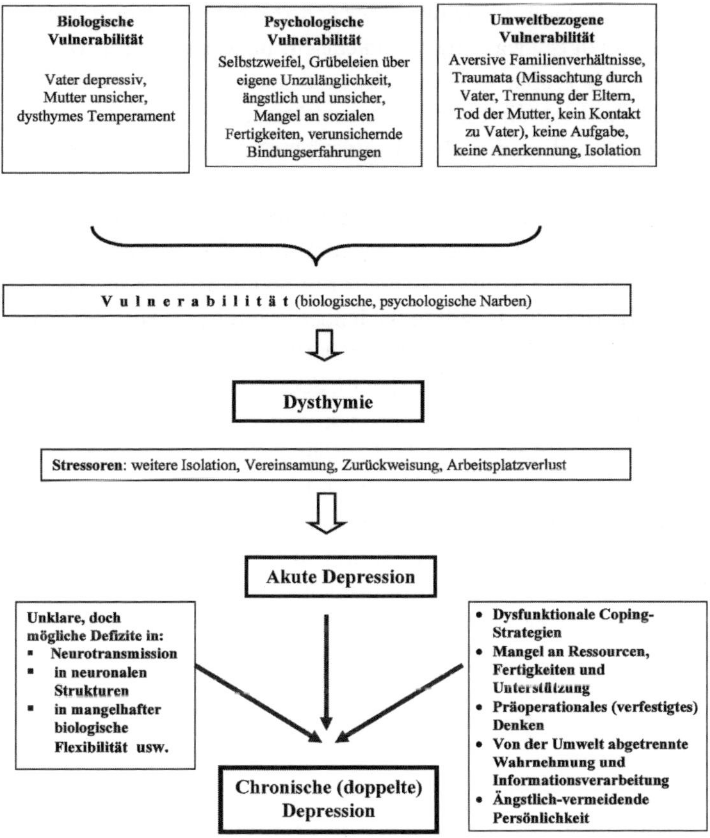

Abbildung 4: Entstehungsgeschichtlich relevante Merkmale zur Falldarstellung

Der Patient wuchs auf dem Land auf, wo er früh zum Außenseiter wurde, unter anderem weil er übergewichtig war und nicht den dort üblichen Dialekt sprach. Er berichtet, von Gleichaltrigen stark gehänselt und teilweise regelrecht »gemobbt« worden zu sein. Seine Eltern waren in dieser Zeit mit »eigenen Problemen beschäftigt« gewesen, so dass er sich ihnen nicht anvertrauen konnte. Darüber hinaus habe sein Vater wenig Interesse an ihm gehabt, auch kein Vertrauen in die Fähigkeiten des Sohnes. Er hat ihn oft kritisiert, abgewertet und ihm keine erfolgreiche Zukunft prognostiziert.

Möglicherweise war der Vater selbst depressiv, denn er lebte zurückgezogen, war eigenbrödlerisch, pessimistisch und meist gereizt. Die Eltern stritten sich seinetwegen häufig. Als er zwölf war, ließen sich die Eltern scheiden. Daraufhin fühlte er sich für das Wohlergehen der Mutter verantwortlich, bei der er lebte. Es entwickelte sich eine enge (symbiotische) Beziehung. In seinem 16. Lebensjahr verstarb die Mutter plötzlich. Er habe dann noch zwei Jahre bis zum Abschluss seiner Lehre bei seiner Tante gelebt. Zu seinem Vater habe er nie mehr Kontakt gehabt. Er sei dann für einige Jahre zu Verwandten nach Schottland gegangen, wo er von einer Frau, in die er sich verliebt hatte, zurückgewiesen wurde. Nach diesem Erlebnis und der Rückkehr in das Haus der Tante habe er sich völlig zurückgezogen und immer stärkere Suizidgedanken entwickelt, die schließlich zu einer stationären Aufnahme führten. Kurz nach der Klinikentlassung unternahm er einen Suizidversuch. Bis jetzt sei es ihm nicht gelungen, beruflich Fuß zu fassen oder eine Beziehung zu einer Frau einzugehen. Er habe bis auf wenige Kontakte zu ehemaligen Mitpatienten und zu einem Cousin keine Freunde.

Kognitive Verhaltenstherapie der chronischen Depressionen

Entsprechend der beschriebenen Psychopathologie stellt eine psychotherapeutische Behandlung chronisch depressiver Patienten sowohl für den Therapeuten als auch den Patienten häufig eine große Herausforderung dar, so dass chronisch Depressive allgemein als schwer behandelbar gelten (vgl. Markowitz, 2003). Dies ist vorwiegend in der durch die resistente Symptomatik vorliegenden Hoffnungslosigkeit begründet, die die Gestaltung der Therapiebeziehung erschwert.

Im Folgenden sollen Ansätze zur Behandlung der chronischen Depression mit kognitiv-verhaltenstherapeutischem Schwerpunkt vorgestellt werden. Diese schließen einen Ansatz der erweiterten kognitiven Verhaltenstherapie ein, welcher unter dem Namen »Cognitive Behavioral Analysis System of Psychotherapy« (CBASP) bekannt geworden ist.

Ansätzen der kognitiven Verhaltenstherapie (KVT) zur Behandlung der Depression liegen Theorien der Verhaltenstherapie sowie der Kognitiven Therapie zugrunde. Verhaltenstherapeutisch hat vor allem die *Verstärker-Verlust-Theorie nach Lewinsohn* (1974) Relevanz, nach der eine geringe vorliegende positive Verstärkung von Verhalten durch die Umwelt depressionsfördernd ist. Der Mangel an positiven Verstärkern trägt zur Aufrechterhaltung einer vorliegenden Depression bei: Depressive erfahren als Reaktion auf ihr Verhalten, dass Mitmenschen sich abwenden, wodurch positive Verstärkungserfahrungen durch die Umwelt reduziert werden. Die der KVT zugrunde liegenden kognitiven Theorien beinhalten in erster Linie *Becks Annahmen* (z. B. Beck, 1967), dass kognitive Prozesse für die Entstehung von Depressionen ausschlaggebend sind und Depressive negative Gedanken über sich selbst, die Zukunft und die Umwelt aufweisen (*negative kognitive Triade*). Die kognitiven Theorien der *gelernten Hilflosigkeit* (Seligman, 1975) und der *gelernten Hoffnungslosigkeit* (Abramson, Metalsky u. Alloy, 1989) führen zu der Annahme, dass durch das Erleben negativer Lebensereignisse bei Vorliegen ungünstiger Muster der Ursachenzuschreibung von Ereignissen (Attributionsstil) Hilf- und Hoffnungslosigkeit erlernt werden können, die zur Entstehung einer Depression führen (Abramson, Metalsky u. Alloy, 1989).

Moderne Ansätze integrieren diese verhaltenstherapeutischen und kognitiven Depressionsmodelle. Somit liegen modernen Behandlungsansätzen der kognitiven Verhaltenstherapie *multifaktorielle Vulnerabilitäts-Stress-Genese-Modelle* zugrunde. Ein von mir entwickelter Ansatz der kognitiven Verhaltenstherapie (Hautzinger, 2006) ist auf die Behandlung chronischer Depressionen zugeschnitten und beruht auf einem multifaktoriellen Vulnerabilitäts-Stress-Genese-Modell der chronischen Depression, das in Abbildung 2 ersichtlich ist. Demnach entsteht eine unipolare akute Depression, wenn eine Person biologische, psychologische (z. B. realitätsfremde, verzerrte, negative Gedanken) und umweltbezogene Vulnerabilitäten (z. B. Traumatisierungen) aufweist und mit einem akuten oder chronischen Stressor konfrontiert ist. Chronische Depressionen entwickeln sich in der Folge aus akuten Depressionen durch das Vorliegen verstärkender Faktoren. Diese können beispielsweise eine ungünstige biologische Ausstattung oder ein Mangel an Problemlösefertigkeiten oder Bewältigungsstrategien sein.

Die chronische Depression wird nach Hautzinger (2006) als heterogenes Konstrukt bezüglich ihrer Entstehung, Risikofaktoren, Psychopathologie und ihres Verlaufes betrachtet. Es werden verschiedene biologische, psychologische und umweltbezogene Vulnerabilitäten unterschieden, die zu individuellen Ausprägungen und Verläufen der Depression führen können. Bei chronisch Depressiven bilden häufig frühkindliche Traumatisierungen grundsätzliche Vulnerabilitäten, die aber bei bewusstem Wiedererleben auch als akute Stressoren fungieren können.

Entsprechend der Psychopathologie chronisch depressiver Patienten schließt die kognitiv-verhaltenstherapeutische Behandlung einige allgemeine Besonderheiten ein:

- Integratives Therapiekonzept (Kombinationsbehandlung mit Antidepressiva),
- erschwerte Ausgangslage bezüglich der Therapiemotivation,
- Vermittlung eines individuellen, multifaktoriellen Erklärungsmodells,
- Problemfokus und Problemlöseorientierung,
- Bearbeitung vorliegender Traumatisierungen,
- Einbezug von Partner bzw. Familienangehörigen,
- Erarbeitung einer Toleranz gegenüber der depressiven Symptomatik,
- Planung einer Erhaltungs- und Langzeittherapie,
- Therapeut sollte erfahren, kreativ, geduldig und flexibel sein,
- Behandlung anfänglich mit höherer Frequenz und insgesamt längerer Dauer.

Bislang existiert kein evaluiertes kognitiv-verhaltenstherapeutisches Therapiemanual speziell für chronische Depressionen. Ein mögliches Modell zur Problemanalyse, zur Therapieplanung und -gestaltung ist in Abbildung 5 dargestellt.

Vor dem Hintergrund vorliegender Vulnerabilitäten (z. B. Traumata) werden in der Therapie demnach die situativen Auslöser (Stressoren) sowie die Kognitionen, Kompetenzen und Aktivitäten des Patienten bearbeitet. Basierend auf dem in Ab-

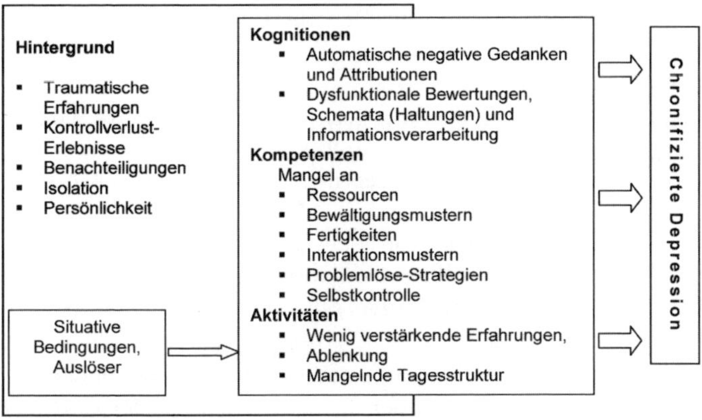

Abbildung 5: KVT-Therapiemodell für chronische Depressionen (Hautzinger, 2006)

bildung 2 dargestellten multifaktoriellen Vulnerabilitäts-Stress-Modell der chronischen Depression lässt sich ein KVT-Therapiekonzept bestehend aus zehn Phasen (siehe Tabelle 2) mit einem Umfang von meist 60 individuellen Therapiestunden ableiten (Hautzinger, 2006), das folgende Ziele verfolgt: Erreichen einer Balance von angenehmen, verstärkenden Aktivitäten und Pflichten beziehungsweise aversiven Aktivitäten; Steigerung positiv erlebter Erfahrungen; Überwindung der sozialen Defizite durch Verbesserung der interaktionellen, kommunikativen Kompetenz und durch eine Korrektur überzogener Ansprüche und Einstellungen; Aufbau eines differenzierenden, relativierenden, auf das konkrete Verhalten beziehungsweise die konkrete Erfahrung und Situation bezogenen Denkens.

Exemplarisch sollen hier einige therapeutische Strategien der zehn Phasen dieses kognitiv-verhaltenstherapeutischen Ansatzes erläutert werden.

Verhaltensanalysen (Phase 1)

Bei der Durchführung einer Verhaltensanalyse als typisches Instrument der kognitiven Verhaltenstherapie besteht das Ziel darin, die Reaktion des Patienten auf eine konkrete Situation auf

Tabelle 2: Kognitive Verhaltenstherapie bei chronischer Depression: Phasen und Inhalte

Phasen	Inhalte
Phase 1 Sitzungen 1–8	– Therapeutischer Beziehungsaufbau, positive Haltung – Erkennen zentraler Probleme – Anamnese der Lebens-, Erkrankungs- und Behandlungsgeschichte sowie der Hintergrundbedingungen und (Fehl-)Anpassungen – Hervorhebung der Notwendigkeit einer antidepressiven Begleitmedikation, ggf. Einleitung der Pharmakotherapie
Phase 2 Sitzungen 4–12	– Vermittlung eines (individuellen) Störungsmodells – Psychoedukation einschl. Begrenztheit der Möglichkeiten und Akzeptanz – Formulieren von Zielen – Spezifizieren der Patientenerwartungen, Betonung der Notwendigkeit der Mitarbeit (v. a. bezüglich Übungen) – Festlegung der Behandlungsstruktur
Phase 3 und **Phase 4** Sitzungen 10–28	– Alltagsgestaltung, Aktivitätsaufbau – Kognitive Umstrukturierung: Bearbeitung kognitiver Schemata und dysfunktionaler Informationsverarbeitung – S-R-Analysen (Handlungsketten detailliert analysieren) – Nutzung und Bearbeitung von Beobachtungen, Erfahrungen im Alltag des Patienten
Phase 5 und **Phase 6** Sitzungen 14–40	– Fortsetzung der kognitiven Umstrukturierung – Erwerb und Verbesserung der sozialen, interaktiven, problemlösenden Kompetenzen – Fokus auf Achtsamkeit, Gelassenheit, Akzeptanz, Werte
Phase 7, 8, 9 Sitzungen 28–50 **Phase 10** Sitzungen 50–60	– Bearbeitung von Hintergrundbedingungen (Trauma) – weitere Verbesserung der sozialen und problemlösenden Kompetenzen – Einbezug der Familie, Partner – Fortführung und Stabilisierung – Rückfallprophylaxe, Krisenbewältigung

der Ebene von Motorik, Physiologie, Kognition und Emotion zu analysieren. Ein besonderes Augenmerk liegt hierbei auf der Analyse der kurz- und langfristigen Konsequenzen der gezeigten Reaktion. Dem Patient wird hierdurch die Einsicht in dysfunktionale Verhaltens- und Denkmuster ermöglicht, um Veränderungen von Denk-, Verhaltens- und Interaktionsmustern zu erreichen.

Konkrete Zielsetzung für die Therapie (Phase 2)

Eine konkrete Zielsetzung für die Therapie ist insbesondere für chronisch depressive Patienten von Relevanz. Ziele sollten nicht vage, sondern sehr konkret formuliert werden. So sollte ein Ziel zum Umgang mit morgendlicher Antriebslosigkeit zum Beispiel lauten: »Ich möchte entsprechend meinem Tagesplan um 8:00 Uhr aufstehen, danach duschen und frühstücken und meine Frau ins Büro bringen« statt »Ich möchte mehr Antrieb haben«.

Tagesstruktur und Aktivitätsaufbau (Phasen 3 und 4)

Als klassische verhaltenstherapeutische Interventionen sollten die Strukturierung des Tages und der Woche anhand von Wochenplänen sowie der Aufbau von Aktivitäten erfolgen. Ziel des Aktivitätsaufbaus ist es, positive Aktivitäten und Pflichten ausgeglichen im Tages- oder Wochenplan einzubauen. Beispielweise kann sich der Patient für eine erledigte unangenehme Pflicht mit einer angenehmen Aktivität belohnen (Selbstverstärkung). Da es chronisch depressiven Patienten häufig schwer fällt, sich zu belohnen, sind Genusstrainings während der Therapie sowie die Sammlung positiver Beschäftigungen mit Unterstützung der »Liste angenehmer Aktivitäten« sinnvoll. Im Tages- und Wochenplan sollte jede Aktivität anhand der Stimmung bewertet werden, was dem Patienten ermöglicht, den Zusammenhang zwischen seinem Verhalten und seinen Gefühlen zu erkennen.

Kognitive Umstrukturierung und Aufbau sozialer Kompetenzen (Phasen 5 und 6)

Die Analyse von kognitiven Schemata, Grundüberzeugungen und gedanklichen Mustern bieten sich bewährte Methoden wie Spaltenprotokolle negativer Gedanken, sokratisches Hinterfragen von Einstellungen, Reattribuierung usw. an. Diese bedürfen jedoch sehr viel mehr Geduld, Struktur, Fokussierung und konfrontativer Wiederholungen. Da chronisch depressive Patienten häufig unter problematischen Beziehungen leiden oder völlig vereinsamt ohne Sozialkontakte leben, ist der Erwerb sozialer Kompetenz in der Behandlung zentral. Dies kann beispielsweise auf der Basis strukturierter sozialer Kompetenztrainings, oft auch als integrierte Gruppentherapie, erfolgen.

Aufarbeitung vorliegender Traumatisierungen (Phase 7)

Im Verlauf der Therapie und nach Festigung der Therapiebeziehung sollte die behutsame Be- und Aufarbeitung eventuell vorliegender Traumatisierungen erfolgen. Hierbei erweisen sich Entspannungsverfahren, Techniken der Hypnotherapie, Imaginationsverfahren und Traumakonfrontation (sensu traumazentrierte Psychotherapie nach Sachsse, 2004) als hilfreich.

Einbezug der Sozialpartner bei Aufbau interpersoneller Kompetenzen (Phasen 8 und 9)

Zur Vertiefung des Aufbaus der sozialen Kompetenz, dem Aufbau von interaktionellen und interpersonellen Fertigkeiten und der Optimierung des Problemlöseverhaltens sollten Familien- und Sozialpartner einbezogen werden. Gerade bei chronisch depressiven Patienten gilt dieser Einbezug als hilfreich für langfristige Therapieerfolge.

Stabilisierung und Rückfallprophylaxe (Phase 10)

Um der Gefahr eines Rückfalls in die depressive Symptomatik zu begegnen, sollten die persönlichen Frühwarnzeichen des Patienten, seine individuellen hilfreichen Strategien sowie ein Notfallplan erarbeitet werden. Ziel sollte auch sein, den Patienten auf eventuelle Rückfälle vorzubereiten. Eine langsame Beendigung der Therapie (z. B. durch »Ausschleichen« der Therapiesitzungen) ist bei chronisch depressiven Patienten dringend indiziert.

Therapeutische Beziehung

Eine offene, vertrauensvolle Therapiebeziehung und ein offener, empathischer, authentischer, interessierter und verständnisvoller Therapeut sind die Grundlagen, um dem durch Traumatisierungen und negative soziale Rückmeldungen häufig misstrauischen chronisch depressiven Patienten zu begegnen. Aufgrund der starken Hilf- und Hoffnungslosigkeit ist Geduld gefragt – meist brauchen chronisch erkrankte Patienten für Einsichten und Verhaltensveränderungen länger, als der Therapeut dies aus der Behandlung episodisch depressiv Erkrankter kennen mag. Ein kleinschrittiges Vorgehen unter der Anerkennung kleiner Veränderungen und einem konstruktiven Umgang mit Rückschlägen ist bei dieser Patientengruppe wichtig. Die Therapiebeziehung bietet dem chronisch depressiven Patienten die Möglichkeit einer korrigierenden Beziehungserfahrung, der Entkräftigung von Befürchtungen und der Verarbeitung traumatischer Erfahrungen (vgl. Brakemeier u. Hautzinger, 2008).

Zusammenfassung und Ausblick

Chronische Depressionen – welche immerhin ein Drittel aller Depressionen ausmachen – wurden lange Zeit fehldiagnostiziert, unzureichend beforscht und ungenügend behandelt. Der Fokus der wissenschaftlichen Aufmerksamkeit lag auf den zwei Dritteln der akuten Depressionen, die gut zu behandeln und nach wenigen Monaten weitgehend oder vollständig remittiert sind (vgl. Hautzinger, 2010). Das chronifizierte, nicht remittierte Drittel galt als »therapieresistent«, »therapierefraktär«, in erster Linie »persönlichkeitsgestört« beziehungsweise auch als *»difficult to treat«* (vgl. Brakemeier et al., 2011).

Heute verlagert sich der Fokus der Forschung zunehmend auf diese extrem beeinträchtigende Störung, welche für Betroffene und häufig auch deren Angehörigen mit großem Leid und für die Therapeuten mit Frustration einhergehen kann. Der Herausforderung, welche die Patienten aus psychotherapeutischer, therapiemethodischer und interaktioneller Sicht darstellen, stellen sich vermehrt Forscher und Therapeuten.

So wurden einerseits die bereits existierenden Psychotherapien für die Besonderheiten der chronischen Depression modifiziert. Anderseits entwickelte McCullough (2000) eine spezifisch auf diese Patientengruppe abgestimmte neuartige und integrierende Psychotherapie. Vor allem die Kombination von störungs- und problemspezifische Psychotherapien mit einer Antidepressivatherapie scheint hilfreich und wirksam zu sein (Keller et al., 2000; Schramm et al., 2011; Brakemeier et al., 2011).

Eine neuere Metaanalyse (Cuijpers et al., 2010) untersucht explizit die Wirksamkeit von Psychotherapien bei chronischer Major Depression und der Dysthymie und resümiert, dass Psychotherapien zwar wirksam seien, jedoch erst ab einer Dauer von mindestens 18 Sitzungen. Für erfolgreiche Psychotherapien erscheint insbesondere wichtig, dass Therapeuten bereit sind, sich persönlich auf den Patienten einzulassen, und auch sich selbst kontrolliert einbringen können. Gerade diese Beziehungsgestaltung scheint der positive Wirkfaktor zu sein, da sie den Zugang zu den Patienten ermöglicht und interpersonale Diskriminationsfähigkeit und Empathie sowie die Überwindung der inneren Abschottung fördert.

Forschungsbedarf herrscht jedoch weiter bezüglich verschiedener Aspekte der Psychotherapie chronischer Depressionen (de Jong-Meyer, Hautzinger, Kühner u. Schramm, 2007). Da insbesondere die chronisch depressiven Patienten nicht als homogene Gruppe erscheinen, dürfte eine relevante Frage sein, welche Patientensubgruppen auf welche Psychotherapien langfristig ansprechen.

Literatur

Abramson, L. Y., Metalsky, G. I., Alloy, L. B. (1989). Hopelessness depression: A theory-based subtype of depression. Psychological Review, 96, 358 – 372.

Angst, J., Gamma, A., Rossler, W., Ajdacic, V., Klein, D. N. (2009). Long-term depression versus episodic major depression: Results from the prospective Zurich study of a community sample. Journal of Affective Disorders, 115, 112 – 121.

Arnow, B. A., Constantino, M. J. (2003). Effectiveness of psychotherapy and combination treatment for chronic depression. Journal of Clinical Psychology, 59, 893 – 905.

Beck, A. T. (1967). Depression: Clinical, experimental, and theoretical aspects. New York: Harper & Row.

Brakemeier, E. L., Engel, V., Schramm, E., Schmidt, T., Zobel, I., Hautzinger, M., Berger, M., Normann, C. (2011). Effectiveness of inpatient cognitive behavioral analysis system of psychotherapy for chronically depressed patients: A pilot study. Psychotherapy and Psychosomatics, 80, 191 – 194.

Brakemeier, E. L., Hautzinger, M. (2008). Kognitive Verhaltenstherapie. In: T. Bschor (Hrsg.), Behandlungsmanual therapieresistente Depression (S. 330 – 367). Stuttgart: Kohlhammer.

Brakemeier, E. L., Schramm, E., Hautzinger, M. (2012). Chronische Depressionen. Fortschritte der Psychotherapie. Göttingen: Hogrefe.

Craddock, N., Forty, L. (2006). Genetics of affective (mood) disorders. European Journal of Human Genetic, 14, 660 – 668.

Cuijpers, P., van Straten, A., Schuurmans, J., van Oppen, P., Hollon, S. D., Andersson, G. (2010). Psychotherapy for chronic major depression and dysthymia: A meta-analysis. Clinical Psychology Review, 30, 51 – 62.

De Jong-Meyer, R., Hautzinger, M., Kühner, C., Schramm, E. (2007). Evidenzbasierte Leitlinie zur Psychotherapie affektiver Störungen. Göttingen: Hogrefe.

Dunner, D. L. (2001). Acute and maintenance treatment of chronic depression. Journal of Clinical Psychiatry, 62 (Suppl. 6), 10 – 16.

Hautzinger, M. (2006). Affektive Störungen. In: H. Förstl, M. Hautzinger, G. Roth (Hrsg.), Neurobiologie psychischer Störungen (S. 448 – 480). Heidelberg: Springer.

Hautzinger, M. (2010). Akute Depression. Fortschritte der Psychotherapie. Göttingen: Hogrefe.

Keller, M. B., McCullough, J. P., Klein, D. N., Arnow, B., Dunner, D. L., Gelenberg, A. J., Markowitz, J. C., Nemeroff, C. B., Russell, J. M., Thase, M. E., Trivedi, M. H., Zajecka, J. (2000). A comparison of nefazodone, the cognitive behavioral-analysis system of psychotherapy, and their combination for the treatment of chronic depression. New England Journal of Medicine, 342 (20), 1462–1470.

Klein, D. N., Santiago, N. J. (2003). Dysthymia and chronic depression: Introduction, classification, risk factors, and course. Journal of Clinical Psychology, 59 (8), 807–816.

Lewinsohn, P. M. (1974). A behavioral approach to depression. In: R. J. Friedman, M. M. Katz (Hrsg.), The psychology of depression. New York: Wiley & Sons.

Markowitz, J. C. (2003). Interpersonal psychotherapy for chronic depression. Journal of Clinical Psychology, 59 (8), 847–858.

McCullough J. P (2000). Treatment of chronic depression. Cognitive Behavioral Analysis System of Psychotherapy. New York: Guilford Press.

Nemeroff, C. B., Heim, C. M., Thase, M. E., Klein, D. N., Rush, A. J., Schatzberg, A. F., Ninan, P. T., McCullough, J. P. Jr., Weiss, P. M., Dunner, D. L., Rothbaum, B. O., Kornstein, S., Keitner, G., Keller, M. B. (2003). Differential responses to psychotherapy versus pharmacotherapy in patients with chronic forms of major depression and childhood trauma. Proceedings of the National Academy of Sciences, 100 (24), 14293–14296.

Pingxing, X., Kranzler, H. R., Poling, J., Stein, M. B., Anton, R. F., Brady, K., Weiss, R. D., Farrer, L., Gelernter, J. (2009). Interactive effect of stressful life events and the serotonin transporter 5-HTTLPR genotype on posttraumatic stress disorder diagnosis in 2 independent populations. Archives of General Psychiatry, 66 (11), 1201–1209.

Polanczyk, G., Caspi, A., Williams, B., Price, T. S., Danese, A., Sugden, K., Uher, R., Poulton, R., Moffitt, T. E. (2009). Protective effect of CRHR1 gene variants on the development of adult depression following childhood maltreatment. Archives of General Psychiatry, 66 (9), 978–985.

Risch, N., Herrell, R., Lehner T. Liang, K.-Y., Eaves, L., Hoh, J., Griem, A., Kovacs, M., Ott, J., Ries Merikangas, K. (2009). Interaction between serotonin transporter gene (5-HTTLPR), stressful life events, and risk of depression. A meta-analysis. Journal of the American Medical Association, 301 (23), 2462–2471.

Riso, L. P., Miyatake, R. K., Thase, M. E. (2002). The search for determinants of chronic depression: A review of six factors. Journal of Affective Disorders, 70 (2), 103–115.

Russell, J. M., Kornstein, S. G., Shea, M. T., McCullough, J. P., Harrison, W. M., Hirschfeld, R. M., Keller, M. B. (2003). Chronic depression and comorbid personality disorders: Response to sertraline versus imipra mine. Journal of Clinical Psychiatry, 64, 554–561.

Sachsse, U. (2004). Traumazentrierte Psychotherapie. Stuttgart: Schattauer.
Seligman, M. E. P. (1975). Learned helplessness. San Francisco: Freeman.
Schramm, E., Zobel, I., Dykierek, P., Kech, S., Brakemeier, E. L., Külz, A., Berger, M. (2011). Cognitive behavioral analysis system of psychotherapy versus interpersonal psychotherapy for early-onset chronic depression: A randomized pilot study. Journal of Affective Disorders, 129, 109 – 116.
Sullivan, P. F., Neale, M. C., Kendler, K. S. (2000). Genetic epidemiology of major depression. Review and meta-analysis. American Journal of Psychiatry, 157 (10), 1552 – 1562.
Wiersma, J. E., van Oppen, P., van Schaik, D. J., van der Does, A. J., Beekman, A. T., Penninx, B. W. (2011). Psychological characteristics of chronic depression: a longitudinal cohort study. Journal of Clinical Psychiatry, 72 (3), 288 – 294.

Marianne Leuzinger-Bohleber

Chronische Depression und Trauma

Konzeptuelle Überlegungen zu ersten klinischen Ergebnissen der LAC-Depressionsstudie

Einführung

In diesem Band möchten wir die LAC-Depressionsstudie mit anderen Studien zu Langzeitpsychotherapien in Verbindung setzen, sie aber auch in der aktuellen gesundheitspolitischen Landschaft international und national verorten. In unserem gemeinsamen Beitrag (vgl. den Beitrag von Bahrke u. a. in diesem Band) thematisieren wir, dass die LAC-Studie den Aufforderungen des Wissenschaftlichen Beirats Psychotherapie nachkommt, die Wirksamkeit von Langzeitpsychotherapie zu belegen und dadurch die Weiterfinanzierung durch die Krankenkassen abzusichern. So erfordert es der aktuelle Zeitgeist einerseits, solche anspruchsvollen und aufwändigen empirischen Studien durchzuführen, andererseits ist es unverzichtbar, gleichzeitig möglichst differenziert zu reflektieren, welche ernst zu nehmenden gesellschaftlichen Veränderungen sich hinter Schlagwörtern, wie »Ökonomisierung«, »Medialisierung« und »Verwertbarkeit menschlicher Ressourcen in allen Bereichen der Gesellschaft« verbergen und wie sich dies auf unterschiedliche Zielsetzungen und Evaluationen von Langzeitpsychotherapien auswirkt (vgl. dazu u. a. Makari, 2008; Zaretzky, 2006; Rosa, 2005; Bohleber, 2011; Schneider, 2009, 2011; Leuzinger-Bohleber, im Druck). Uns scheint, dass gerade die Zunahme chronisch depressiv Erkrankter einen Indikator darstellt für die Schattenseiten von extremen Beschleunigungen in vielen Lebensbereichen, dem Relativieren traditioneller Sinn- und Wertesysteme, von neuen Anforderungen an den »flexiblen Menschen« (Sennett, 1998) und damit in Zusammenhang stehenden Gefahren wie der »Erschöpfung des Selbst« (Ehrenberg, 1998/2004) und dem »Burnout« (vgl. dazu u. a. Bahrke, 2010). Wie ich im Folgenden illustrieren möchte, ist es in psychoanalytischen Behandlungen ein Indikator für eine psychische Veränderung bei chronisch Depressiven, wenn sie ihre depressive Abkapselung aufbrechen und ein Interesse für die Zusammenhänge ihres psychischen Leidens mit vergangenen und aktuellen gesellschaftlichen Realitäten entwickeln und »spezifische Einspruchsmöglichkeiten gegen destruktive sozio-kulturelle Entwicklungen« (Schneider) entdecken. Dieses »Cracking-up« (Bollas) zeigt eine Transformation der inneren pathologischen, von Traumata geprägten Objektwelt der Patienten an, die nur durch intensive professionelle Beziehungserfahrungen in der analytischen Situation initiiert werden kann und insofern »unzeitgemäß« ist, als sie nicht zu beschleunigen, nicht einfach zu messen und nicht direkt ökonomisch zu verwerten ist.

Für manche der chronisch Depressiven scheint gerade das »Unzeitgemäße«, das verstehende Annähern an Traumatisierungen in einem geschützten und zeitlich nicht von vornherein begrenzten Raum, eine unverzichtbare Voraussetzung für eine dauerhafte Verbesserung ihres psychischen Zustands sowie für eine Unterbrechung der transgenerativen Weitergabe von Traumatisierung und Depression an die nächste Generation. Dies ist ein erstes unerwartetes Ergebnis der klinisch-psychoanalytischen Forschung im Rahmen der LAC-Studie, das in diesem Beitrag vorgestellt und mit einer Charakterisierung psychoanalytischer Behandlungen von chronisch Depressiven – im Vergleich mit kognitiv-behavioralen – verbunden werden soll.

Meine Ausführungen mögen exemplarisch illustrieren, wie wir in der LAC-Studie versuchen, einen Beitrag sowohl zur differenziellen Indikation als auch zur Verbesserung der psychotherapeutischen Behandlungen dieser schwer kranken Patienten zu leisten, das heißt, fundiertes und nicht durch ideologische Vorurteile oder gegenseitige Entwertungen geprägtes Wissen zu generieren, welches der beiden Therapieverfahren für welche der chronisch Depressiven am ehesten die Möglichkeit bietet, diesen schwer zu behandelnden Patienten einen Weg aus ihrer psychischen Erkrankung aufzuzeigen. In der LAC-Studie vertiefen sich die Einsichten, die wir schon in der DPV-Katamnesestudie (vgl. Stuhr, Leuzinger-Bohleber u. Beutel, 2001) gewonnen haben, dass es bei der Indikationsstellung unverzichtbar ist, die individuellen, vortherapeutischen Problemlösungsstile der Patienten zu berücksichtigen, die sich eher mit den erkenntnistheoretischen Annahmen der Psychoanalyse oder jener der Verhaltenstherapie decken (siehe Ebene I in Abbildung 1).

Manche Patienten gehen eher in einer sokratisch-fragenden Weise mit ihren Problemen um und wollen wissen, welches die aktuellen und biografischen Hintergründe für ihre Depression sind. Diese Selbsterkenntnis ist für sie Voraussetzung für eine dauerhafte Veränderung ihres Verhaltens. Sie haben schon verschiedenste Techniken ausprobiert, ihre Depression technisch »in den Griff zu bekommen« – vergebens. Sie fühlen sich, wie Habermas (1968) dies schon vor über vierzig Jahren formulierte, durch das »emanzipatorische Erkenntnisinteresse der Psychoanalyse« angezogen.

Für andere Patienten ist dieser »grüblerische« Weg der Selbsterkenntnis fremd, erscheint ihnen umwegig und umständlich: Sie wollen konkrete Techniken in die Hand bekommen, um mit ihren depressiven Stimmungen und Problemen schnell und effizient umgehen zu können, ihren Tagesablauf zu strukturieren, zu wissen, welche bisher unerkannten Verstärkungssysteme ihre Depression am Leben erhalten usw. Diese Patienten fühlen sich durch das »technische Erkenntnisinteresse« der Verhaltenstherapie eher angesprochen (siehe Ebene II in Abbildung 1). Die 4 % der negativ verlaufenen Psychoanalysen in der DPV-Katamnesestudie schienen zu dieser Gruppe zu gehören: Die Indikation zur Psychoanalyse war falsch gestellt (Leuzinger-Bohleber, Rüger, Stuhr u. Beutel, 2002).

Im folgenden Schema (Abbildung 1) sind unterschiedliche Pfade beziehungsweise Ebenen dargestellt, die bei der Indikationsstellung berücksichtigt werden sollten. Nachdem die bereits skizzierten Ebenen I und II reflektiert werden, geht es um die Wahl der theorieimmanenten Indikation, zum Beispiel innerhalb der psychoanalytischen Verfahren um die Frage, ob eher eine psychoanalytische Einzel-, Paar- oder Gruppentherapie, ob eine Krisenintervention, Fokaltherapie oder Langzeittherapie indi-

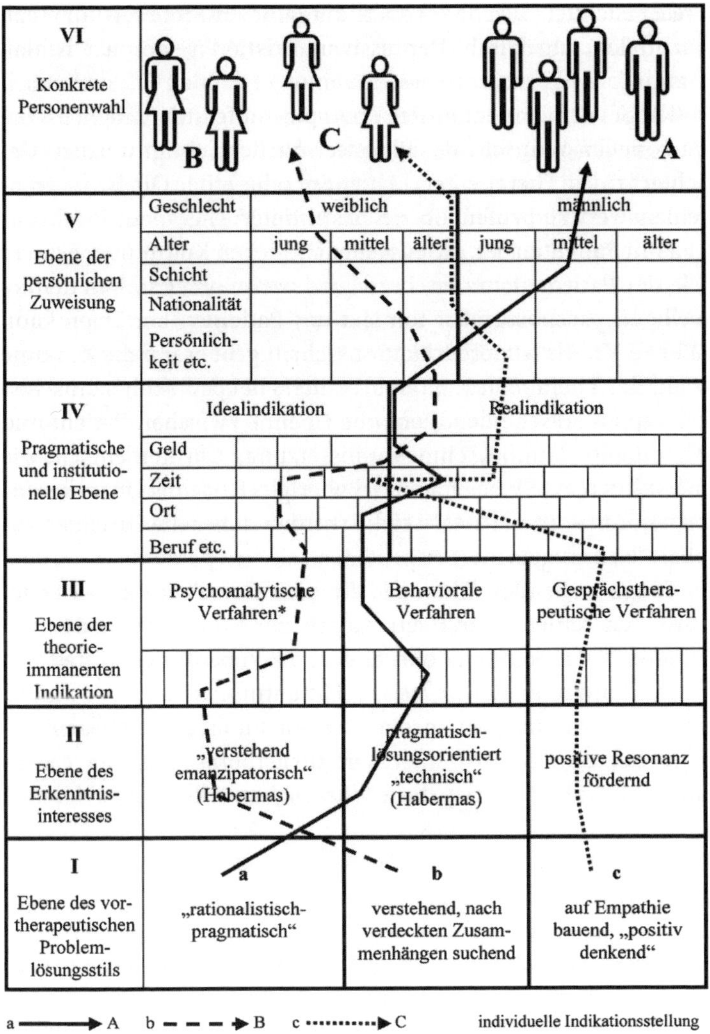

Abbildung 1: Die sechs Ebenen der Indikationsstellung

ziert ist (Ebene III). Anschließend werden pragmatische Fragen erörtert, beispielsweise ob das »ideal indizierte« Therapieverfahren auch real verfügbar ist (vgl. z. B. die beschränkten Psychotherapiemöglichkeiten in ländlichen Gegenden) oder eine bestimmte Institution das indizierte Therapieverfahren auch

»real« anbietet (welche konkrete Therapieangebote z. B. für einen suizidalen, chronisch Depressiven existieren, der als Notfall stationär aufgenommen werden muss) (Ebene IV). Schließlich sollen bei der Umsetzung der Therapieempfehlung möglichst die personellen Wünsche des Patienten berücksichtigt werden (Geschlecht des Therapeuten, Alter, Sprache etc.). Oft ist es empfehlenswert zu prüfen, ob ein bestimmter Therapeut Erfahrungen mit Patienten hat, die aus einer ähnlichen Kultur oder Schicht wie der Patient stammen, beziehungsweise ob er sich in den jeweiligen psychosozialen Kontext des Patienten einfühlen kann (Ebene V). Als letzter Indikationsschritt geht es um die konkrete Wahl des Therapeuten. Es ist besonders bei psychodynamischen Therapien entscheidend, ob »die Chemie zwischen Patient und Therapeut« stimmt, eine Voraussetzung, um gemeinsam die meist interessante, aber auch schwierige »Reise ins Unbewusste« zu beginnen. In der LAC-Studie wurden daher die Patienten explizit dazu aufgefordert zu prüfen, ob sie sich persönlich von dem in Frage stehenden Therapeuten oder der Therapeutin angesprochen fühlen oder nicht. Gegebenenfalls wurde ihnen ein anderer Therapeut oder eine andere Therapeutin vermittelt.

Ein konkretes Beispiel einer Patientin aus der LAC-Studie, deren Behandlung wir in einer ersten Publikation (Leuzinger-Bohleber et al., 2010) einer verhaltenstherapeutischen gegenübergestellt hatten, mag diese Überlegungen kurz illustrieren:

Frau B.

Die 24-jährige Patientin wird durch eine Neurologin an die Ambulanz des Sigmund-Freud-Instituts beziehungsweise an die LAC-Depressionsstudie verwiesen. Sie leidet unter schweren Depressionen seit einem völligen psychischen Zusammenbruch vor drei Jahren. Sie hat das Studium abgebrochen, zog zurück zu ihrer Mutter und verbringt die Tage meist zurückgezogen, oft im Bett im verdunkelten Zimmer. Sie ist häufig krank, hat Magen-Darm-Probleme und Rückenschmerzen. Sie ist stark übergewichtig und leidet unter schweren Schlafstörungen, Versagensängsten, Suizidgedanken und dem Gefühl, sie habe den Grund in sich verloren.

Als Achtjährige fand Frau B. ihren Vater tot nach einem Herzinfarkt im Keller. Die Mutter reagierte mit einer psychotischen Erkrankung auf diese Tragödie – so wurde die Leiche des Vaters schlichtweg im

Leichenhaus »vergessen« und erst auf Intervention der Behörde begraben. Die Kinder waren nicht beim Begräbnis. Die Mutter weigert sich bis heute, den Tod ihres Mannes anzuerkennen, und erzählt, er sei auf Dienstreise.

In fast unglaublicher Weise sorgten die Patientin, die im ersten Jahr nach dem Tod des Vaters vierzig Kilogramm zunahm, und ihre acht Jahre ältere Schwester für ihre schwer kranke Mutter und besuchten die Schule, »wie wenn nichts passiert wäre«. Niemand entdeckte, wie die häusliche Situation wirklich war, da die Kinder offenbar die Sorge der Mutter teilten, sie würden sonst in ein Kinderheim gesteckt. In der Psychoanalyse wurde deutlich, welch eine enorme Leistung die Bewältigung des Alltags mit der psychotischen Mutter für beide war, aber auch, dass sie jahrelang in einem dissoziativen Zustand lebten, ohne ein Gefühl für das eigene Selbst, für ihr eigenes Leben, für Vergangenheit, Gegenwart und Zukunft. Die Patientin hatte ihren Vater nie betrauern können. Erst in ihrem zwanzigsten Lebensjahr besuchte sie erstmals sein Grab und wurde von Schmerz und Verzweiflung überflutet.

Die spätadoleszente Suche nach der eigenen Identität, der unbewusste Wunsch, ein eigenes Leben, unabhängig von der traumatisierten und traumatisierenden Mutter, zu leben, eine Liebesbeziehung zu finden, eigene Kinder zu bekommen, hatten den Zusammenbruch mit determiniert. Die massiven Verleugnungen der Patientin brachen zusammen: Sie versank in eine tiefe Depression. Frau B. wählte eine psychoanalytische Behandlung, weil sie offenbar eine Ahnung davon hatte, dass ihre jahrelangen Überlebensstrategien, mit bestimmten Techniken ihren extrem belastenden Alltag zu bewältigen, nun nicht mehr ausreichten, sondern sie sich in einer tragenden therapeutischen Beziehung den erlittenen Traumatisierungen annähern musste, um deren Auswirkungen auf ihr Gefühl »Ich lebe nicht mein eigenes Leben …« zu verstehen und unbewusste Wahrheiten zu erkennen, wie zum Beispiel, dass sich jederzeit weitere Katastrophen ereignen können, denen sie hilflos und ohnmächtig ausgesetzt sein wird und dann, wie ihre Mutter, psychotisch erkrankt.

Charakterisierung von psychoanalytischen und verhaltenstherapeutischen Behandlungen: Eine forschungspraktische Notwendigkeit

Wie Frau B. konnten die Patienten der LAC-Studie zwischen Präferenz und Randomisierung wählen. Um ihnen eine entsprechende Entscheidungsbasis zu bieten, waren wir gezwungen, ihnen, wie das präsentierte Schema nahe legt, möglichst »ideologiefrei«, knapp und verständlich die beiden Therapieschulen schriftlich vorzulegen:

Psychoanalytische Therapie untersucht den Einfluss, den unbewusste Wünsche und Ängste auf das bewusste Erleben und Handeln im Hier und Jetzt ausüben. Die psychoanalytische Therapie bleibt nicht, wie oft angenommen wird, bei der Aufarbeitung unbewältigter Kindheitserlebnisse stehen, sondern deckt deren unbewusste wie bewusste Wirkung im Zusammenhang mit lebensgeschichtlichen Erfahrungen auch im Hinblick auf die Zukunftsgestaltung auf. Durch die Möglichkeit, in der Beziehung zum Analytiker unbewusste Beziehungsgestaltungen zu wiederholen, versucht die psychoanalytische Psychotherapie der Bedeutung wiederkehrender depressiver Verarbeitung von Lebenserfahrungen auf die Spur zu kommen. Die »Nachhaltigkeit« psychoanalytischer Psychotherapie kann in einer »Nachentwicklung« des eigenen Selbstwertgefühls und in der Beziehung zu nahe stehenden Menschen gesehen werden. Eine Veränderung der Symptomatik ergibt sich infolge des analytischen Prozesses, indem die bislang unzulänglichen Krankheitsursachen aufgedeckt, bearbeitet und integriert werden. Die Therapie kann mit einer Frequenz von ein- bis maximal dreimal fünfzig Minuten in der Woche stattfinden.

Kognitiv-behaviorale Therapie zielt auf eine Veränderung des gegenwärtigen Denkens und Verhaltens ab. Die kognitive Verhaltenstherapie ist ein Anwendungsbereich der Verhaltensforschung und Lerntheorien. Im Mittelpunkt der Behandlung steht dabei die Veränderung des Verhaltens, Erlebens und Denkens durch Prozesse wie Neulernen, Umlernen und Verlernen. Therapeut und Betroffener führen zusammen eine genaue Analyse der Probleme durch, die als Lerngeschichte aus der Vergangenheit gesehen werden kann. In der Therapie werden systematisch ungünstige Verhaltensweisen und Denkmuster identifiziert und der Patient wird dazu angeleitet, hilfreiche Strategien zu entwickeln und diese schrittweise selbstständig einzusetzen, um so zu lernen, die nicht optimalen Verhaltensweisen zu verändern. Die Verhaltenstherapie verfügt zur Erreichung von Veränderungen und anvisierten Lösungen, neben dem Gespräch, über eine Vielzahl von bewährten Verfahren, die zum Teil auch außerhalb der Therapiesitzung oder als Hausaufgabe im Anschluss an die Therapiesitzungen durchgeführt werden. Die Therapie findet meist mit einer Frequenz von einmal fünfzig Minuten in der Woche statt, kann aber je nach Behandlungsphase auch häufiger (z. B. zweimal pro Woche) oder intensiver (z. B. längere Sitzungen bis zu zwei Stunden) durchgeführt werden.

Auch in Publikationen zu unserer Studie waren wir gezwungen, die beiden Interventionsmethoden »ideologiefrei«, klar und knapp zusammenzufassen (vgl. dazu Beutel et al., 2012).

Was heißt »psychoanalytische Behandlung« konkret? Manual-orientierte Behandlung von chronisch Depressiven im Rahmen der LAC-Studie

Doch was bedeutet »psychoanalytische Behandlung von Depressiven« konkret? Wir leben in Zeiten der »Pluralität von psychoanalytischen Theorien«[1], was einerseits für die Reife einer

[1] Robert Wallerstein (1988) warf schon während seiner Präsidentschaft die Frage auf: »One Psychoanalysis or Many«. Der jetzige Präsident der IPA, Prof. Charles Hanly, hat es sich zu einem seiner Hauptanliegen gemacht, die Pluralität der unterschiedlichen Theorien der Psychoanalyse zu neuen theoretischen Integrationen zu führen (u. a. Aufgabe der Project Group for Conceptual Integration, Chair: Werner Bohleber), um dadurch dem weiteren Auseinanderdriften der verschiedenen Theorien in der heutigen Psychoanalyse entgegenzuwirken. Allerdings ist dieser Versuch nicht unumstritten, da die Theorienvielfalt für manche der heutigen Psychoanalytiker als großer Vorteil betrachtet wird, die eine multiperspektivische

wissenschaftlichen Disziplin spricht, andererseits mit der Schwierigkeit verbunden ist, den »common ground« all der vielen psychoanalytischen Ansätze zu bestimmen und als »psychoanalytische« – im Gegensatz zu »nichtpsychoanalytischen Therapieformen« zu definieren.

Daher war die Pluralität psychoanalytischer Theorien und Behandlungstechniken bei der Planung der LAC-Studie mit großen Problemen verbunden, denn das Hauptziel der LAC-Studie betrifft einen Vergleich der Ergebnisse psychoanalytischer und verhaltenstherapeutischer Langzeitbehandlungen. Dazu mussten wir klar definieren, was wir unter »psychoanalytischen Behandlungen von Depressiven« verstanden und was nicht.

Es erwies sich als ausgesprochener Glücksfall, dass die Forschungsgruppe an der Tavistock-Klinik in London (Leitung: David Taylor, Phil Richardson, später Peter Fonagy) genau vor die gleiche Herausforderung gestellt war wie wir, da auch sie eine Vergleichsstudie von psychoanalytischen Langzeitbehandlungen von Depressiven mit einer TAU-Gruppe durchführen (vgl. den Beitrag von Taylor, Carlyle, McPherson, Rost, Thomas u. Fonagy in diesem Band). David Taylor hatte seine jahrelange klinische und konzeptuelle Forschung zur Depression in einem »Manual for Treating Chronic Depressed Patients« (Taylor u. Richardson, 2005) zusammengefasst und ermöglichte uns, dieses Manual in unserer Studie anzuwenden und weiterzuentwickeln – eine einmalige Chance für die LAC-Studie, wie ich gleich näher ausführen werde.

Das Manual erwies sich aus einem zweiten Grund als ausgesprochen hilfreich: Die LAC-Studie wird zum großen Teil von der DGPT finanziell unterstützt, dem Dachverband aller psychoanalytischer Schulen hier in Deutschland, Schulen, die historisch teilweise theoretisch und behandlungstechnisch verschiedene Wege gegangen waren, sich aber in den letzten Jahrzehnten wieder einander angenähert hatten. Daher konnten wir durch die obligatorische Schulung aller Studientherapeuten durch David

Annäherung an die Komplexität klinischer Phänomene erst ermöglicht (Leuzinger-Bohleber, 2012).

Taylor im Manual garantieren, dass sich alle an der Studie beteiligten Psychoanalytiker mit dem neuesten Stand eines psychoanalytischen Verständnisses der psychodynamischen Hintergründe von chronischer Depression sowie darauf basierenden behandlungstechnischen Überlegungen befasst hatten. Selbstverständlich erübrigte diese gemeinsame Schulung nicht, mit einer sorgfältigen Adhärenzprüfung empirisch zu zeigen, dass auch wirklich alle beteiligten psychoanalytischen Studientherapeuten »psychoanalytisch« arbeiteten und sich von den verhaltenstherapeutischen Studientherapeuten klar unterschieden (vgl. den Beitrag von Bahrke et al. in diesem Band).

Kurze Übersicht über das Therapiemanual für die »Tavistock Adult Depression Study«

Manuale assoziieren wir meist mit verhaltenstherapeutischen Anleitungen zum konkreten Verhalten des Therapeuten, Stunde für Stunde (vgl. u. a. Beitrag von Hautzinger in diesem Band). Wie kann dagegen ein psychoanalytisches Behandlungsmanual aussehen? Taylor schreibt dazu:

> »Das Manual enthält keine Vorschriften. Es ist die Beschreibung einer Art des psychoanalytischen Arbeitens, die der Individualität des Therapeuten Raum lässt und die Einzigartigkeit des Kontakts zwischen einem bestimmten Therapeuten mit einem bestimmten Patienten berücksichtigt. Der Therapeut ist berechtigt, in der für ihn üblichen Weise zu arbeiten, als ein psychoanalytischer Psychotherapeut, der ohne Einschränkung seinem klinischen Urteilsvermögen im Rahmen dieses Behandlungsansatzes folgt. Das Manual gibt theoretische Begründungen für den Behandlungsansatz und liefert eine Typologie der verschiedenen Elemente, die zur Depression in dieser Schwere beitragen. Außerdem werden Behandlungsmethoden und zu interpretierende Inhalte genau beschrieben. Die in dieser Weise formulierten Ziele, Werte und Methoden der psychoanalytischen Therapie sollen uns Therapeuten bei der Arbeit mit einer Gruppe Patienten helfen, die eine beträchtliche therapeutische Herausforderung darstellt, wobei der Therapeut seine individuelle Arbeitsweise behält« (S. 5; deutsche Übersetzung Westenberger-Breuer; vgl. auch Taylor, 2010).

Das Manual besteht aus folgenden Kapiteln:

1. Ziele und Wertvorstellungen, die in der Behandlung generell von Bedeutung sind
2. Aufgaben des Therapeuten und seine Ziele
3. Der Rahmen und das Setting
4. Typische Themen in der Behandlung depressiver Patienten
5. Verschiedene Komponenten der Depression und ihre charakteristischen Merkmale bzw. die Konfiguration, die den chronischen Verlauf und das Refraktäre begünstigen
6. Das Vorgehen in den verschiedenen Phasen (Anfang, mittlere Phase, Beendigung), wie sie sich in jeder Therapie entwickeln
7. Spezielle Fragen des Vorgehens
8. Unterschiede zwischen psychoanalytischer Therapie und anderen Formen der Psychotherapie

In den einzelnen Kapiteln wird »the State of the Art« (z.B. im Umgang mit Trennungen, depressivem Schmerz, Gegenübertragungsgefühlen, destruktiver Aggression, Suizidalität, Medikamentation etc.) des psychodynamischen Verständnisses chronisch Depressiver sowie behandlungstechnischer Überlegungen präsentiert und jeweils mit Fallbeispielen oder Sequenzen aus Behandlungen illustriert.

Besonders interessant sind die spezifischen Objektbeziehungskonfigurationen, die die Chronifizierung und Unzugänglichkeit depressiver Erkrankungen in je unterschiedlichen, individuellen Kombinationen begünstigen (Manual, Kap. 5, vgl. oben). Diese Konfigurationen sind:

1. Abhängig-anaklitisch (ein aus der Arbeit von Blatt entwickeltes Modell)
2. Introjektiv-selbstkritisch (dito)
3. Das Selbst als inadäquat und defizitär wahrnehmend
4. Die vom Unglück überwältigte Persönlichkeit (in Bezug auf Erziehung, frühe Bezugspersonen, aktuelle Lebenssituation)
5. Narzisstisch-grandios
6. Masochistisch / in perverser Weise das Selbst herabsetzend
7. Manisch / triumphierend (vgl. Manual, S. 44)

Modifikationen im Rahmen der LAC-Studie: Ein eigener Beitrag zur konzeptuellen und klinischen Forschung zu chronischen Depressionen

Das Tavistock-Manual war daher sowohl für die Durchführung der extraklinischen (empirischen) Teile der LAC-Studie unverzichtbar, diente aber zugleich auch als Ausgangspunkt für die konzeptuelle und klinische Forschung zur chronischen Depression (vgl. Leuzinger-Bohleber, 2007).

Alle Studientherapeuten, die zurzeit rund 115 Patienten in psychoanalytischen Langzeittherapien behandeln, dokumentierten ihre Behandlungen außergewöhnlich sorgfältig (die meisten willigten z. B. ein, über die dreißig für die Adhärenzprüfung unverzichtbaren Tonbandaufzeichnungen die Sitzungen aufzunehmen) und stellen sie regelmäßig in klinischen Konferenzen und/oder Supervisions- und Intervisionsgruppen vor. Dies ist ein einmaliges, wertvolles »klinisches Beobachtungs- und Datenmaterial«, das wir als Ausgangspunkt für eine Weiterentwicklung im Sinne der psychoanalytischen Konzeptforschung sowie der klinischen Forschung (etwa zur Behandlungstechnik) nutzen können.

Dies möchte ich später anhand eines exemplarischen Beispiels illustrieren.

- Wie wir im gemeinsamen Beitrag zur LAC-Studie in diesem Band ausführen, wählten mehr Patienten, die im CTQ (Childhood Trauma Questionnaire; Gast, Rodewald, Benecke u. Driessen, 2001) einen hohen Wert an Traumatisierungen erzielt hatten, eine psychoanalytische Behandlung. Dieses interessante Ergebnis entspricht den folgenden, ebenfalls überraschenden Befunden der klinisch-psychoanalytischen Forschung der LAC-Studie.
- Es war absolut erstaunlich zu entdecken, wie viele der chronisch depressiven Patienten in ihrer Lebensgeschichte, wie Frau B., kumulative Traumatisierungen erlebt hatten. Eine erste systematische Analyse der Beobachtungen der laufenden Behandlungen in Frankfurt a. M. ergab, dass die Behandler bei 84 % der chronisch depressiven Analysanden solche kumulativen Traumatisierungen festgestellt hatten.

- In den meisten Behandlungen war die transgenerationelle Weitergabe von Traumatisierungen und chronischer Depression ein wichtiges Thema, das klinisch und konzeptuell zu berücksichtigen ist.

In der LAC-Studie verwenden wir einen recht engen Traumabegriff und setzen uns damit von einer inflationären Verwendung von »Trauma« ab. Bis heute wird in der psychoanalytischen Fachliteratur um ein adäquates Verständnis von Trauma gerungen. Cooper beispielsweise bezog sich auf Freud, als er definierte: »Ein psychisches Trauma ist ein Ereignis, das die Fähigkeit des Ich, für ein minimales Gefühl der Sicherheit und integrativer Vollständigkeit zu sorgen, abrupt überwältigt und zu einer extremen Angst oder Hilflosigkeit oder dazu führt, dass diese droht. Das Trauma bewirkt eine dauerhafte Veränderung der psychischen Organisation« (1986, S. 44; Übersetzung Leuzinger-Bohleber). Auch für Freud waren es die Auswirkungen von extremen Reizüberflutungen des Ich in Kriegssituationen. Er hatte sie ursprünglich bei Kriegsneurosen im Ersten Weltkrieg beobachtet. Der natürliche Reizschutz wird durch eine plötzliche, nicht vorausgesehene extreme Erfahrung, meist verbunden mit Lebensbedrohung und Todesangst, durchbrochen. Das Ich ist einem Gefühl extremer Ohnmacht und Unfähigkeit, die Situation zu kontrollieren oder zu bewältigen, ausgesetzt und wird mit Panik und extremen physiologischen Reaktionen überflutet. Diese Überflutung des Ich führt zu einem psychischen und physiologischen Schockzustand. Die traumatische Erfahrung zerstört den empathischen Schutzschild, den das verinnerlichte Primärobjekt bildet, und destruiert das Vertrauen auf die kontinuierliche Präsenz guter Objekte und die Erwartbarkeit menschlicher Empathie. Im Trauma verstummt das gute innere Objekt als empathischer Vermittler zwischen Selbst und Umwelt (Cohen 2004; Hoppe, 1962; Bohleber, 2000, 2011). Bohleber fasst die aktuelle psychoanalytische Auffassung von »Trauma« nochmals zusammen:

> »Die psychoanalytischen Traumatheorien haben sich auf der Basis zweier Modellvorstellungen entwickelt: der psychoökonomischen

> und der hermeneutisch-objektbeziehungstheoretischen. Um das Trauma, seine Phänomene und seine Langzeitfolgen angemessen zu begreifen, benötigen wir beide Modelle. Das psychoökonomische Modell fokussiert auf das Übermaß von Erregung und Angst, das seelisch nicht gebunden werden kann, sondern die psychische Textur durchschlägt. Beim objektbeziehungstheoretischen Modell steht der Zusammenbruch der inneren tragenden Objektbeziehungen und der innere Kommunikation sowie die Erfahrung gänzlicher Verlassenheit im Mittelpunkt, was bewirkt, dass das Trauma narrativ nicht integriert werden kann« (Bohleber, 2011, Einleitung der deutschen Übersetzung, S. 7).

Beim Verständnis der Biografien der chronisch Depressiven erwies sich die klassische Unterscheidung zwischen zwei Typen von Traumatisierung nach Terr (1994) hilfreich. Typ I charakterisiert eine singuläre, extrem traumatische Erfahrung, während Typ II eine sich wiederholende, chronische traumatische Erfahrung, oft im Zusammenhang mit dem Aufwachsen mit einem traumatisierenden Elternteil, beinhaltet (vgl. psychotische Mutter bei Frau B.). Oft ist es nicht einfach, Typ II der Traumatisierung von pathologischen Entwicklungsbedingungen zu unterscheiden. In der LAC-Studie orientieren wir uns bei dieser Differenzierung an der traumatischen Qualität der Objektbeziehungen, dem »Zuviel« von Alltagssituationen, in denen das kindliche Ich chronisch einer extremen Überflutung von Hilflosigkeit und Ohnmacht ausgesetzt ist. Zudem stehen ihm keine korrigierenden, Sicherheit spendenden Objektbeziehungen zur Verfügung (siehe Frau B.).

So sehen wir in dieser These einer engen Verbindung von chronischer Depression und Trauma einen ersten, genuinen Beitrag der klinisch-psychoanalytischen Forschung der LAC-Studie (zu dem Zusammenhang von Depression und Trauma siehe auch Blum, 2007; Bohleber, 2005; Bokanowski, 2005; Bose, 1995; Bremner, 2002; Denis, 1992; Katz, 2003; Kernberg, 2000). Die Frankfurter Gruppe der LAC-Studie bereitet eine gemeinsame Publikation vor, in der wir einige Ergebnisse der klinisch-psychoanalytischen Forschung zusammenfassen. Ins Zentrum stellen wir Falldarstellungen, die wir systematisch nach einer neuen Methode der Projectgroup for Clinical Observation der

IPA verfassen. Dabei geht es unter anderem um die Reflexion des Zusammenhangs zwischen Traumatisierung und der Entwicklung einer chronischen Depression in je sehr unterschiedlicher Weise bei den einzelnen Patienten sowie deren Einfluss auf die spezifische Behandlungstechnik bei dieser Patientengruppe. Einige dieser Falldarstellungen wurden inzwischen schon publiziert (Sturmfels, 2010; Westenberger-Breuer u. Maccarrone Ehrhardt, 2010; Leuzinger-Bohleber, 2010, 2012). Auch die Beiträge von Goebel-Ahnert, Kennel, Kilber-Brüssow und Weis in diesem Band basieren auf dieser Art der »psychoanalytischen Expertenvalidierung«.

Zudem werden wir im Sinne der psychoanalytischen Konzeptforschung diese klinischen Befunde mit jenen in Verbindung bringen, die im Tavistock Manual beschrieben wurden. Das Manual entstammt der kleinianischen Psychoanalyse, die ihr eigenes Verständnis von Trauma und deren psychische Folgen entwickelt hat. Daher wird es einer theoretischen Anstrengung bedürfen, die Ergebnisse der neueren psychoanalytischen Traumaforschung mit unseren klinischen Beobachtungen und den Konzepten des Manuals zu integrieren.

Bei traumatogenen Objektbeziehungserfahrungen von chronisch Depressiven bricht das Urvertrauen in ein helfendes Objekt zusammen, das Selbst erlebt die Ohnmacht und ihre transgenerative Bedeutung.

Diese Beobachtung illustriere ich mit zwei weiteren, kurzen Fallbeispielen.

Herr W.

Der 52-jährige Herr W. wollte sich frühberenten lassen, weil er sich nach dem letzten depressiven Zusammenbruch völlig außerstande fühlte zu arbeiten. Er erhielt die, vorerst einmal für ihn verletzende, Antwort: »Sie brauchen keine Rente, sie brauchen eine gescheite Psychoanalyse …«. Herr W. leidet seit 25 Jahren an schweren Depressionen mit massivsten Schlafstörungen, suizidalen Gedanken, Panikattacken, unerträglichen Ganzkörperschmerzen, Essstörungen und einer ausgeprägten Neurodermitis. Er hat schon verschiedenste ambulante und stationäre Therapieversuche hinter sich. »Manche brachten zwar eine temporäre Erleichterung, doch keine wirkliche Heilung …«

Auslöser des ersten depressiven Zusammenbruchs war eine Trennung von seiner Freundin, als er zwanzig war, obschon die Trennung von ihm ausging, weil er sich erneut verliebt hatte. Er reagierte mit Schlafstörungen, Durchfällen, konnte nicht mehr arbeiten und fühlte sich depressiv gelähmt. – Bei einer zweiten Trennung von einer Freundin, sieben Jahre später, kam ein Hyperventilationsanfall und eine Panikattacke dazu: »Seither fühlte ich mich nie mehr als Herr in meinem eigenen Körper ...« Jede folgende Trennung in den nächsten beiden Jahrzehnten verschlimmerte die Depression, bis er, nach dem letzten Zusammenbruch vor drei Jahren, in einen absolut unerträglichen Zustand geriet und sich unfähig fühlte, weiter zu arbeiten und für seine Frau und seine anderthalbjährige Tochter zu sorgen.

In der Psychoanalyse stellte sich heraus, dass er als Vierjähriger eine traumatische Trennung durch einen Aufenthalt in einem Kinderheim erlebt hatte, das, Ende der 1950er-Jahre, noch sehr durch den Geist nationalsozialistischer Erziehung geprägt schien. Den Eltern wurde verboten, das Kind zu besuchen oder mit ihm zu telefonieren. Es existierten keine kontinuierlichen, empathischen Ersatzpersonen für die Kinder, sondern ein drakonisches Straf- und Erziehungssystem. Eine der ersten Erinnerungen, vielleicht eine Deckerinnerung von Herrn W., ist, dass ein Mädchen gezwungen wurde, sein Erbrochenes aufzuessen. Er selbst wurde schließlich von seiner Tante, die sich den Zugang zum Heim buchstäblich erzwang, in einem körperlich und seelisch existenziell bedrohlichen Zustand in einem Isolierzimmer gefunden. In der Psychoanalyse stellt sich heraus, dass die unerträglichen Ganzkörperschmerzen vor allem »embodied memories« an die lebensbedrohliche Lungenentzündung während dieser Zeit darstellen.

Nach dem Heimaufenthalt war Herr W. in auffallender Weise verändert: ein ängstliches, schüchternes, sozial isoliertes »braves« Kind. Für die Verarbeitung der Traumatisierung entscheidend war, dass die Eltern, vermutlich bedingt durch die eigene Persönlichkeitsstruktur (beide waren schwer traumatisierte Kriegskinder; sie litten an chronischen psychosomatischen Symptomen und waren ängstliche, zurückgezogene Persönlichkeiten), nicht in der Lage waren, ihren Sohn bei der Verarbeitung der Traumatisierung zu unterstützen. Daher wurde die traumatische Erfahrung psychisch eingekapselt und überflutete, völlig unerwartet und in ungebrochener Heftigkeit, Jahre später im Zusammenhang mit Trennungserlebnissen das Selbst des Patienten. Panik, psychosomatische

Symptome und eine chronifizierende Depression gehörten zu deren Folgen.

Frau U.

Frau U. ist eine 45-jährige Naturwissenschaftlerin. Sie arbeitet weit unter ihrer Qualifikation. »In der Tat war ich immer depressiv, solange ich mich erinnern kann ... aber in den letzten fünf Jahren wurde es absolut unerträglich. Ich sehe keinen Sinn mehr in meinem Leben, kann kaum noch arbeiten und kämpfe dauernd mit Suizidgedanken ...«. Auslöser für die Verschlimmerung des depressiven Zustandes waren ihre dritte Fehlgeburt, verbunden mit dem definitiven Abschied von ihrem Kinderwunsch, sowie die Trennung ihrer Eltern. In der Psychoanalyse stellte sich heraus, dass die Mutter der Patientin seit dem siebten Lebensjahr der Patientin schwer alkoholkrank war, was ihre gesamte Kindheit schwer belastete. Täglich erwartete sie, die Mutter nach der Schule tot zu Hause vorzufinden. Erst ein fast tödlich verlaufener Sturz brachte die Mutter schließlich im zwanzigsten Lebensjahr der Patientin endlich dazu, sich einer Entziehungskur zu unterziehen. Frau U. war ein absolut einsames Kind, erfüllt mit Ärger und Wut auf ihre primären Bindungspersonen, ihre missbrauchende Mutter und ihren hilflosen, distanzierten Vater.

In der Psychoanalyse wurde deutlich, dass es auch dieser enorme unbewusste Hass auf beide Primärobjekte war, verbunden mit der unbewussten Überzeugung, eine extrem destruktive Frau, eine »Medea«, zu sein, die sie dazu motivierte, ihren Kinderwunsch immer und immer wieder hinauszuschieben, bis die biologische Uhr tickte und die Wahrscheinlichkeit von Fehlgeburten erhöhte. Ihre unbewussten Schuldgefühle und ihre tiefe Verzweiflung und Insuffizienz gehörten zu den Determinanten der chronischen Depression.[2]

Ich kann in diesem Rahmen nicht auf die behandlungstechnischen Überlegungen eingehen, die sich aus dieser klinischen

---

[2] Für Frau U. war der Verlust der eigenen Mutterschaft, bzw. ihrer drei ungeborenen Kinder, unbewusst eng mit der pathologischen Bindung an ihre Mutter verbunden. Sie entsprach jener Form der pathologischen Trauer bei Patienten, die Bleichmar wie folgt beschreibt: »Patienten, bei denen Aggressivität und Hass eine Versöhnung mit dem verlorenen Objekt verhindern und damit auch die Hinwendung zu einem neuen Objekt« (2010, S. 136).

Forschung ergeben, sondern sie nur als Thesen abschließend kurz zusammenfassen:

a) Unverarbeitete kumulative Traumatisierungen können zu chronischer Depression führen.

Die drei Fallskizzen stehen für die große Mehrheit der Patienten, die im Rahmen der LAC-Studie in psychoanalytischen Behandlungen sind. Besonders gravierend sind die Traumatisierungen im (jahrelangen) Aufwachsen mit traumatisierten Eltern (Traumatisierungen Typ II nach Terr, 1994). In vielen Familiengeschichten sind wir, wie in den aufgeführten Fallbeispielen, auf die langen Schatten des Zweiten Weltkrieges gestoßen, ein Thema, das in den letzten Jahren intensiv diskutiert wurde (vgl. dazu Leuzinger-Bohleber, 2006; Radebold, 2009; Schlesinger-Kipp, 2010).

b) Die traumatischen Erfahrungen haben sich als »embodied memories« im Körper niedergeschlagen und determinieren unbewusst aktuelles Denken, Fühlen und Handeln (Leuzinger-Bohleber u. Pfeifer, 2002).

In allen drei der aufgeführten psychoanalytischen Behandlungen wurde schließlich entschlüsselt, dass die depressiven Körpersymptome spezifische »embodied memories« der frühkindlichen Traumatisierungen ausdrückten. Der unerträgliche »Ganzkörperschmerz« und die Angst zu ersticken, erinnerten Herrn W. unbewusst an die tödliche, körperliche Bedrohung, die er während des Heimaufenthalts durch eine Lungenentzündung erlebt hatte, verbunden mit der schweren kindlichen Depression durch das traumatische Zusammenbrechen des Urvertrauens in ein gutes, helfendes Objekt und die Erfahrung extremer Hilflosigkeit des Selbst.

Frau B. hatte als Achtjährige, nach dem Trauma durch den Tod des Vaters und den Verlust der Mutter infolge ihrer psychotischen Erkrankung in einem Jahr vierzig Kilo zugenommen. Erst als dieser Zusammenhang in der Psychoanalyse deutlich wurde, konnte sie auf ihren »Schutzpanzer« verzichten und sukzessive abnehmen.

c) Eine anhaltende Transformation der komplexen depressiven Symptomatik kann nur durch ein Erkennen des spezifischen

Enactments des Traumas in der analytischen Situation und ein anschließendes Durcharbeiten in der haltenden, containenden Übertragungsbeziehung zum Analytiker erfolgen.

Auf diese zentrale klinische Beobachtung kann ich hier nur kurz hinweisen (vgl. dazu auch Leuzinger-Bohleber, 2012). Bei allen drei Analysanden war unter anderem der Kampf um das Wiedergewinnen eines minimalen Vertrauens in ein helfendes, gutes Objekt, einer der wichtigsten Fokusse der analytischen Arbeit und unabdingbare Voraussetzung für die sukzessive Transformation der inneren Objektwelt. Eine der Folgen einer Traumatisierung ist, dass das Urvertrauen in ein helfendes Objekt sowie ein Selbst, das in minimaler Weise für sein Überleben sorgen kann, unter dem Eindruck des »Zuviels« der Überflutung mit unerträglichen Affekten und Körpersensationen zusammenbricht.

Alle drei Analysanden prüften ihre Analytiker mit verschiedensten unbewussten Strategien, ob sie – im Gegensatz zu den traumatogenen frühkindlichen Objekten – in der Lage waren, »dem Trauma und seinen Folgen ins Gesicht zu sehen« und nicht selbst von Ohnmacht, Hilflosigkeit und Verzweiflung schachmatt gesetzt wurden. In diesen »Test-Strategien« waren immer detaillierte Hinweise auf die erlittene Traumatisierung enthalten. So »testete« Herr W. immer und immer wieder, ob er auch bei der Analytikerin der pflegeleichte Junge sein müsse analog zu seinem Verhalten nach dem Heimaufenthalt, als er seinen Eltern nichts mitteilen konnte von seiner Verzweiflung, Todesangst und unzähmbaren Wut und Enttäuschung auf seine Primärobjekte, die ihn der traumatischen Situation ausgesetzt hatten. Es war für ihn essenziell, dass die Analytikerin seine grenzenlose Verzweiflung, aber auch seine Ausbrüche von Hass und destruktiver Aggression »überlebte« und ihn nicht deswegen wegschickte. Als sie ihm einmal sagte, dass sie überzeugt war, dass er einen von ihr angebotenen Ersatztermin für eine ausgefallene Stunde nicht annehmen würde, wie bisher immer, und daher nicht auf ihn wartete, brach er in verzweifeltes Weinen aus: »Ich darf an dem Erfolg der Therapie zweifeln – aber Sie nicht. Sie dürfen mich nicht aufgeben und wegschicken!«

d) Die »geschichtliche Realität« des Traumas muss anerkannt werden, obschon die ständige, »nachträgliche« Überarbeitung der traumatischen Erfahrung lediglich eine Annäherung an das »real Stattgefundene« ermöglicht. Dem grenzenlosen Schrecken des Traumas, dem einsamen »empty circle« (Dori Laub) erlebter extremer Hilflosigkeit und Verlassenheit von allen »guten Objekten« jenseits der Kommunizierbarkeit wieder Bilder und Sprache zu verleihen, gehört zu den unverzichtbaren Angeboten an chronisch depressive, kumulativ Traumatisierte in der psychoanalytischen Beziehung (vgl. dazu u.a. Gurevich, 2008; Bohleber, 2011; Oliner, 2012).

Die Erfahrung eines haltenden, containenden und verstehenden Objekts in der analytischen Situation war die Voraussetzung für eine Annäherung an die »historische Wahrheit« des Traumas. Es war eindrücklich, wie alle Patienten ihre traumatogenen frühkindlichen Objekte innerlich schützten und stattdessen – im Sinne eines der zentralen Mechanismen der Depression – die aggressiven Impulse gegen das eigene Selbst wendeten. So schrieb Frau U. die Alkoholkrankheit ihrer Mutter unbewusst vorwiegend ihren ödipalen Liebeswünschen sowie ihrem kindlichen »Jähzorn« zu, den die Mutter nicht ertragen konnte. Die Hinweise, dass die Mutter selbst ihren Ehemann entwertete und stark an ihren eigenen Vater gebunden blieb sowie vermutlich selbst eine emotionale Frühverwahrlosung, bedingt durch ein deutsches Flüchtlingsschicksal, erlebt hatte und daher eigene, vom Patienten unabhängige Dispositionen für den Alkoholismus mitbrachte, war eine der Voraussetzungen für eine sukzessive Differenzierung in ihrer inneren Objektwelt.

e) Zum Verständnis der kurz- und langfristigen Auswirkungen der Traumatisierung sowie ihrer therapeutischen Behandlung sind entwicklungspsychologische Gesichtspunkte zu berücksichtigen (Alter des Patienten bei der Traumatisierung, Life cycle während der Behandlung)

Die meisten der chronisch Depressiven in der LAC-Studie hatten, wie die drei vorgestellten Patienten, Traumatisierungen während der ersten, besonders vulnerablen Lebensjahre erlebt. Zudem ist für die Behandlungstechnik entscheidend, in welcher Lebensphase sich der depressive Zusammenbruch ereignet und die Behandlung aufgesucht wird. So zentrierte sich zum Beispiel die Behandlungstechnik in der Psychoanalyse mit Frau B. um die spätadoleszenten Identitätsfindungsprozesse und die Erkenntnis der Überlebensfunktion eines »falschen Selbst«, das Frau B. zur Traumabewältigung aufgebaut hatte.

f) Ein möglicher Zugang zu den Traumatisierungen sind Träume, da in ihnen ansatzweise eine Symbolisierung stattfinden kann.

Frau B. konnte sich zu Beginn der Behandlung an keine Träume erinnern, was als Indikator dafür verstanden wurde, wie sehr sie durch Dissoziation und einen extremen Kontrollversuch, ihr Seelenleben eingekapselt und, wie sie es einmal ausdrückte, »hinter dem Fettpanzer eingebunkert« hatte. Bei den beiden anderen Patienten erwiesen sich die eindrucksvollen Träume als »via regia« zu der unbewussten Realität der Traumatisierungen. Die Veränderung der manifesten Trauminhalte bot wichtige Indikatoren für die anhaltende Transformation der inneren Objektwelt der Patienten (vgl. dazu Leuzinger-Bohleber, 2010, 2012).

g) Wie alle drei Fallbeispiele illustrieren: Chronische Depression ist immer in einem transgenerativen Zusammenhang zu verstehen. Die Weitergabe von schweren Traumatisierungen über die Generationen hinweg schien einer der Gründe für die depressiven Erkrankungen bei vielen der LAC-Patienten zu sein. Auch in diesem Sinne sind das eingangs erwähnte Ausbrechen aus der individuellen Kapsel, die Sensibilisierung für familiäre, aber auch historische Kontinuitäten von Traumatisierungen in der jeweiligen Gesellschaft ein Indikator für eine therapeutische Veränderung bei dieser Patientengruppe.
h) Dieser Befund der klinisch-psychoanalytischen Forschung mit dieser Patientengruppe entspricht interessanterweise Postulaten der neueren epigenetischen Forschung, in denen der enge Zusammenhang zwischen genetischer Vulnerabilität, Trauma und

Depression intensiv diskutiert wird (vgl. unten). So konnten zum Beispiel Caspi et al. (2003) nachweisen, dass die genetisch bedingte Vulnerabilität bei Depressiven (kurzes 5-HTT-Allel) nur zum Tragen kommt, falls frühe Traumatisierungen, beispielsweise Trennungen vom Primärobjekt, dazukommen, wie dies viele psychoanalytische Studien seit den bahnbrechenden Hospitalismusstudien von René Spitz in den 1940er-Jahren oder den Replikationsstudien der Robertsons in den 1970er-Jahren gezeigt haben (vgl. dazu auch Suomi, 2011; Leuzinger-Bohleber, 2010, 2012).

Zusammenfassung: Klinische und extraklinische Forschung in der LAC-Studie – Depression und Trauma

Wie sehen psychoanalytische Behandlungen von chronisch Depressiven aus? Diese Frage stand im Zentrum dieses Beitrags und wurde anhand konzeptueller, forschungspraktischer und klinischer Beispiele aus der LAC-Studie illustriert. Einmal mehr plädierte ich für eine Kombination von extraklinischer und klinischer Forschung.

Anhand eines exemplarischen Beispiels aus der klinischen Forschung der LAC-Studie wurde ein erstes Ergebnis zur differenziellen Indikation bei der Wahl einer adäquaten Langzeitpsychotherapie bei chronisch Depressiven formuliert: Uns scheint, dass einige der Patienten, die sich für eine psychoanalytische Behandlung entschieden, bereits vor Beginn ihrer Therapie eine Ahnung hatten, wie wichtig die Bearbeitung der komplexen Traumageschichte und ihrer unbewussten Determinanten der chronischen Depression für ihr nachhaltiges Herausfinden aus ihrer depressiven Abkapselung ist. Die Einsicht in die unbewussten, durch die kumulativen Traumatisierungen mitbedingten Determinanten ihrer chronischen Depression schien diesen Patienten eine Voraussetzung, um ihren »schwarzen Hund an die Leine zu nehmen«. Sie assoziierten diese therapeutische Notwendigkeit eher mit einer Psychoanalyse als mit einer Verhaltenstherapie. Außerdem schienen viele chronisch Depressive, wie die Fallbeispiele andeuteten, eine Ahnung von der transgenerativen Weitergabe von Trauma und Depression zu haben.

Oft gehört ein Verstehen dieser pathogenen transgenerativen Nabelschnur zu den wichtigsten Einsichten von psychoanalytischen Langzeitbehandlungen, wie einige der ehemaligen Patienten der DPV-Katamnesestudie dies eindrücklich ausdrückten. So sagte unter anderem Frau S.: »Das wichtigste Ergebnis meiner Psychoanalyse war, dass ich meinen Sohn aus der unbewussten Verwicklung in meine eigene Kriegsgeschichte entlassen konnte, im letzten Moment. Dank der Psychoanalyse konnte ich es schließlich ertragen, dass er seine Pubertät dazu nutzte, sich von mir abzulösen und mich in schmerzlicher Weise zu verlassen, wie beide meiner Eltern, die mich als Waise im Krieg zurückgelassen hatten. Ich konnte tief in meiner Seele verstehen, dass dieser Ablösungsprozess nicht ein erneutes totales Verlassenwerden bedeutet, wie damals als Vierjährige, sondern eine notwendige Voraussetzung, damit mein Sohn sein eigenes Leben entdecken kann …«

Literatur

Bahrke, U. (2010). Burn-out. Unveröffentlichte Antrittsvorlesung an der Universität Kassel.

Beutel, M., Leuzinger-Bohleber, M., Rüger, B., Bahrke, U., Negele, A., Haselbacher, A., Fiedler, G., Keller, W., Hautzinger, M. (2012). Psychoanalytic and cognitive-behavior therapy of chronic depression: study protocol for a randomized controlled trial. Trials, 13, 117.

Bleichmar, H. (2010). Erneutes Nachdenken über krankhaftes Trauern – multiple Typen und therapeutische Annnäherungen. In: M. Leuzinger-Bohleber, K. Röckerath, L.V. Strauss (Hrsg.), Depression und Neuroplastizität. Psychoanalytische Klinik und Forschung (S. 117–136). Franfurt a.M.: Brandes & Apsel.

Blum, H.P. (2007). Holocaust trauma reconstructed: Individual, familial, and social trauma. Psychoanalytic Psychology, 24, 63–73.

Bohleber, W. (2000). Die Entwicklung der Traumatheorie in der Psychoanalyse. Psyche – Zeitschrift für Psychoanalyse und ihre Anwendungen, 54, 797–839.

Bohleber, W. (2005). Zur Psychoanalyse der Depression. Psyche – Z Psychoanal, 59, 781–788.

Bohleber, W. (2011). Die Traumatheorie in der Psychoanalyse. In: G.H. Seidler, H.J. Freyberger, A. Maercker (Hrsg.), Handbuch der Psychotraumatologie (S. 107–188). Stuttgart: Klett-Cotta.

Bokanowski, T. (2005). Variations on the concept of traumatism: Traumatism, traumatic, trauma. International Journal of Psychoanalysis, 86, 251–265.

Bose, J. (1995). Trauma, depression, and mourning. Contemporary Psychoanalysis, 31, 399–407.

Bremner, J. D. (2002). Does stress damage the brain? Understanding trauma-related disorders from a mind-body perspective. New York: Norton.

Caspi, A., Sugden, K., Moffitt, T. E., Taylor, A., Craig, I. W., Harrington, H., McClay, J., Mill, J., Martin, J., Braithwaite, A., Poulton, R. (2003). Influence of life stress on depression: Moderation by a polymorphism of the 5-HTT gene. Science, 301, 386–389.

Cohen, Y. (2004). Das mißhandelte Kind. Ein psychoanalytisches Konzept zur integrierten Behandlung von Kindern und Jugendlichen. Hrsg. u. Vorwort v. Sibylle Drews. Franfurt a. M.: Brandes & Apsel.

Cooper, A. (1986). Toward a limited definition of psychic trauma. In: A. Rothstein (Ed.), The reconstruction of trauma (pp. 41–56). Madison: International Universities Press.

Denis, P. (1992). Depression and fixations. International Journal of Psycho-Analysis, 73, 87–94.

Ehrenberg, A. (1998/2004). Das erschöpfte Selbst. Depression und Gesellschaft in der Gegenwart. Frankfurt a. M.: Campus Verlag.

Gast, U., Rodewald, F., Benecke, H.-H., Driessen, M. (2001). Deutsche Bearbeitung des Childhood Trauma Questionnaire (unautorisiert). Unveröffentlichtes Manuskript, Medizinische Hochschule Hannover.

Gurevich, H. (2008). The language of absence. International Journal of Psychoanalysis, 89, 561–578.

Habermas, J. (1968). Erkenntnis und Interesse. Frankfurt a. M.: Suhrkamp.

Hoppe, K. D. (1962). Verfolgung, Aggression und Depression. Psyche – Zeitschrift für Psychoanalyse und ihre Anwendungen, 16, 521–537.

Katz, C. L. (2003). Does stress damage the brain? Understanding trauma related disorders from a mind-body perspective, J. Douglas Bremner. WW. Norton, New York, 2002. Journal of the American Academy of Psychoanalysis, 31, 732–735.

Kernberg, O. F. (2000). Mourning and melancholia. Eighty years later. In: J. Sandler, R. Michels, P. Fonagy (Eds.), Changing ideas in a changing world: The revolution in psychoanalysis. Essays in honor of Arnold Cooper (pp. 95–102). London: Karnac Books, 2000.

Leuzinger-Bohleber, M. (2006). Kriegskindheiten, ihre lebenslangen Folgen – dargestellt an einigen Beispielen aus der DPV-Katamnesestudie. In: H. Radebold, G. Heuft, I. Fooken (Hrsg.), Kindheiten im Zweiten Weltkrieg. Kriegserfahrungen und deren Folgen aus psychohistorischer Perspektive (S. 61–82). München: Juventa.

Leuzinger-Bohleber, M. (2007). Forschende Grundhaltung als abgewehrter »common ground« von psychoanalytischen Praktikern und Forschern?

Psyche – Zeitschrift für Psychoanalyse und ihre Anwendungen, 61, 966–994.

Leuzinger-Bohleber, M. (2010). Psychoanalysis as a ›science of the unconscious‹. Vortrag bei der IPA Anniversary Celebration – ›Contemporary Perspectives on psychoanalysis‹. London, 27.03.2010.

Leuzinger-Bohleber, M. (2012). Changes in dreams – from a psychoanalysis with a traumatised, chronic depressed patient. In: P. Fonagy, H. Kächele, M. Leuzinger-Bohleber, D. Taylor (Eds.), The significance of dreams: Bridging clinical and extraclinical research in psychoanalysis (pp. 49–85). London: Karnac Books.

Leuzinger-Bohleber, M. (im Druck). Preventing depression: Transgenerational trauma – an unexpected clinical observation in extra-clinical studies. Paper given at the Meeting of the Canadian Psychoanalytical Association, June 2, 2010.

Leuzinger-Bohleber, M., Bahrke, U., Beutel, M., Deserno, H., Edinger, J., Fiedler, G., Haselbacher, A., Hautzinger, M., Kallenbach, L., Keller, W., Negele, A., Pfenning-Meerkötter, N., Prestele, H., Strecker-von Kannen, T., Stuhr, U., Will, A. (2010), Psychoanalytische und kognitiv-verhaltenstherapeutische Langzeittherapien bei chronischer Depression: Die LAC-Depressionsstudie. Psyche – Zeitschrift für Psychoanalyse und ihre Anwendungen, 64, 782–832.

Leuzinger-Bohleber, M., Pfeifer, R. (2002). Remembering a depressive primary object? Memory in the dialogue between psychoanalysis and cognitive science. International Journal of Psychoanalysis, 83, 3–33.

Leuzinger-Bohleber, M., Rüger, B., Stuhr, U., Beutel, M. (2002). »Forschen und Heilen« in der Psychoanalyse. Stuttgart: Kohlhammer.

Makari, G. (2008). Revolution der Seele. Die Geburt der Psychoanalyse. Gießen: Psychosozial-Verlag, 2011.

Oliner, M. (2012). Psychic Reality in Context: Perspectives on Psychoanalysis, Personal History and Trauma. London: Karnac.

Radebold, H. (2009). Die dunklen Schatten unserer Vergangenheit. Hilfen für Kriegskinder im Alter (3. aktual. u. erw. Aufl.). Stuttgart: Klett-Cotta.

Rosa, H. (2005). Beschleunigung. Die Veränderung der Zeitstruktur in der Moderne. Frankfurt a. M.: Suhrkamp.

Schlesinger-Kipp, G. (2010). Prozesse der Erinnerung an die Kindheit in Nationalsozialismus und Krieg. Interviews mit Psychoanalytikerinnen in Deutschland. Psyche – Zeitschrift für Psychoanalyse und ihre Anwendungen, 64, 151–171.

Schneider, G. (2009). Die erregte Gesellschaft. Veränderungen in der postmodernen Identität? In: K. Münch, D. Munz, A. Springer (Hrsg.), Die Fähigkeit, allein zu sein. Zwischen psychoanalytischem Ideal und gesellschaftlicher Realität (S. 51–70). Gießen: Psychosozial-Verlag.

Schneider, G. (2011). Überleben und Entwicklung der institutionalisierten

Psychoanalyse in der Flüchtigen Moderne. In: G. Schneider, M. Teising, Ch. Walker (Hrsg.). Leben und Vergänglichkeit in Zeiten der Beschleunigung. Arbeitstagung der Deutschen Psychoanalytischen Vereinigung, Bad Homburg, 17. bis 20. November 2010 (S. 345 – 359). Frankfurt a. M.: Geber & Reusch.

Sennett, R. (1998). Der flexible Mensch. Die Kultur des neuen Kapitalismus. Berlin: Siedler.

Stuhr, U., Leuzinger-Bohleber, M., Beutel, M. (Hrsg.) (2001). Langzeit-Psychotherapie. Perspektiven für Therapeuten und Wissenschaftler. Stuttgart: Kohlhammer.

Sturmfels, Ch. (2010). Fallbericht zur Behandlung einer Depression. In: M. Leuzinger-Bohleber, K. Röckerath, L. V. Strauss (Hrsg.), Depression und Neuroplastizität. Psychoanalytische Klinik und Forschung (S. 197 – 206). Franfurt a. M.: Brandes & Apsel.

Suomi, S. (2010). Trauma und Epigenetik. In: M. Leuzinger-Bohleber, R. Haubl (Hrsg.), Psychoanalyse: interdisziplinär – international – intergenerationell (S. 295 – 315). Göttingen: Vandenhoeck & Ruprecht.

Taylor, D. (2010). Das Tavistock-Manual der psychoanalytischen Psychotherapie – unter besonderer Berücksichtigung der chronischen Depression. Psyche – Zeitschrift für Psychoanalyse und ihre Anwendungen, 64, 833 – 861.

Taylor, D., Richardson, L. P. (2005). Treatment manual for Tavistock adult depression study. Individual psychoanalytic psychotherapy for the treatment of chronic refractory and treatment-resistant depression. London (unpublished).

Terr, L. C. (1994). Unchained memories: True stories of traumatic memories, lost and found. New York: Basic Books.

Wallerstein, R. S. (1988). One psychoanalysis or many? International Journal of Psycho-Analysis, 69, 5 – 21.

Westenberger-Breuer, H., Maccarone Ehrhardt, R. (2010). »Ich möchte vor allem meine Ruhe haben …«. Der depressive Rückzug. In: M. Leuzinger-Bohleber, K. Röckerath, L. V. Strauss (Hrsg.), Depression und Neuroplastizität. Psychoanalytische Klinik und Forschung (S. 186 – 197). Franfurt a. M.: Brandes & Apsel.

Zaretzky, E. (2006). Freuds Jahrhundert. Die Geschichte der Psychoanalyse. Wien: Zsolnay.

Hugo Bleichmar

Verschiedene Pfade, die in die Depression führen

Implikationen für spezifische und gezielte Interventionen

Depressive Störungen besitzen mehrere Determinanten, wobei Genetik, neurohormonelle, kognitive und affektive Faktoren sowie stressreiche Lebensereignisse eine tragende Rolle spielen. Im Hinblick auf die psychologischen Zustände, die Depressionen einleiten und erhalten, bestehen mittlerweile vielfältige, klinische und experimentelle Nachweise, dass ein Zustand von Hoffnungslosigkeit und Hilflosigkeit bezüglich der Erfüllung zentraler individueller Bedürfnisse depressiven Störungen zugrunde liegt. Von psychoanalytischer Seite gelang Bibring (1953) mit seinem bemerkenswerten Beitrag ein Durchbruch. Er postulierte, dass bei jedem phänomenologischen Stresstypus ein gemeinsamer Faktor gefunden werden kann – der Zustand der Hilflosigkeit und Machtlosigkeit bei der Erfüllung zentraler Wünsche des Individuums. Diese Annahme wurde von Freuds (1926, S. 205) integrativer Aussage, Depression sei verbunden mit einer »unerfüllbare[n] Sehnsuchtsbesetzung«, vorangetrieben.

Aus kognitiver Sicht hat die Hoffnungslosigkeits-Theorie bereits empirische Unterstützung durch eine Vielzahl an Studien erhalten. Ich werde an dieser Stelle lediglich auf Abramson, Metalsky und Alloy (1989) eingehen, die anhand der Hoffnungslosigkeits-Theorie postulierten, dass ein naheliegender Grund für die Symptome der Hoffnungslosigkeit in der Erwartung liege, dass statt äußerst ersehnte Ereignisse sehr negative eintreten werden. Dies sei gepaart mit der Erwartung, dass das Selbst die Wahrscheinlichkeit des Eintretens der Ereignisse in keiner Weise beeinflussen kann. Folglich können wir an der Schnittstelle von klinischer Erfahrung und empirischer Forschung aus verschiedenen Bereichen sicher sein, dass wir uns bei der Annahme auf einem soliden Fundament bewegen, dass ein Gefühl der Hoffnungslosigkeit bei der Wunscherfüllung den gemeinsamen Kern der Depression bilde.

Meine Arbeit auf dem Gebiet der Depression beschreibt die verschiedenen Pfade, die zu diesem Zustand der Hoffnungslosigkeit führen, und zeigt ihre Zusammenhänge und ihre wechselseitige transformative Wirkung auf. Sowohl die Beschreibung der Transformationen, der Sequenzen und Schritte jedes Pfades sowie der Zustände, die sich im Laufe der Zeit dynamisch entwickeln, unterscheidet diese Herangehensweise von der statischen Charakterisierung psychopathologischer Kategorien. Die therapeutische Implikation besagt, dass jeder einzelne Pfad, der in die chronische Depression mündet, spezifisch fokussiert werden muss. Demnach gibt es keine allgemeine Intervention bei Depressionen. Interventionen werden in jedem einzelnen Fall spezifisch auf die jeweiligen relevanten Faktoren und »Entstehungspfade« zugeschnitten.

Bevor ich im Folgenden die verschiedenen Entstehungspfade von Depressionen beschreibe, weise ich darauf hin, dass die zuvor erwähnten psychischen Repräsentationen auf verschiedenen Ebenen der Symbolisierung jeweils mit spezifischen affektiven psychischen Zuständen und biologischen Strukturen verlinkt sind. Es besteht eine bidirektionale Aktivierung zwischen psychischem Befinden und biologischen Strukturen. Im Verlauf werde ich auch auf den Beitrag Bejjanis et al. (1999) eingehen, der sowohl von Blomstedt et al. (2008) als auch von Tomassi et al. (2008) bestätigt wurde. Es handelt sich um den beeindruckenden Nachweis, inwiefern die elektrische Aktivierung eines neuronalen Schaltkreises während einiger Minuten den Zustand einer schweren Major Depression hervorruft, inklusive der kognitiven und affektiven Komponenten. Der depressive Zustand löst sich gänzlich auf, sobald die elektrische Stimulation unterbunden wird.

Der akute depressive Zustand kann ohne vergleichbare vorherige Erfahrungen im Leben der betroffenen Person auftreten. Da eine solche Depression auch durch die Belastung einer gegenwärtigen Situation ausgelöst werden kann, resultiert diese nicht zwingend aus unbewältigten Trauerprozessen. Trotz der vorrangigen Bedeutung der frühen Lebensabschnitte für das Innere einer Person, sollten wir nicht annehmen, dass jeder Zustand in späteren Lebenslagen lediglich eine Reaktivierung von Erfahrungen aus der Säuglingsphase darstellt. In einigen Fällen reaktiviert der momentane Zustand Vergangenes. Dennoch handelt es sich dabei nie um eine exakte Kopie des Vergangenen, da der jetzige Kontext immer interveniert und somit etwas generiert, das sich immer von dem Neuen und dem Vergangenen unterscheidet. Auch Leuzinger-Bohleber und Pfeifer (2002) weisen in ihrem Artikel »Remembering a depressive primary object« darauf hin, in dem sie bestätigen, dass »Erinnern als ein dynamischer, konstruktiver und interaktiver Prozess konzeptualisiert werden muss« (S. 17). Diese Annahme hat bereits breite empirische Bestätigung durch den Teilbereich der Neurowissenschaft erhalten, der sich mit dem Gedächtnis und dem sogenannten Prozess der »memory reconsolidation« befasst. Dabei handelt es sich um die Annahme, dass eine Reaktivierung die Erinnerungen in einen labilen Zustand versetzt, um sie für Modifikationen zu öffnen. Wie ich bereits in meinem klinischen Artikel »Making conscious the unconscious to modify unconscious processing« (Bleichmar, 2004) erwähnte, kann dies bei der Behandlung genutzt werden, indem alte Erinnerungen mit neuen Erfahrungen gekoppelt werden und somit die ursprüngliche Erfahrung transformieren.

Die aktuelle Situation kann zwei verschiedene Zustände aus der Vergangenheit wiederbeleben:

a) Die Erinnerung an die vergangene/n Situation/en, als sich die Hilflosigkeit / Hoffnungslosigkeit ereignete (episodisches Gedächtnis, thematische Verbindung mit einer spezifischen Erinnerung, aktueller Verlust erinnert an vergangenen Verlust).
b) Die Erinnerung an den Zustand des Selbst in Situationen, in denen Hilflosigkeit/Hoffnungslosigkeit erlebt worden war (Aktivierung des funktionalen Zustands des Selbst). Die prozessuale Erinnerung an alle Komponenten eines Selbst-Zustandes: kognitiv, affektiv, somatisch. Hier ist das Konzept

der »embodied Erinnerung« im Sinne von Leuzinger-Bohleber und Pfeifer (2002) und Leuzinger-Bohleber (2008) äußerst relevant.

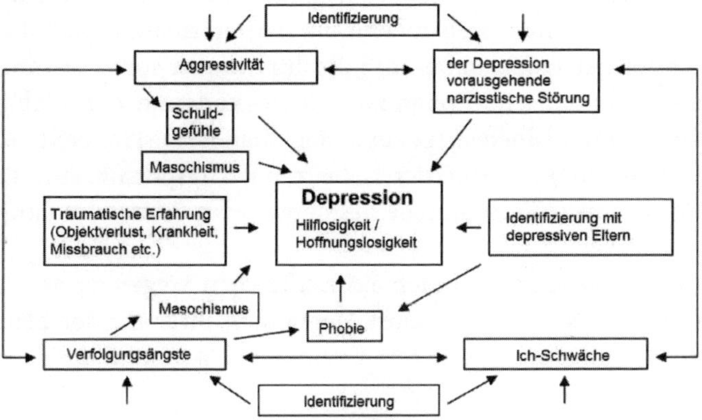

Abbildung 1: Entstehungspfade der Depression

Abbildung 1 stellt die verschiedenen Entstehungspfade der Depression dar, die ich im Folgenden genauer beleuchten werde.

Entstehungspfade der Depression

1) *Traumatische Erfahrungen*, die insbesondere das Gefühl der Selbstwirksamkeit über äußere und innere Zustände beeinträchtigen. Die psychische Bedeutung von Erfahrungen richtet sich nach den Fantasien und inneren Zuständen, unter denen sie erlebt werden aus. Diese Fantasien entspringen jedoch nicht ausschließlich einer interpsychischen Kreation, sie unterstehen ebenso den unbewussten und bewussten elterlichen Diskursen, ihrem Verhalten und allen weiteren Ereignissen in der äußeren Realität. Es handelt sich um einen dauerhaften Prozess von Vor und Zurück, der geistigen Assimilation der äußeren und der inneren Zustände und der Modifikation der psychischen Befindlichkeit durch das Äußere. Es gibt Situationen, in denen die äußere Realität maßgeblich die Gefühle von Hilflosigkeit, Hoff-

nungslosigkeit und Machtlosigkeit generiert. Der Verlust oder das Verlassenwerden von Bezugspersonen (Spitz, 1946; Bowlby,1980; Brown u. Harris, 1989), einem pathologischen oder tyrannischen Individuum über einen längeren Zeitraum ausgesetzt zu sein, schwerwiegende und einschränkende Krankheiten oder Ereignisse, die das Selbstwertgefühl oder die ganze Identität gefährden, können sich mental als tiefschürfendes Gefühl der Machtlosigkeit gegenüber der Realität einbrennen. Demnach stellen traumatische Ereignisse mit Wirkung auf das Wohlbefinden, das Selbstwertgefühl, der Handlungsfähigkeit und Selbstwirksamkeit oder der Nähe zur Bezugsperson eine Prädisposition zur Entstehung eines depressiven Zustandes dar.

2) *Depressive Eltern* können auf zahlreichen Wegen zu der Prädisposition einer chronischen Depression ihrer Kinder beitragen.

2a) Ein Mangel an positiver Spiegelung der kindlichen Bedürfnisse führt zu dem Gefühl der Machtlosigkeit, wenn es darum geht, die erwünschte Reaktion wichtiger Bezugspersonen herbeizuführen.

2b) Das Kind nimmt auch affektive Strukturen und nicht nur kognitive Schemata in sich auf. Es gibt eine affektive Ansteckung. Anna Freud sagte einst: »Depressionen der Mutter, die in den ersten zwei Lebensjahren vorfallen, erzeugen im Kleinkind eine latente Bereitschaft zur depressiven Erkrankung, die oft erst im viel späteren Leben manifest wird. Unter solchen Umständen erlebt das Kind seine Einheit und Zusammengehörigkeit mit der Mutter nicht aufgrund ihrer Teilnahme an seinen Entwicklungsfortschritten, sondern aufgrund seiner Bereitschaft, ihre Gefühlshaltung zu teilen« (A. Freud, 1965/1980, S. 2207).

3) *Depression aufgrund einer früheren narzisstischen Störung.* Der Begriff der narzisstischen Störung kennzeichnet in der Psychoanalyse zwei verschiedene Zustände. Erstens: Individuen leiden unter einem niedrigen Selbstwertgefühl oder empfinden es als schwierig, eine wertschätzende Selbst-Repräsentanz auf-

rechtzuerhalten (Kohut, 1971). Zweitens: Das Individuum ist unfähig, sich auf eine andere Person zu verlassen, omnipotent werden seine Objekte attackiert und abgewertet: Das Individuum leidet unter einer defensiven Verschmelzung des idealen Selbst, des idealen Objekts und der Selbstrepräsentanz. Des Weiteren spielt bei allen inneren und äußeren Objektbeziehungen Aggression eine entscheidende Rolle (Rosenfeld, 1964; Kernberg, 1975).

Die Entstehungspfade, bei denen diese beiden Formen der narzisstischen Störung zur Depression führen, sind sehr verschieden. Im Falle der narzisstischen Störung mit einer geringen Selbstrepräsentanz können Depressionen folgendermaßen entstehen:

3a) Auf direktem Weg als ein tiefes, anhaltendes Gefühl der Machtlosigkeit, der Unfähigkeit zur Wunscherfüllung und Verwirklichung von Zielen und der Unfähigkeit, sich mit der Realität auseinanderzusetzen, die im Gegensatz zu der schwachen Selbstrepräsentanz als überwältigend erscheint.

3b) Auf indirektem Weg als Konsequenzen der Abwehrprozesse. Um sich beispielsweise einer beschämenden Situation zu entziehen, flüchtete das Subjekt in eine phobische Vermeidung. Es unterbindet zwischenmenschliche Kontakte, Bindungswünsche und somit auch die Möglichkeit lehrreicher Erfahrungen. Zu den Konsequenzen gehören die Verarmung der Ich-Ressourcen, der Verlust realer Gelegenheiten und die Unfähigkeit, eigene zentrale Bedürfnisse zu erfüllen.

3c) Bei narzisstischen Störungen, die durch Grandiosität und Allmacht charakterisiert werden können, tritt die Depression häufig in Erscheinung, wenn das Gefühl der Grandiosität in sich zusammenfällt, weil zuvor Realitäten verdrängt und eigene Grenzen verleugnet wurden. Die Depression ist das verheerende Resultat eines destruktiven Narzissmus in zwischenmenschlichen Beziehungen, bezüglich der Selbstfürsorge und der Eingliederung in die Realität.

3d) Die Depression kann auch durch Über-Ich-Pathologie (pathologisch hoher Ideale oder defensiver Selbstkritik) zustande kommen und dem Aufrechterhalten der Idealisierung äußerer Objekte (Fairbairn, 1943/1952) oder der Befriedung eines Verfolgers dienen.

4) *Aggressivität.* Sowohl Abraham als auch Klein konstatierten, dass Aggressionen das Objekt zerstören. Sie waren der Auffassung, dass die Destruktion Schuldgefühle hervorruft, die wiederum in die Depression führen. Es gibt jedoch eine weitere Konsequenz dieser objektgerichteten Aggressionen: Sie führen zu dem Verlust eines wertvollen und stimulierenden Ganzen, zu einer Welt, ohne stimulierende Objekte, die im dauerhaften Vergleich zu einer imaginären Welt steht, einer Welt voller idealisierter, anscheinend unerreichbarer Objekte. Das innere entwertete Objekt, das für das Subjekt das äußere reale Objekt darstellt, wird von den idealisierten Objekten abgespalten, die wiederum zu den ersehnten Objekten des Subjekts werden. Zu dem Verfall des inneren Objektes kann zudem die auf das äußere reale Objekt gerichtete Aggression die Vergeltung anderer hervorrufen (Isolation, Verunglimpfung etc.). Das Resultat ist, dass die Hoffnung aufgegeben wird, eine liebende Beziehung zu erfahren, gespiegelt zu werden oder die eigene soziale Handlungsfähigkeit belohnt wird. An dieser Stelle sollte auch die allgemein schädliche Wirkung der Eigenaggressionen auf den Narzissmus und die Selbstwirksamkeit erwähnt werden.

5) *Schuld.* In den Werken Freuds lassen sich mindestens vier Ansätze zur Entstehung von Schuld finden:

5a) Schuld bedingt durch die Qualität des unbewussten Wunsches. In seinen frühen Werken definierte Freud Schuldempfinden als ein Produkt bestimmter sexueller und feindlicher Wunschregungen, die im Widerspruch zu dauerhaften Repräsentanzen des Subjekts stehen. Als das Strukturmodell entstand, wurde dieses Konzept (das besagt, dass die Existenz einer nicht akzeptierten Wunschregung innerhalb der psychischen Realität des Subjektes zu Schuld führt) durch die Annahme bestätigt, dass

»das Über-Ich hier […] mehr vom unbewußten Es gewußt [hat] als das Ich« (Freud, 1923, S. 280). Folglich ist Schuld die natürliche, logische Konsequenz der Qualität der Wunschregung: Aufgrund der tabuisierten Natur des Ersehnten erscheint es logisch, dass sich das Subjekt schuldig fühlt.

5b) Schuld anhand der Kodifizierung der Wünsche. Eine weitere Erklärung, die die Schuldgefühle weder auf die Qualität der Wünsche noch auf die Impulse zurückführt, sieht den Grund in den subjektiven Kodierungen. In »Zur Einführung des Narzißmus« sagt Freud: »Dieselben Eindrücke, Erlebnisse, Impulse, Wunschregungen, welche der eine Mensch in sich gewähren läßt oder wenigstens bewußt verarbeitet, werden vom anderen in voller Empörung zurückgewiesen oder bereits vor ihrem Bewußtwerden erstickt […] Wir können sagen, der eine habe ein Ideal in sich aufgerichtet, an welchem er sein aktuelles Ich mißt, während dem anderen eine solche Idealbildung abgehe« (Freud, 1914, S. 160 f.).

Die Crux besteht bei dieser Argumentation nicht mehr in der Qualität des Wunsches oder im Impuls selbst, sondern in der Tatsache, dass das Ideal und die kritische Beurteilung der Selbstwirksamkeit bei jedem unterschiedlich sind. Einige Jahre später entwickelte Freud das Strukturmodell und folglich die Annahme, dass die Existenz von Schuld bei manchen Subjekten durch die Entwicklung des Über-Ich erklärt werden könne. Dies begründet eine radikale Veränderung der Behandlungsimplikation: Wir haben es als Analytiker nicht mehr mit der unbewussten Schuld des Patienten und der Suche nach unterdrückten unbewussten Wünschen zu tun, sondern mit der Suche nach Gründen, warum das Über-Ich des Patienten – im Gegensatz zu anderen Personen – diese Wünsche als aggressiv oder zerstörerisch kodifiziert hat. Auf die Kodifizierung des Über-Ich hinzuweisen ermöglicht neben der Idee »Sie fühlen sich schuldig, weil Sie diese Wünsche haben« auch die Frage »Warum nehme ich meine Wünsche aus einer Perspektive wahr, aus der sie verboten erscheinen?«. Für den Analytiker bedeutet dies: »Welche Konditionen führten zur Etablierung eines Über-Ich mit solch einem tyrannischen Inhalt, solch einem schwerwiegenden kritischen Gewissen, mit einem stets kampfbereitem Sadismus?«

5c) Schuld anhand der Identifikation. Freud schreibt in »Das Ich und das Es«: »Eine besondere Chance der Beeinflussung gewinnt man, wenn dies ubw Schuldgefühl ein entlehntes ist, das heißt das Ergebnis der Identifizierung mit einer anderen Person, die einmal Objekt einer erotischen Besetzung war« (Freud, 1923, S. 279, Fn 1).

In diesem Fall gelangt das Individuum nicht über die Wünsche oder die Kodifizierung dieser durch das Über-Ich zur unbewussten Annahme, es sei schlecht. Es besteht eine globale Identität, die suggeriert, das Selbst sei bei jeder Gelegenheit schlecht und aggressiv. Es handelt sich um eine zerstörerische Selbstrepräsentanz beziehungsweise eine gravierende Störung der Selbstrepräsentanz. Die in einem spezifischen Moment erlebten Gefühle verstärken diese globale negative Sicht des Selbst.

Ein Beispiel für diese Dynamik ist die Identifikation mit schuldbelasteten Eltern. Die objektgerichteten libidinösen Wünsche, die der Identifikation zugrunde liegen, führen dazu, dass alle Attribute des pathologischen Objekts, also auch dessen Schuldgefühle, inkorporiert werden. Schuld kann zudem auch aus dem Bild resultieren, das eine signifikante Person dem Selbst einpflanzt. So wird von dem Objekt abgelenkt und das Subjekt erlebt sich selbst als aggressiv und schlecht (Markson, 1993).

5d) Schuld anhand der Introjektion der objektgerichteten Aggression. Aber wann genau führt Schuld zu Depressionen? Dann, wenn das Subjekt denkt, es könne weder die schlechte Selbstrepräsentanz, den Schaden am anderen oder an sich selbst wiedergutmachen, wenn also ein Zustand der Hoffnungslosigkeit/Hilflosigkeit dominiert. Wir müssen bedenken, dass Schuldgefühle zwei Komponenten beherbergen, zwei Endpunkte einer Skala: Das eine Ende stellt die Sorge um das Wohlbefinden anderer dar, das andere Ende symbolisiert die narzisstische Position, bei der sich das Subjekt aufgrund dessen, dass es den Ansprüchen des Über-Ich nicht genügt, schlecht fühlt. Allgemein wird die narzisstische Komponente der Schuld oft übersehen, jedoch impliziert diese immer eine entwertende Selbstrepräsentanz, ein Gefühl der Unzufriedenheit mit sich selbst.

Die relative Bedeutung dieser zwei Dimensionen variiert bei jedem Individuum. Dominiert die narzisstische, tendiert das Individuum dazu, die Schuld durch Verleugnung, Projektion etc. zu tilgen. Dominiert hingegen die Sorge um andere, liegt der Fokus auf der Wiedergutmachung des imaginären oder real angerichteten Schadens. Die kann auch zur pathologischen Selbstaufopferung führen.

6) *Ich-Defizit.* In manchen Fällen resultiert die Unfähigkeit der Wunscherfüllung aus Schäden der Ich-Ressourcen und nicht nur aus einer Störung der Selbstrepräsentanz. Die Defizite können kognitiver oder affektiver Natur sein, sie können sich auf die Beziehungsfähigkeit, die Impulskontrolle, die Angstregulation (Selbstregulation) oder die Realitätseinschätzung beziehen. In einigen Fällen pathologischer Trauer, beispielsweise bedingt durch Migration oder dem Verlust des Arbeitsplatzes oder einer geliebten Person (Tod, Scheidung), entsteht die Unfähigkeit des Individuums, das Objekt zu ersetzen durch Ich-Defizite. Diese führen zu einem fortschreitenden Idealisierungsprozess des verlorenen Objektes. Wo das Leben seine Grausamkeit gezeigt hat, wird ein imaginäres, idealisiertes Paradies und ein nie zuvor real existentes Objekt erschaffen.

7) *Verfolgungsängste* (Klein, 1937, 1940) können zu Depressionen führen, das heißt, sie stören die Entwicklung des Ich, der Objektbeziehungen, der Sublimierungsfähigkeit und der Realitätseinschätzung. Die Abwehr der Verfolgungsängste (Aggression, phobische Vermeidung, zwanghafte Rituale und andere charakteristische Störungen) schränkt die Fähigkeiten des Subjekts ein. Das Subjekt fühlt sich unfähig, sowohl die Realität als auch die eigene Innenwelt zu bewältigen. Im Zusammenhang mit der Verfolgungsangst entsteht ein Kreislauf: Wichtige Wünsche werden gehemmt und können nicht erfüllt werden. Dies führt zu einer Unterwerfung unter einen fantasierten Verfolger oder einem Verzicht auf Wunscherfüllung, oft ein Indikator, dass Verfolgungsangst manchen Depressionen zugrunde liegt. In

diesem Zusammenhang scheint ein Artikel der American Psychiatric Association besonders erwähnenswert. Zahlreiche Untersuchungen betonen die enge bidirektionale Beziehung zwischen Depressionen und generellen Angststörungen (Goldberg, Kendler, Sirovatka u. Regier, 2010).

Das Zusammenspiel verschiedener Faktoren

Die oben beschriebenen Entstehungspfade sind unabhängig voneinander. Einer dieser Pfade mag bereits eine bestimmte psychodynamische Unterart der Depression generieren. Ebenso ist möglich und häufig, dass verschiedene Pfade in komplexer Weise zusammenwirken. Einige dieser Kombinationen sind zum Beispiel:

A) Komplementäre Serien, deren Elemente bei einer Depression überstimmen. Mit anderen Worten: Die Depression resultiert durch eine simultane Aktivierung verschiedener Entstehungspfade gleichzeitig.

B) Sequenzartige Serien, innerhalb derer ein determinierender Faktor Konsequenzen und Abwehrreaktionen hervorruft, die entweder weitere Faktoren aktivieren oder die vorherigen verstärken. Eine Kettenreaktion, die letztendlich zu Depressionen führt, wie bereits in dem vorhergehenden Diagramm (Abbildung 1) der verschiedenen Entstehungspfade der Depression betont wurde. Die folgenden Ausführungen verdeutlichen sequenzartige Serien:

a) Die in sich selbst chronisch depressive Verstimmungen produzierende Identifikation mit depressiven Eltern kann aufgrund der Verfolgungsängste bei dem Subjekt unter anderem zu dem Gefühl führen, dass jeder mächtiger ist, dass es sich vor jedem ängstigt und auf Erfolg verzichtet. Dadurch wird die Erfüllung narzisstischer Befriedigung versagt, ein Zustand der wiederum die der akuten und schwereren Depression vorangehenden Gefühle der Machtlosigkeit und Hoffnungslosigkeit hervorbringt.

b) Eine narzisstische Störung, die mit einem geringen Selbstwertgefühl, aber ohne manifeste Depression einhergeht, generiert defensive Aggressionen (z.B. Verunglimpfung des Objekts), um das Subjekt mit Gefühlen der Macht und der eigenen Größe auszustatten. Dies sind Aggressionen, die den zu Depression führenden Kreislauf in Gang setzen können. Auch kann ein geringes Selbstwertgefühl zu Ich-Defiziten führen, die, sobald das Subjekt sie wahrnimmt, die narzisstischen Tendenzen verstärken, Gefühle der Minderwertigkeit sowie der Unfähigkeit ein stabiles Selbstwertgefühl zu etablieren.

c) Aggression, die durch projektive Identifikation zu Verfolgungsangst führt, die wiederum phobische Hemmungen, masochistisches Verhalten, Fantasien oder Ich-Defizite hervorruft. All diese Zustände beeinflussen die narzisstische Selbstwertregulation, verringern das Selbstwertgefühl und führen letztendlich zu einer narzisstischen Depression.

d) Defensive Schuld, sei es zur Vermeidung der Verfolgung oder um ein Gefühl der Kontrolle herzustellen, generiert masochistische Fantasien und masochistisches Verhalten, um eine Besserung herbeizuführen, was wiederum sowohl Ich-Defizite als auch narzisstische Defizite hervorruft.

Implikation für die Behandlung

Gehen wir davon aus, dass verschiedene Entstehungspfade zu Depressionen führen und diese in verschiedenen Verhältnissen zueinander stehen, erlaubt es uns, bei verschiedenen Subtypen der Depression spezifische psychoanalytische Interventionen anzuwenden. Bestimmte psychoanalytische Interventionen wären für einen bestimmten Subtyp angemessen, für einen anderen jedoch kontraproduktiv. So könnte beispielsweise bei einer Depression, bei der eine schuldbeladene oder entwertete Selbstrepräsentanz im Zentrum steht, die von bedeutungsvollen Objekten ausgelöst wurde, das Bestehen auf aggressiven Wünschen des Patienten zu einer Verstärkung der Depression führen. In diesem Fall verstärken wir das, was die bedeutungsvollen Objekte dem Patienten vermittelt haben: Er / sie ist aggressiv und böse. Keine Person ist frei von unbewussten aggressiven Fantasien, entscheidend ist, ob diese Fantasien tatsächlich eine Rolle bei der Depression dieser Person spielen oder ob sie eine wichtige Abwehr dagegen sind.

Es könnte ebenso unangemessen sein, den Fokus der Deutungen auf elterliches Versagen bei der Spiegelung oder auf die Idealisierung der Eltern zu legen, wenn die Depression aus Aggressionen resultiert, die durch präödipale oder ödipale Rivalität oder durch destruktiven Narzissmus angetrieben werden. In diesem Fall verstärken wir die Tendenz des Patienten Aspekte, die er an sich selbst nicht tolerieren kann, auf andere zu projizieren und sein Leiden stets der äußeren Realität zur Last zu legen. In manchen Fällen ist Depression auch das Resultat übermäßiger Spiegelung und Idealisierung, wodurch sich das Subjekt als außergewöhnlich wertvoll empfindet, die Realität missachtet und sich nie anstrengt, um ein bestimmtes Ziel zu erreichen. Solch eine größenwahnsinnige Selbstrepräsentanz kann zu Depressionen führen, wenn das Subjekt in der Realität mit dem eigenen Versagen konfrontiert wird.

Betrachten wir Depression als Endresultat eines Prozesses, einer Verkettung von Stufen, mit fernen und nahen Handlungsfaktoren, so sind wir in der Lage zu erkennen, an welcher Stelle sich der Patient im Moment befindet. Ein Zustand, der die Depression hervorruft, ist eventuell nicht derselbe Zustand, der sie aktuell am Leben erhält. Nehmen wir einmal an, ein früherer Auslöser war das elterliche Versagen, das zu einem narzisstischen Defizit führte, was durch aggressive Allmacht kompensiert wurde. Diese aggressive Allmacht trug sowohl in der Vergangenheit als auch in der Gegenwart zum Verlust wichtiger Objekte bei. Auf diesen Verlust reagiert der Patient in der aktuellen Situation mit Depressionen. Werden wir an dem elterlichen Versagen arbeiten oder an dem aktuellen Zustand, der die Depression bestimmt, obschon wir wissen, wie entscheidend das Verhalten der Eltern ursprünglich war?

Abschließend möchte ich betonen, dass Depression nicht allein auf eine gestörte Wahrnehmung zurückzuführen ist. Trotz des berühmten Diktums »in Anbetracht, wie Sie denken, wie Sie sich fühlen«, müssen gleichzeitig in Betracht ziehen, dass biologische Kreisläufe diesen Prozess beeinflussen. Es handelt sich um eine Art Paarung bestimmter Wahrnehmungen und bestimmter affektiver Strukturen. Bejjani et al. (1999) entdeckten überraschenderweise, dass bei einem Patient, dessen Leiden an Parkinson gemildert werden sollte, während der elektrischen subthalamischen Stimulation der linken Gehirnhälfte akute vorübergehende Depressionen eintraten. Das Experiment wurde mit Probanden verschiedener Institutionen unter strengen methodologischen Bedingungen wiederholt und aufgenommen. Nach 17 Sekunden Stimulation trat bei einem Patienten eine starke Veränderung der Mimik ein. Nach vier Minuten und 16 Sekunden begann der Patient zu weinen und drückte sein Leiden aus. Dies waren die Worte des Patienten während der Phase der elektrischen Stimulation:

»Nein, ich habe das Leben satt, es reicht mir … Ich möchte nicht mehr leben, es widert mich an … Alles ist nutzlos. Ich fühle mich immer wertlos. Ich habe Angst in dieser Welt.« Auf die Frage, warum sie traurig sei, antwortete sie: »Ich bin müde. Ich möchte mich in einer Ecke verstecken … Ich beweine mich natürlich nur selbst … Ich bin hoffnungslos, warum belaste ich Sie damit …«

Der Patient veränderte sich eine Minute und zwanzig Sekunden, nachdem die Stimulation beendet worden war, und begann zu lachen. An dieser Stelle sollte erwähnt werden, dass die Elektrode verschiedene Sektoren stimulierte. Der depressive Effekt entstand ausschließlich bei der Stimulation eines spezifischen Sektors, dem subthalamischen Bereich, den der Patient nicht kannte.

Die Frage, unter welchen Umständen spezifische kognitive Komponenten auf verschiedenen Ebenen der Symbolisierung sich mit bestimmten spezifischen biologischen Strukturen paaren und das Phänomen des depressiven Zustandes produzieren, bleibt bislang ungelöst.

Übersetzung: Rebecca Tovar; überarbeitet von Marianne Leuzinger-Bohleber

Literatur

Abramson, L., Metalsky, G. I., Alloy, L. B. (1989). Hopelessness depression: A theory-based subtype of depression. Psychological Review, 96, 358–372.

Bejjani, B. P., Damier, P., Arnulf, I., Thivard, L., Bonnet, A. M., Dormont, D., Cornu, P., Pidoux, B., Samson, Y., Agid, Y. (1999). Transient acute depression induced by high-frequency deep-brain stimulation. The New England Journal of Medicine, 340, 1476–1480.

Bibring, E. (1953). The mechanism of depression. In: P. Greenacre (Ed.), Affective disorders. Psychoanalytic contributions to their study (pp. 13–48). New York: International Universities Press.

Bleichmar, H. (2004). Making conscious the unconscious to modify unconscious processing. International Journal of Psychoanalysis, 77, 935–961.

Bleichmar, H. (2010). On: Memory in a labile state: Therapeutic application. International Journal of Psychoanalysis, 91, 1524–1526.

Blomstedt, P., Hariz, M. I., Lees, A., Silberstein, P., Limousin, P., Yelnik, J., Agid, Y. (2008). Acute severe depression induced by intraoperative stimulation of the substantia nigra: A case report. Parkinsonism and related disorders, 14, 253–256.

Bowlby, J. (1980). Loss: Sadness and depression. Attachment and loss. Vol. 3. London: Hogarth Press.

Brown, G. W., Harris, T. O. (Eds.) (1989). Life events and illness. New York: Guilford Press.

Fairbairn, W. R. D. (1943/1952). The repression and the return of bad objects (with special reference to the ›war neuroses‹). In: W. R. D. Fairbairn, Psychoanalytic Studies of the Personality (pp. 59–81). London: Tavistock.

Freud, A. (1965/1980). Wege und Irrwege in der Kinderentwicklung. In: Die Schriften der Anna Freud. Bd. 8. München: Kindler.

Freud, S. (1914). Zur Einführung des Narzißmus. Gesammelte Werke, Bd. X (S. 137–170).

Freud, S. (1923). Das Ich und das Es. Gesammelte Werke, Bd. XIII (S. 237–289).

Freud, S. (1926). Hemmung, Symptom und Angst. Gesammelte Werke, Bd. XIV, 111–205.

Goldberg, D., Kendler, K. S., Sirovatka, P., Regier, D. A. (Eds.) (2010). Diagnostic issues in depression and generalized anxiety disorder. Refining the research agenda for DSM-V. Arlington, Virginia: American Psychiatric Association.

Kernberg, O. F. (1975). Borderline conditions and pathological narcissism. New York: Jason Aronson.

Klein, M. (1937/1985). Love, guilt and reparation. In: The Writings of Melanie Klein. Vol. I (pp. 306 – 343). London: Hogarth Press.

Klein, M. (1940/1985). Mourning and its relation to manic-depressive states. In: The Writings of Melanie Klein. Vol. I (pp. 344 – 369). London: Hogarth Press.

Kohut, H. (1971). The analysis of the self. New York: International Universities Press.

Leuzinger-Bohleber, M. (2008). Biographical truths and their clinical consequences: Understanding ›embodied memories‹ in a third psychoanalysis with a traumatized patient recovered from severe poliomyelitis. International Journal of Psychoanalysis, 89, 1165 – 1187.

Leuzinger-Bohleber, M., Pfeifer, R. (2002). Remembering a depressive primary object. International Journal of Psychoanalysis, 83, 3 – 33.

Markson, E. (1993). Depression and moral masochism. International Journal of Psychoanalysis, 74, 931 – 940.

Rosenfeld, H. (1964/1984). On the psychopathology of narcissism: a clinical approach. In: Psychotic States. A Psychoanalytic Approach (pp. 169 – 179). London: Maresfield Reprints.

Spitz, R. (1946). Anaclitic depression. Psychoanalytic Study of the Child, 2, 313 – 341.

Tomassi, G., Lanotte, M., Albert, U., Zibetti, M., Castelli, L., Maina, G., Lopiano, L. (2008). Transient acute depressive state induced by subthalamic region stimulation. Journal of Neurological Science, 15, 135 – 138.

Rosemarie Kennel

Chronische Depression und Psychic Retreat

Psychic Retreat und Pathologische Organisation

Depression ist keine nosologische Einheit. Die *Symptomatik* ist vielfältig und komplex, und die *Erklärungsansätze* sind heterogen und disparat (Bohleber, 2010). Das kann dem derzeitigen Forschungsstand geschuldet sein, möglicherweise ist es aber auch der Erkrankung inhärent.

Ein Ineinanderwirken biologischer und psychischer Faktoren – in welcher Gewichtung und welchem Kausalzusammenhang auch immer – vorausgesetzt, interessieren hier vorrangig die *depressiven Verarbeitungsmodi* von Defizienzen, Verlusten, Traumata und Konflikten. Es geht um die Implikationen, die Vermittlungsprozesse, das »Innenleben« des beobachtbaren äußeren Verhaltens.

Im Sinne einer Arbeitshypothese wird versucht, die Fülle der Erscheinungen und Beschreibungen der depressiven Verfassung im Rahmen der britischen Objektbeziehungstheorie mit dem Konzept des Psychic Retreat als pathologischer Organisation zumindest in einigen Verlaufsformen zusammenzufassen und zu bündeln, ohne die Reichhaltigkeit der Phänomene zu reduzieren. Dabei wird eine enge Verknüpfung zwischen Psychic Retreat und pathologischer Organisation angenommen.

Das Phänomen des körperlichen und seelischen Rückzugs wurde unter dem Begriff *Psychic Retreat* als weitreichendes klinisches Konzept federführend von J. Steiner (1993/1998, 1996) eingebracht und gerade in jüngster Zeit von anderen Autoren (Weiß, 2012) erweitert und zugleich spezifiziert und systematisiert. Insbesondere in der Verbindung mit einer *pathologischen*

Organisation ist es auf viele Krankheitsbilder wie Borderline, Psychosen, narzisstische Störungen und vereinzelt auch auf Depressionen angewendet worden (Weiß u. Frank, 2012). Hier wird der Begriff *Psychic Retreat* dezidiert für depressive Zustände gebraucht, weil er sich unmittelbar in der analytischen Situation ereignet und damit weiter ausführt, was David Taylor (2010) in seinem Depressions-Manual mit emotionalem Kontakt meint.

Einige Grundannahmen der Klein/Bion-Theorie werden im Hinblick auf das Thema vorausgesetzt (Kennel u. Reerink, 1997). Es sind dies die Annahme

- eines *psychisch Unbewussten*, das in Form *innerer Objekte* organisiert ist,
- in sich relativ festgefügter *mental states* in Form von *Positionen* und *Organisationen*,
- elementarer Emotionen, neben *L* (Liebe), *H* (Hass), zusätzlich eingeführt *K* (Kennen-wollen),
- einer Grundbefindlichkeit der *Angst* (fear of annihilation, fear of the unknown) als auslösendem Impuls.

Das Psychische ist in dieser Objektbeziehungstheorie nicht hierarchisch in Strukturen oder linear in Phasen gegliedert (diese Verstehensweisen werden zwar nicht aufgegeben, treten aber in den Hintergrund), sondern besteht vorrangig aus einer *Welt innerer Objekte* und deren Beziehungen sowohl untereinander als auch mit dem *Ich/Selbst* – vorstellbar als ein inneres Schauspiel mit wechselnden Akteuren. Diese *innere Welt* ist aus biologischen Dispositionen und Reifungsprozessen im Austausch mit der Umwelt über projektive, introjektive sowie identifikatorische Prozesse mit wichtigen Bezugspersonen entstanden. Deshalb sind diese inneren Objekte nicht einfach als Repräsentanzen der Außenwelt zu verstehen, sondern sie haben – über Beziehungserfahrungen gebildet – Subjekt- wie Objektanteile und gewinnen eine Eigendynamik. Ogden (1983) spricht sogar von »Suborganisationen des Ich«. Diese sind nicht statisch, sondern dynamisch und zirkulär organisiert. Sie sind auch nicht unveränderlich oder stabil, sondern können beispielsweise mit Selbstanteilen über eine narzisstische Identifikation zu Amalgamen verschmelzen. Auch das Ich/Selbst ist nicht stabil – abgesehen von einer Kern-Identiät, vielleicht dem Körper-Ich, das nur in schwersten Krankheitszuständen zerfällt – sondern Ich/Selbst-Anteile können in innere oder äußere Objekte projiziert werden. Sie sind dann dem Ich nicht mehr verfügbar, das dadurch »verarmt« – es sei denn, die Projektion wird in einer Re-Introjektion zurückgenommen oder auf einen anderen Level transformiert. Im Vergleich zu dem klassischen Repräsentanzenbegriff sind innere Objekte gestalthafter, aktiver, »lebendiger« konzipiert und tragen immer einen Teil der Beziehungserfahrung in sich, die nun nicht mehr interpersonal, sondern intrapersonal wirkt (Ogden, 1983). Auch neurobiologisch und ontologisch gibt es keine Einheit »Ich«, dieses ist vielmehr ein Gehirn-Körper-Zustand, der sich psychosomatisch intuitiv, in Spiegelung mit »bedeutsamen Anderen« und konstruktiv narrativ stabilisiert und damit Prozesscharakter hat und Suborganisationen bildet.

Aus ihrer klinischen Erfahrung heraus hat Melanie Klein (1962) zwei *states of mind*, also »Seelenzustände« – und nicht Strukturen im psychoanalytischen Sinne – hervorgehoben: die *paranoid-schizoide* und die *depressive Position.* Diese »Positionen« sind durch ein Ensemble von spezifischen Modalitäten der Perzeption, Emotion, Kognition und entsprechenden Ängsten, Abwehrformen und Objektbeziehungen gekennzeichnet und umfassen damit jeweils die gesamte psychische Kondition. Insofern werden also nicht Einzelsymptome oder einzelne triebökonomische Verlagerungen erfasst, sondern immer ein Gewebe der miteinander verbundenen tragenden menschlichen Verhaltensmöglichkeiten, ihrer Entwicklung im Austausch mit der Umwelt und deren Äußerungen. Das Augenmerk dieser Konzeption richtet sich darauf, dass mit der Veränderung einzelner Teilfunktionen auch andere Funktionen und damit das Ganze sich verändern und sich in gegenseitigem Austausch und Wechsel beeinflussen. Weder gibt es also isolierte Entwicklungen der Emotion, des Denkens und der Beziehungen, noch treten deren Störungen isoliert auf. Außer der mehr oder weniger gleichen biologischen Grundausstattung gibt es bei der Spezies Mensch demnach offenbar ein Sample von sich wiederholenden typischen Erfahrungen, die, neurobiologisch im kortikalen und subkortikalen Substrat als Netzwerke niedergelegt, sich iterierend neben neurophysiologischen und neurochemischen Veränderungen zunehmend stabilisieren und dann relativ festgefügte, psychisch abrufbare Muster bilden – die oben genannten Positionen. Diese funktionale und dynamische Auffassung psychischer Organisation hat den Vorteil, dass sie die Fluktuationen des Psychischen gut erfasst und auch die neurobiologische Ausgangslage mit abbildet.

Die paranoid-schizoide und die depressive Position – historisch zunächst als aufeinander folgend und als primitivere versus reifere Entwicklungsstufe aufgefasst – werden heute beide als notwendig, gleichwertig und untereinander oszillierend angesehen.

Wichtig ist, zwischen dem Krankheitsbild Depression und der depressiven Position begrifflich zu unterscheiden. Sprachlich paradox kann die Depression erst auf der Stufe der depressiven Position überwunden werden, da erst auf dieser psychischer Schmerz, Trauer, Schuld und Abhängigkeit zugelassen und ertragen werden können.

In der Weiterentwicklung dieser Theorie wurde immer wieder versucht, neue Positionen einzuführen, wohl aus dem Ungenügen heraus, gewisse pathologische Zustände mit den zwei Positionen nicht ausreichend erfassen zu können. Durchgesetzt hat sich dann gewissermaßen als eine dritte Position in den 1970er-Jahren – von vielen der Klein-Bion-Schule zuzurechnenden Analytikern (H. Rosenfeld, H. Rey, B. Joseph, J. Steiner, D. Meltzer u. a.) mehr oder weniger gleichzeitig, wenn auch jeweils unterschiedlich beschrieben und gewichtet: die *pathologische Persönlichkeitsorganisation.*

Auch die *pathologische Organisation* besteht, in einer gewissen Kontinuität der Denktradition zu den gesünderen Formen des Psychischen heraus konzipiert, aus einem Ensemble von typischen Ängsten, Abwehrformen, Realitätsbezügen und Realitätswahrnehmungen, Objektbeziehungen, Ich-Zuständen, psychischen Mechanismen und Denkformen. Eingebürgert hat sich die Bezeichnung »Organisation«, wohl um die starrere, weniger flexible Verfassung im Vergleich zu den »Positionen« anzuzeigen. Im Gegensatz zu letzteren, die oszillierend normalerweise immer vorhanden und aktiv, aber durch ihre Beweglichkeit jeweils psychische Durchgangsstadien sind, ist die Organisation rigider, gewinnt eine Eigendynamik, wird gelegentlich gar personifiziert (»innere Mafia« oder »Gang« bei Rosenfeld, 1987/1990) und kann die gesamte Person dominieren.

Zusammengefasst manifestiert sich die *pathologische Organisation* nach Steiner (1993/1998) als:

a) Vermeidung und Verarmung von Kontakt zu anderen Menschen (auch dem Analytiker) und zur Realität – der äußeren wie der inneren, indem der Patient keinen Zugang mehr zu sich selbst, zu seinen Gefühlen und zu seiner Bedürftigkeit hat,
b) perverse (sadomasochistische, narzisstische) Objektbeziehungen in der äußeren und inneren Welt mit einer veränderten Konfiguration der inneren Objekte,
c) perverses Denken – die Realität wird zugleich anerkannt und verleugnet (bspw. gibt es ein sich nicht berührendes Nebeneinander von Omnipotenz und Versagen, Schuld und Schuldlosigkeit, Verlust und Nicht-Verlust).[1]

Diese Mechanismen, hier nur ansatzweise sprachlich umrissen, stellen eine ungeheure Einengung der Persönlichkeit dar. In ihrer Rigidität sind sie mit einem massiven Verlust von emotionalen Valenzen und kognitiven Fähigkeiten und damit Wahrnehmungs- und Realitätsverzerrungen verbunden. Verstehen, Lernen, Neugier und Entwicklung – das psychische Wachstum (K) kommt zum Erliegen oder wird eine Zeitlang stillgestellt. Damit gibt es in der Depression nicht nur einen äußeren, örtlichen Rückzug, sondern auch einen inneren, zeitlichen Stillstand. Unter diesem Blickwinkel lassen sich die meisten depressiven Symptome »von innen heraus« relativ gut verstehen und nicht nur beschreibend erfassen. Diese Konzeptualisierung »schmiegt sich« gewissermaßen an das klinische Material an. Viele depressive Menschen erleben ihre jeweilige psychische Verfassung

---

[1] Der Begriff »pervers« wird von Steiner weiter gefasst und nicht auf eine sexuelle Deviation beschränkt. Er geht auf den Fetischismus-Begriff von Freud (1927e) zurück, der ihn als ein Nebeneinanderbestehen von illusionär-wunschgemäßen und realitätsgerechten Einstellungen versteht.

(die »depressive« oder die »nichtdepressive«) wie verschiedene *Aggregatzustände* beziehungsweise als einen Wechsel zwischen »hellen« und »schwarzen« Zeiten. Das sind jeweils ganz unterschiedliche Gesamtbefindlichkeiten bei ein und derselben Person.

Steiner (1993) hat das in einem Dreieck bildlich dargestellt, bei dem die paranoid-schizoide Position und die depressive Position die Eckpunkte der Basis und die pathologische Organisation die Spitze des Dreiecks darstellen und die drei Komponenten in wechselndem Ausmaß untereinander fluktuieren.

Die Fülle, Komplexität und Disparität der depressiven Symptomatik und Verfassung sowie ihrer Verlaufsformen – es seien nur einige genannt wie tiefe Verstimmung, Reizbarkeit oder Fühllosigkeit, Wut und Verzweiflung, projektiv verzerrte Wahrnehmung der Realität und anderer Menschen, damit auch schwierige von projektiven Identifizierungen, Aggressionen und Narzissmus gezeichnete Beziehungen, Omnipotenzfantasien und illusionäre Größenideen gepaart mit Minderwertigkeitsgefühlen, Schuldgefühlen, Verarmungsgefühlen und innerer Leere, Hoffnungslosigkeit und Trostlosigkeit bis zu Suizidgedanken – lassen sich damit recht gut erfassen. Trotz der Vielfalt der Symptome in der Depression und deren individuell von Person und ihrer Biografie abhängiger Ausprägung gibt es nämlich durchaus auch eine tendenzielle Gleichförmigkeit all dieser Phänomene. Die Hypothese eines *Psychic Retreat* als pathologischer Organisation legt nahe, diese unter die oben beschriebenen Kernmerkmale der pathologischen Organisation zu subsumieren.

Psychic Retreat und Depression

Äußerer Rückzug ist ein sehr häufiges Phänomen in der Depression; verbunden mit einem *inneren Rückzug* wird er zu einer *pathologischen Organisation* und ist dann pathognomonisch für die chronifizierte Depression. Der so verstandene *Psychic Retreat* ist eine psychische Ausnahmesituation, nicht nur ein Symptom (!), sondern eine psychische Gesamtverfassung, in der alle psychischen Teilfunktionen – *Kontakt, Wahrnehmung, Objekt- und Selbstbeziehungen, Denken* – dieser pathologischen Organisation entsprechend in spezifischer Weise betroffen sind. Anders ausgedrückt: Alle Einzelerscheinungen sind in die Textur der pathologischen Organisation eingewoben. Ein solcher holistischer Ansatz entspricht zugleich einer Auffassung der Depression als passager pathologischem Gesamt-Gehirn-Körper-Zustand.

Phänomenologisch ist der *Psychic Retreat* zunächst ein Rückzug von der *äußeren* Welt in einen Ort vermeintlicher Sicherheit (das Bett, das Zimmer, die Wohnung, in der Fantasie der Mutterleib, oder aber auch die Analyse, eine Institution, eine Ideologie etc.). Er ist aber vor allem ein Rückzug von der *inneren* Welt, einhergehend mit Fühllosigkeit (»*numbing*«), Abstumpfung und Erstarrung (und der daraus resultierenden Hemmung und Antriebslosigkeit) und eine Flucht in die Zeit- und Reglosigkeit: Der Fluss des Lebens ist unterbrochen, die Zeit steht still, es gibt keine Projektion in die Zukunft oder lebendige Erinnerung an die Vergangenheit, häufig nur mehr die quälende, von Zweifeln, Unlust und Grübeleien geprägte Gegenwärtigkeit. Der Retreat wird aufgesucht als *Schonbereich*, man kann dort weder von außen noch von innen »angegriffen« und selbst das »normale Leben« kann einem nicht zugemutet werden (Britton, 1990). Er wird zu einem Ort falscher Sicherheit, einem Pseudo-Container, und das kann dann zu einer grandios-narzisstischen, aber psychisch quasi tödlichen Isolierung auf Kosten von Entwicklung und Lebendigkeit führen. Die Kranken leben bevorzugt in einer Schein- oder Zwischenwelt, nichts soll wirklich werden oder sich verändern. In einer Art Zeit-, Selbst- und Weltverlust scheinen sie anwesend und abwesend zugleich, sich selbst und der Welt abhanden gekommen. In diesen Zuständen können sie häufig *ihren Ort* nicht mehr finden und innen und außen keine Ordnung mehr schaffen; Chaos oder Leere stellen sich ein. Es wird schwierig, sich der Realität zu stellen; häufig erfolgt die Flucht in die grenzenlose Welt der Musik oder des Cyberspace.

Sofern Objektbeziehungen aufrechterhalten werden, sind sie häufig *perverser* Natur, wie oben beschrieben: Die Erkrankten können nicht mit und auch nicht ohne Partner leben. Die bevorzugten Kommunikationsmodi werden Projektion und projektive Identifizierung, welche Gegenreaktionen hervorrufen und die Partner in eine Ko-Depression hineinziehen können.

In all diesen Phänomenen ist der subjektive Leidenszustand nicht aufgehoben, aber kompromisshaft verändert scheinbar erträglicher.

Die *Motive* (nicht die Ursachen), den *Psychic Retreat* aufzusuchen sind:

- die Vermeidung von Angst und psychischem Schmerz,
- die Bindung primitiver Destruktivität (bis hin zu mörderischen Impulsen)
- und damit verbunden *–K*, das Nicht-Wissen-Wollen.

Bei den im *Psychic Retreat* gemiedenen Ängsten handelt es sich um solche vor Fragmentierung, Vernichtung, Verfolgung (Ängsten aus der paranoid-schizoiden Position) und Ängsten vor psychischem Schmerz, Trauer, Schuld, Abhängigkeit (Ängsten aus der depressiven Position). Diese Ängste werden am Beginn der Depression meist durch Verluste oder narzisstische Kränkungen ausgelöst.

Verlust, Psychic Retreat und Depression

Verlust ist zu einem Zentralbegriff der Psychodynamik von Depressionen geworden und gilt fast als *der* kausale oder zumindest der Auslösefaktor schlechthin. Das ist auch in dieser Theorie so, aber der Verlust wird hier nicht linear kausal gesehen, sondern immer in seinen komplexen Verflechtungen innerhalb der psychischen Organisation. »Verlust« muss insofern in einem ganz weiten Sinne gefasst werden: Er beinhaltet Verluste von Menschen oder den Verlust von Liebe, aber auch Kränkungen und Enttäuschungen, den Verlust von Macht und Besitz oder auch den Verlust von Hoffnungen und Zukunftsperspektiven. Der depressionsauslösende Verlust kann sich scheinbar in Minidimensionen bewegen. Er kann aktuell sein oder sich aus alten, mehr oder weniger defizienten Erfahrungen und deren Verarbeitungen speisen. Nach dem Urverlust, der Katastrophe der Geburt, birgt das Leben zweifellos eine Fülle von Verheißungen und Erfüllungen, aber man muss es auch als eine einzige Kette von Verlusten und Auseinandersetzungen mit den *facts of life*

(Money-Kyrle, 1971/1978) ansehen, das heißt, auch der aktuelle Verlust ist immer ein Palimpsest.

Wann wird ein Verlust pathogen? Unbestritten gibt es genetische Dispositionen und Resilienzen, die anfälliger machen für Depressionen oder davor schützen. Ausgehend von Freud (1911, 1916–1917g) sucht man in der Klein-Bion-Auffassung darüber hinaus nach *psychischen Dispositionen*, die verständlicher machen, warum manche Menschen depressiv erkranken und andere nicht. Dabei ist die Anerkennung von Verlusten überhaupt und speziell von konkreten Verlusten, das heißt auch die *Anerkennung der facts of life* – das ist die Anerkennung von Abhängigkeit (Mutter/Kind), von Ausgeschlossensein (vom elterlichen Paar mit Anerkennung des Dritten) und von Endlichkeit (Tod) – für eine gelingende Trauerarbeit als ein vor Depression schützender Vorgang maßgebend. Insofern wird gerade die *Nicht-Anerkennung von Verlust* zu einem zentralen pathogenen Faktor (Ogden, 2005), das heißt, das verlorene Objekt wird – in welcher Form auch immer (meist narzisstisch identifiziert) – internalisiert und erscheint illusionär als *nicht* verloren, die schmerzliche Trennung wird vermieden. Quälend gegenwärtig wird dann aber das aus Selbst- und Objektanteilen gebildete Introjekt dynamisch aktiv und nimmt häufig strafenden Charakter an. Sowohl der Trauerprozess mit der Lösung vom verlorenen Objekt als auch die Findung neuer Objekte sind damit unterbunden.

Die beschriebene Introjektbildung geht häufig mit einem *Psychic Retreat* einher oder dieser folgt daraus. Im Retreat hat sich also die Organisation der inneren Objekte und des Selbst pathologisch verändert. Vorwiegend destruktive wie auch abhängig-bedürftige Selbstanteile werden nach innen oder außen projiziert; das führt einerseits zu einer Verarmung des Ich und bläht die Objekte andererseits bedeutungsvoll auf. Destruktive innere Objekte (projizierte Selbstanteile) können so bedürftige innere Objekte (die abgewehrten abhängigen Selbstanteile) beherrschen. Neben Gefühlen der Minderwertigkeit werden Omnipotenz, Narzissmus und Sadismus im Inneren vorherrschend; die veränderte innere Objektwelt kann ein Eigenleben gewinnen und sich gegen das verarmte Ich und gegen die Realität richten. Die Depressiven erleben sich dann wie in sich eingeschlossen und in ihre Grübeleien verstrickt – wie von einer quasi fremden inneren Macht beherrscht. Einem gnadenlosen inneren Objekt ausgeliefert, fühlen sie sich schwach, minderwertig, häufig angegriffen; sie können dann aggressiv reagieren oder oft auch – merkwürdig befriedigt – in ihre »Schlechtigkeit« einwilligen. In solchen Fällen handelt es sich zusätzlich um einen *moralischen Retreat* mit grenzen- und namenlosen Schuldgefühlen, in dem die Betreffenden aber nicht mehr angreifbar sind und in ihrer globalen Selbstanklage jede Verantwortung von sich weisen können. In vielen Fällen besteht dabei eine Koexistenz von Bedürftigkeit und Selbstzerknirschung mit einer camouflierten, aus reaktiven Größenideen sich speisenden moralischen Überheblichkeit. Als letzter Ausweg – als Absage an sich selbst und an die Welt – können dann als illusionärer Fluchtimpuls Suizidgedanken auftreten.

All dies hat Folgen für das Verständnis der analytischen Situation. Fasst man diese nach dem neuen Paradigma als einen intersubjektiven Vorgang auf, so ist das Ausmaß des *Psychic Retreat* jeweils ein guter Gradmesser, inwieweit intersubjektive Kommunikation noch stattfinden kann und umgekehrt: Kann man *emotionalen Kontakt* herstellen oder besteht nur ein Pseudo-Kontakt? Befindet sich der Patient im *Psychic Retreat*, so wird es, wenn er sich durch die Therapie wieder »herauswagt«, mehr oder weniger Bewegung hin zu den beiden Positionen geben (Steiner, 1993/1998; Steiner u. Schafer, 2011). Das kann auf der Makroebene der Beziehungsgestaltung überhaupt oder aber auf der Mikroebene in den Minisequenzen einer analytischen Stunde geschehen. Dann lässt sich beobachten, auf welchem Organisationsniveau der Patient sich derzeit befindet: Herrschen Elemente der paranoid-schizoiden Position oder der depressiven Position vor? Das hängt von der Basisstruktur des Patienten, aber auch zum Beispiel vom augenblicklichen Stand der Analyse und dem intersubjektiven Kontakt mit dem Analytiker ab. Ist der Patient vollständig im Rückzug befangen, so wird keine Bewegung oder nur eine eingeschränkte Fluktuation zwischen den Positionen stattfinden – es kommt zur Stagnation, das heißt, es gibt keine Entwicklung. Und da Symbolisierung immer eine Dreierbeziehung voraussetzt, die eine Bewegung von der paranoid-schizoiden zur depressiven Position, von der »symbolischen Gleichsetzung« (Segal, 1957) zum Symbol beinhaltet, werden auch Symbolisierungsprozesse gestört. Durch diese fatale Wechselwirkung kann auch der Verlust nicht mehr symbolisiert und damit fühlend und denkend verarbeitet werden, er bleibt gerade in seiner Nicht-Anerkennung quälend gegenwärtig.

Bei all dem entspricht es aber auch klinischer Erfahrung, dass die Rückzugsbewegungen und das Ausmaß der veränderten psychischen Organisation noch beweglich und von unterschiedlicher Dauer sind und die Schattierungen des Krankheitsbildes bedingen, das heißt aber auch, dass sie – wenngleich in oft schwierigen und langwierigen Prozessen – therapeutisch zugänglich bleiben. In der Konstanz und Zuverlässigkeit eines analytischen Containing, der Bereitstellung eines Denk-Fühl-Raumes, können viele Patienten allmählich wieder ausreichend Sicherheit gewinnen, um sich Stück für Stück – auch wenn es sich in der Gegenübertragung oft wie eine Sisyphosarbeit anfühlt – aus ihrer Erstarrung im Retreat herauszubewegen und Neues zu erproben. Lebenszeit und Entwicklungen wurden zwar – über längere Zeit oder wiederholt – aufgehalten, aber das ist nicht notwendig mit einem Strukturverlust verbunden. Bei der Depression handelt es sich nicht einfach um eine Minusvariante des Lebens (»Das erschöpfte Selbst« nach Ehrenberg, 1998/2004), sondern sie kann nach entsprechender Bearbeitung und Anerkennung der maßgeblichen Verlusterfahrungen zu kreativen Lösungen (Bion, 1962 spricht vom »Lernen durch Erfahrung«) führen und ein solcher Prozess damit auch zu einem Korrektiv einer Gesellschaft mit ganz anderen Leitvorgaben werden: Viele Künstler und *Denker* haben Depressionen durchgemacht; nicht jeder Depressive ist *per se* ein Künstler, aber in jeder jeweils anzuerkennenden Schwere der individuellen Leiderfahrung und deren Verarbeitung liegt auch ein hohes menschliches Potenzial.

Literatur

Bion, W.R. (1962/1990). Lernen durch Erfahrung. Übers. E.Krejci. Frankfurt a.M.: Suhrkamp.

Bohleber, W. (2010). Editorial. Psyche – Zeitschrift für Psychoanalyse und ihre Anwendungen, 64, 771–781.

Britton, R. (1990). Five Introductory Seminars on Bion. Unveröffentlichtes Manuskript.

Ehrenberg, A. (1998/2004). Das erschöpfte Selbst. Depression und Gesellschaft in der Gegenwart. Frankfurt a.M.: Campus.

Freud, S. (1911). Formulierungen über die zwei Prinzipien des psychischen Geschehens. Gesammelte Werke, Bd. VIII (S. 229–238).

Freud, S. (1916–1917g). Trauer und Melancholie. Gesammelte Werke, Bd. X (S. 428–446).

Freud, S. (1927e). Fetischismus. Gesammelte Werke, Bd. XIV (S. 311–317).

Kennel, R., Reerink, G. (Hrsg.) (1997). Klein-Bion. Eine Einführung. Tübingen: edition diskord.

Klein, M. (1962). Das Seelenleben des Kleinkindes. Stuttgart: Klett.

Money-Kyrle, R.E. (Ed. D.Meltzer) (1971/1978). The Collected Papers of Roger Money-Kyrle. Strath Tay: Clunie Press.

Ogden, Th. (1983). The concept of internal object relations. International Journal of Psycho-Analysis, 64, 277.

Ogden, Th. (2005). A new reading of the origins of object relation theory. This art of psychoanalysis. London u. New York: Routledge.

Rosenfeld, H. (1987/1990). Sackgassen und Deutungen. München u. Wien: Verlag Internationale Psychoanalyse.

Segal, H. (1957/1990). Bemerkungen zur Symbolbildung. In: E.B. Spillius (Hrsg.), Melanie Klein Heute, Bd. 1. Übers. E. Vorspohl. München: Verlag Internationale Psychoanalyse.

Steiner, J. (1993/1998). Orte des Seelischen Rückzugs. Pathologische Organisationen bei psychotischen, neurotischen und Borderline-Patienten. Stuttgart: Klett-Cotta.

Steiner, J. (1996). The aim of psychoanalysis in theory and practice. International Journal of Psycho-Analysis, 77, 1073–1083.

Steiner, J., Schafer, R. (2011). Seeing and Being Seen: Emergence from a Psychic Retreat. London u. New York: Routledge.

Taylor, D. (2010). Das Tavistock-Manual der psychoanalytischen Psychotherapie unter besonderer Berücksichtigung der chronischen Depression. Psyche – Zeitschrift für Psychoanalyse und ihre Anwendungen, 64, 833–861.

Weiß, H. (2012). Utopien und Dystopien als Orte des seelischen Rückzugs. Psyche – Zeitschrift für Psychoanalyse und ihre Anwendungen, 66, 310–330.

Weiß, H., Frank, C. (Hrsg.) (2002). Pathologische Persönlichkeitsorganisation als Abwehr psychischer Veränderung. Tübingen: edition diskord.

Rolf Haubl

Depression und Arbeitswelt

In der WHO-Charta von Ottawa aus dem Jahre 1986 steht zu lesen: »Die Art und Weise, wie eine Gesellschaft die Arbeit und die Arbeitsbedingungen organisiert, sollte eine Quelle der Gesundheit und nicht der Krankheit sein.« Diese Forderung ist in der spätmodernen Arbeitsgesellschaft nach wie vor nicht eingelöst. Und Erwerbsarbeit ist kein Lebensbereich wie jeder andere. Über das Einkommen sichert sie das materielle Auskommen der Gesellschaftsmitglieder und ermöglicht ihnen, sich sozial zu integrieren und zu partizipieren. Deshalb sind Arbeitsplatzunsicherheit (Sverke, Hellgren u. Näswall, 2006) und Arbeitslosigkeit (Paul u. Moser, 2009) kritische Lebensereignisse, die kränken und krank machen.

Was die Arbeitsplatzunsicherheit betrifft, so ist es nicht allein die Sorge, den Arbeitsplatz zu verlieren, die belastet. Gleiches gilt für die verbreitete Erfahrung, dass sich die Arbeitsbedingungen der Arbeitnehmer und Arbeitnehmerinnen auf Kosten ihrer psychischen Gesundheit gravierend verschlechtern. Deshalb muss es alarmieren, wenn Beschäftigtenbefragungen gegenwärtig darauf hinweisen, dass etwa jeder Zweite seine gesundheitlichen Probleme in einen ursächlichen Zusammenhang mit den Arbeitsbedingungen an seinem Arbeitsplatz bringt (Zok, 2010).

Epidemiologie

Während der allgemeine Krankenstand in Deutschland zurückgeht, nehmen psychische Erkrankungen zu. Das wird von allen Krankenkassen berichtet. Um nur den DAK Gesundheitsreport 2012 anzuführen: Im Jahr 2011 machen psychische Erkrankungen 13,4 % des Gesamtkrankenstandes aus. Ein Jahr zuvor waren es noch 1,3 % weniger. Psychische Erkrankungen stehen damit an vierter Stelle der wichtigsten Krankheitsarten.

Mit einem Anteil von 16,3 % der Arbeitsunfähigkeitstage sind Frauen im Vergleich mit Männern, deren Anteil bei 11 % liegt, deutlich mehr belastet.

Alle vorliegenden Befunde zusammenfassend (Rau, Gebele, Morling u. Rösler, 2010), kommen psychische Erkrankungen in jedem Alter vor, wobei sich die Spitzenwerte beider Geschlechter bei den über 55-Jährigen finden. Der größte Zuwachs betrifft die unter 30-Jährigen.

Bezogen auf die verschiedenen Branchen tragen Arbeitnehmer und Arbeitnehmerinnen im Bereich personaler Dienstleistungen, und da besonders im Gesundheits- und Sozialwesen das größte Risiko, psychisch zu erkranken. Aber auch in Branchen mit traditionell niedrigen Krankenständen wie etwa Banken nehmen die Arbeitsunfähigkeitszeiten aufgrund psychischer Erkrankungen zu.

Die durchschnittliche Erkrankungsdauer ist im Vergleich mit somatischen Erkrankungen überdurchschnittlich hoch. Hinzu kommen überdurchschnittlich viele Frühberentungen (RKI, 2006), was insgesamt deutlich macht, wie kostenintensiv psychische Erkrankungen sind.

Die bevorzugte Behandlung ist psychopharmakologisch, wobei Frauen in der Regel bis zu doppelt so oft Medikamente verordnet bekommen wie Männer. Mit der Zunahme der Erkrankungsrate hat auch das Volumen der verordneten Medikamente zugenommen. Beispielsweise zeigt eine Analyse der Medikamentenverschreibungen der Gmünder Ersatzkasse, die bundesweit etwa 1,4 Millionen Versicherte umfasst, dass die Verordnung von Stimmung aufhellenden und Angst lösenden Psychopharmaka zwischen 1998 und 2003 deutlich angestiegen sind (GEK, 2005). Allerdings ist damit zu rechnen, dass nicht nur ein therapeutisch indizierter Gebrauch von Medikamenten zunimmt, sondern auch psychopharmakologisches Enhancement (DAK, 2009; vgl. dazu auch Haubl, 2012).

Betrachtet man die Einzeldiagnosen in den Krankenkassenstatistiken, so wird die Liste von der Diagnose »Depressive Episode« angeführt, für die mit durchschnittlich 54,1 Arbeitsunfähigkeitstagen auch die Dauer der Erkrankung am längsten ist.

Krankheitsleid, direkte und indirekte Kosten

Epidemiologische Bevölkerungsstudien in Deutschland (Wittchen, Müller, Schmidtkunz, Winter u. Pfister, 2000) zeigen, dass 11,5 % der Bevölkerung im erwerbsfähigen Alter im Laufe eines Jahres von einer behandlungsbedürftigen depressiven Erkrankung betroffen ist. Das entspricht 5,6 Millionen Menschen. Darunter stellen die depressiven Episoden (»Major Depression«) mit 8,3 % die mit Abstand häufigste Form dar.

Depressionen können in jedem Alter auftreten. 50 % der Ersterkrankung kommen vor Erreichen des 40. Lebensjahres zum Ausbruch. Die größte Häufigkeit liegt dabei Mitte 30, Ersterkrankungen nach dem 60. Lebensjahr sind mit 10 % vergleichsweise selten.

Depressionen sind mehrheitlich episodisch verlaufende Erkrankungen mit einer hohen Rezidivneigung: Nach zwei Episoden liegt sie bei 70 %, nach drei Episoden bei 90 %. In 15–20 % der Fälle dauert eine Episode länger als ein Jahr.

Depressionen beeinträchtigen die Lebensführung gravierend. Die WHO hat zur vergleichenden Abschätzung dieser Beeinträchtigung das Konzept »Global Burden of Disease« entwickelt. Neben der Sterblichkeit sind dessen wichtigste Messgröße die gesunden Lebensjahre, die ein Mensch infolge seiner Erkrankung verliert. Weltweit gehen 11,8 % aller verlorenen Jahre auf Depressionen zurück. Keine andere Erkrankung erreicht diesen Prozentsatz. Das entspricht 2002 etwa 67 Millionen Menschen, die infolge der Erkrankung in ihrer Lebensführung nicht nur gravierend psychosozial beeinträchtigt sind, sondern oftmals auch somatisch, da etwa ein Viertel von ihnen auch unter Herz-Kreislauf-Erkrankungen leidet. Aber Depressionen beeinträchtigen nicht nur das Leben, sie nehmen es auch: 10–15 % der Erkrankten sterben durch Suizid.

Zu den »Lasten einer Erkrankung« gehören weiterhin die finanziellen Kosten, die sie verursacht, wobei zwischen direkten und indirekten Kosten zu unterscheiden ist. Zu den direkten Kosten gehört das Geld, das für Behandlungen – von der Medikation bis zum Krankenhausaufenthalt – aufgebracht werden muss. Im Vergleich dazu fallen indirekte Kosten an, wenn eine Erkrankung zu Arbeitsunfähigkeit führt, die dann als Arbeitslosengeld oder einer krankheitsbedingten Frühberentung zu Buche schlägt. Geltend zu machen sind zudem Produktivitätsausfälle, die aufgrund einer krankheitsbedingten Leistungsminderung entstehen (vgl. Adler et al., 2006), auch wenn sie sich schwer erfassen lassen. US-amerikanischen Schätzungen zufolge sind indirekte Kosten doppelt so hoch wie direkte Kosten zu veranschlagen (Stamm u. Salize, 2005).

Über die direkten Depressionskosten in Deutschland informiert die Untersuchung einer repräsentativen Stichprobe von 3.555 Personen der nicht institutionalisierten volljährigen Bevölkerung, die mittels einer Version des »Composite International Diagnostic Interview« befragt worden sind (Friemel, Bernert, Angermeyer u. König, 2005):

In einem ersten Schritt identifiziert diese Befragung 131 Personen – das sind 3,51 % – mit einer 12-Monats-Prävalenz für DSM-IV-Diagnosen (Major Depression, Minor Depression, Dysthymie), die dann in einem zweiten Schritt gebeten werden, anzugeben, welche medizinischen Ressourcen sie in welchem Umfang im zurückliegenden Jahr verbraucht haben. Schließlich wird dieser Verbrauch in einem dritten Schritt nach den Preisen des Jahres 2002 monetär bewertet, was eine durchschnittliche Pro-Kopf-Summe von 686 Euro ergeben hat.[1] Wenn 3,51 % Personen der Stichprobe als depressiv diagnostiziert worden sind

---

[1] Aufgrund einer breiteren Berechnungsgrundlage kommen Salize et al. (2004) mit einem Betrag von 3449 Euro allerdings zu sehr viel höheren Pro-Kopf-Kosten!

und 67 Millionen Volljährige im Jahre 2002 in Deutschland gelebt haben, dann ergeben sich die Gesamtkosten als 3,51 % von 67 Millionen multipliziert mit den Pro-Kopf-Kosten von 686 Euro, abgerundet also 1,6 Milliarden Euro, was ungefähr 0,08 % des damaligen Bruttoinlandprodukts entspricht.[2]

Die Detailanalyse zeigt, dass die Kosten nicht gleich verteilt sind: 80 % der direkten Kosten haben 10 % der Erkrankten verursacht. Was die Einzelkosten betrifft, so sind die stationären Leistungen mit 53 % des Gesamtbetrages am teuersten gewesen, gefolgt von Kosten für psychologische (18 %), psychiatrische (13 %) und medikamentöse (9 %) Behandlungen.

Soziale Desintegration und Verlust an Teilhabe

Generell gilt, dass psychisch kranke Menschen sehr viel häufiger die Erfahrung machen, sozial ausgegrenzt zu werden, als somatisch kranke Menschen. Sie sind schlecht in den Arbeitsmarkt integriert, haben ein niedrigeres Einkommen und leben häufiger sozial isoliert (Social Exclusion Unit, 2004). Allerdings sind Menschen mit schizophrenen Störungen deutlich mehr als depressive Menschen betroffen und auch innerhalb des Formenkreises depressiver Erkrankungen gibt es Unterschiede. So sind Menschen mit einer bipolaren Depression beeinträchtigter als Menschen mit einer unipolaren Depression. Aber auch diese haben kein geringes Exklusionsrisiko, da selbst eine behandelte unipolare Depression keine Gewähr bietet, das prämorbide subjektive Wohlbefinden und die prämorbide Leistungsfähigkeit wieder zu erlangen.

Gelegentlich können sogar vermeintliche Entlastungen zu nicht intendierten Belastungen führen. So stellt eine Untersuchung (Richter, Eikelmann u. Reker, 2006) für eine repräsentative Stichprobe chronisch psychisch Erkrankter fest, dass die Hälfte der Patienten und Patientinnen mit einer unipolaren depressiven Störung vorzeitig berentet worden ist, und das durchschnittlich

[2] Das Statistische Bundesamt (2006) schätzt 4,2 Milliarden Euro für das Jahr 2004.

um das 40. Lebensjahr herum.[3] Derart früh berentet zu werden, können die Betroffenen als Signal verstehen, dass die Gesellschaft sie nicht braucht. Zudem haben geringe Einzahlungen in die Rentenkasse geringe Auszahlungen zur Folge, was Armut bedeuten kann. Schließlich schneidet der Rentnerstatus die Patienten und Patientinnen von der Finanzierung rehabilitativer Maßnahmen ab, da diese über die Wiedereingliederung in den Arbeitsmarkt legitimiert sind (vgl. Apfel u. Riecher-Rössler, 2005).

Ist Erwerbsarbeit ein kaum kompensierbares Medium sozialer Integration und Partizipation, dann gilt es, an der Wiedereingliederung von depressiven Menschen in den Arbeitsmarkt festzuhalten. Dafür bedarf es einer angemessenen Begleitung. Bisher fehlt es jedoch an evaluierten Konzepten (vgl. Längle, Köster, Mayenberger u. Günther, 2000; Poersch, 2007). Allerdings hat man es auch mit einem Dilemma zu tun. Denn die Orientierung an bestmöglicher psychischer Gesundheit setzt Arbeitgeber voraus, die ihre Arbeitnehmer und Arbeitnehmerinnen nicht nur als betriebswirtschaftliche Risiko- und Kostenfaktoren behandeln, sondern als ihr Humankapital, das ihnen ihre Gewinne sichert und deshalb fürsorglich zu behandeln ist. Genau diese Fürsorge aber steht in Frage, häufen sich doch die Hinweise, dass es die neoliberalen Arbeitsbedingungen sind, die immer mehr Arbeitnehmer und Arbeitnehmerinnen psychisch überfordern und krank, insbesondere depressiv werden lassen.

O-Töne

»... als ich da hinkam, hatte die Leitungskraft 600 Überstunden. Und alles, was unter 100 war, war irgendwie [...] also die arbeiten nicht richtig.« (F5)

»... das ist das nächste große Thema, nicht nur, ›ich schaffe meine Arbeit nicht mehr‹, sondern, ›ich weiß eigentlich gar nicht mehr, was ich bewirke‹. Also das Gefühl von Ohnmacht, und das ist ja etwas,

---

[3] In der Stichprobe von Brieger, Bloink, Rottig und Maneros (2004) ist ein Viertel der depressiven Patienten und Patientinnen im Alter von 51 berentet worden, die Hälfte mit 58 Jahren.

was dann wirklich auch in Krankheit, psychische Erkrankung führt, dass nimmt zu.« (F13)

»Also ich finde, es wird billigend in Kauf genommen, dass immer mehr Menschen psychisch erkranken [...] also Leute, die ich über mehrere Jahre kenne, werden schwer krank und müssen ihre Arbeit aufgeben.« (F10)

»Ein guter Teamzusammenhalt hilft ungemein, also so, ›dann wenigstens wir, wir schaffen uns immer noch irgendwie eine angenehme Gruppenatmosphäre, einen Zusammenhalt‹. Das hilft, es zu substituieren, so die mangelnde Würdigung. Wenn das nicht gegeben ist, dann kommt es wirklich –, dann wird es wirklich sehr individuell, wirklich auch mit Erkrankungen, ein hoher Krankenstand und so.« (F12)

»Die Leute sind nicht in der Lage [...] für sich zu sorgen, sondern sie gehen sehr stark unter ihre eigene Würde –. [...] ja, dass viele innerlich kündigen, aber dann somit auch diese zufriedene Arbeit ja auch für sich nicht erleben.« (F6)

»... die haben nicht den Abstand zu sagen, ›klar, da kommt jeder an seine Grenzen‹, sondern die fragen sich dann, ›liegt das an mir?‹ Und wenn die anderen dann sagen, ›nee du, mir geht es genauso‹, dann merken die, ›aha, das ist dieser Belastbarkeitsmythos, nicht nur ich bin diejenige, die ausschert und die nicht belastbar ist, sondern möglicherweise hat es was mit den Strukturen zu tun‹.« (F1)

Die Zitate sind eine kleine, aber repräsentative Auswahl von Stimmen aus unserem Forschungsprojekt »Arbeit und Leben in Organisationen 2011« (Haubl, Voß, Alsdorf u. Handrich, 2013). Es sind Äußerungen von Supervisoren und Supervisorinnen, die seit Langem in Non-Profit- und Profit-Organisationen unterwegs sind. Sie mögen eine Vorstellung davon vermitteln, welche Folgen die neoliberale Transformation der Arbeitswelt für (viele) Arbeitnehmer und Arbeitsnehmerinnen hat.

Interessierte Selbstgefährdung und Krankheitsverleugnung

»Unser Leben währt 70 Jahre und wenn es köstlich gewesen ist, so ist es Mühe und Arbeit gewesen.« Diese jüdisch-christliche Denkfigur, die Arbeit als Strafe dafür deutet, das Paradies verspielt zu haben, statt in der Arbeit einen emanzipativen Akt der Selbstbestimmung zu sehen, durchzieht die abendländische Geschichte. Sie betont das Arbeitsleid und mit ihm den Wunsch, nicht arbeiten zu müssen.

Dass Erwerbsarbeit der Selbstverwirklichung und damit guten Gefühlen wie Arbeitszufriedenheit, Arbeitsfreude oder Arbeitsstolz dienen soll, ist zumindest als Anspruch mit Breitenwirkung historisch nicht allzu alt. Seit den 1980er-Jahren macht sich der Neoliberalismus diesen Anspruch zu nutze. Sein Siegeszug besteht unter anderem darin, dass er die tradierte Sehnsucht nach einer Arbeit, die nicht leidvoll ist, rhetorisch bedient.

Gegenüber der Missachtung der Subjektivität der Arbeitnehmer und Arbeitnehmerinnen, die den Fordismus-Taylorismus kennzeichnete, wird Subjektivität aufgewertet, freilich nicht (nur) toleriert, sondern seitens der Unternehmen gezielt aktiviert und eingefordert. Insofern ist es eine normative Subjektivierung (Voß u. Weiß, 2005). An die Stelle steiler Hierarchien, in denen die Koordination der rollenspezifischen primären Aufgaben über Befehl und Gehorsam läuft, treten Verhandlungsprozesse, die den Arbeitnehmern und Arbeitnehmerinnen ein Höchstmaß an Selbstverwirklichung am Arbeitsplatz versprechen, allerdings nur insofern, wie sie sich mit den ökonomischen Zielen der Unternehmen identifizieren. Dann mutieren Arbeitnehmer und Arbeitnehmerinnen zu »Arbeitskraftunternehmern« (Voß u. Pongratz, 1998).

Als solche sollen sie fähig und bereit sein, sich als »Intrapreneure« weit über die klassische Arbeitnehmerrolle hinaus zu engagieren und Verantwortung zu übernehmen, ohne aber wirklich unternehmerisch agieren zu können, weil sie nicht oder nicht äquivalent an Strukturentscheidungen und am Gewinn beteiligt sind. Durch die systematische Einbeziehung der Subjektivität der Arbeitnehmer und Arbeitnehmerinnen wird der Begriff der Arbeit verändert:

Die mit der Aufrechterhaltung des Arbeitsprozesses verknüpften Koordinationsaufgaben sind nur durch eine permanente Selbst- und Fremdbeobachtung sowie Evaluation zu erfüllen. Mithin entscheidet die soziale Dimension des Arbeitshandelns. Was für Freiberufler schon immer gegolten hat, wird für alle Arbeitnehmer und Arbeitnehmerinnen, einschließlich der Arbeiterschaft in der Produktion, verbindlich.

Auf der historischen Folie des Fordismus-Taylorismus betrachtet, löst der Neoliberalismus die Kritik an der Entfremdung ein, die durch Unterwerfung unter ein Arbeitsregime entsteht, das den Arbeitnehmern und Arbeitnehmerinnen vorenthält, sich als Wert schöpfend zu erfahren. Folglich blitzt im Neoliberalismus die Utopie einer Selbstverwirklichung durch Erwerbsarbeit auf.

Aber so wie der Kapitalismus generell alle Kritik an ihm vereinnahmt, um immer weitere Lebensbereiche »in Wert zu setzen«, heißt: sie marktförmig zu gestalten (Boltanski u. Chiapello, 2003), so sprengt auch der neoliberal realisierte Anspruch auf Selbstverwirklichung diesen Rahmen nicht: Die ersehnte Freiheit, sich selbst in seiner Erwerbsarbeit zu verwirklichen, wird als Zwang ausgemünzt, sich von allen lebensweltlichen Bindungen frei zu halten. Anders als im Fordismus-Taylorismus erscheint nunmehr nicht das Leben nach der Arbeit als Reich der Freiheit, sondern das Leben in der Arbeit. Deshalb stellt sich bei der gern beschworenen Work-Life-Balance in der Praxis auch in vielen Fällen ganz schnell die Frage, wie man(n) sein Leben außerhalb der Arbeit so gestalten kann, dass es die Arbeit nicht behindert.

Unter neoliberalen Arbeitsbedingungen sind die Arbeitnehmer und Arbeitnehmerinnen an eine Eigenverantwortung gekettet, die es ihnen schwer macht, sich zu entlasten. Sie können sich nicht länger legitim als Opfer fühlen, sondern müssen die Ursachen für ihren Erfolg oder ihr Scheitern bei sich selbst suchen. So zeigt eine Untersuchung in Deutschland, dass die Mehrheit der Arbeitnehmer und Arbeitnehmerinnen, die ihre Arbeit als psychisch belastend erleben, die Verantwortung für die Reduzierung dieser Belastungen nicht in erster Linie den Unternehmen zuschreiben, sondern sich selbst (Dunkel, Kratzer u. Menz, 2010). Sie halten es für ein persönliches Problem, wenn sie sich dem Leistungsdruck nicht gewachsen fühlen, und das selbst dann, wenn sie offensichtlich überfordert werden. Sie wollen jedem Zweifel an ihrer Leistungsfähigkeit zuvorkommen:

2009 sind mehr als 71 % der Arbeitnehmer und Arbeitnehmerinnen in Deutschland mindestens einmal krank zur Arbeit gegangen, rund 30 % sogar gegen den ausdrücklichen Rat ihres Arztes. 13 % haben zu ihrer Genesung extra Urlaub genommen (Badura, Schröder, Klose u. Macco, 2009). Zugespitzt formuliert: »Interessierte Selbstgefährdung« (Krause, Dorsemagen u. Peters, 2010) und »Krankheitsverleugnung« (Kocyba u. Voswinkel, 2007) erscheinen als Tugenden eines deregulierten Arbeitsmarktes.

Identifizieren sich Arbeitnehmer und Arbeitnehmerinnen mit der neoliberalen Arbeitsmoral, dann rationalisieren sie ihre Selbstausbeutung als Selbstverwirklichung und wenden ihren Ärger gegen die eigene Person. Dabei riskieren sie ihre psychische Gesundheit, weil sie beständig mehr an Arbeitskraft verausgaben, als es der Arbeitgeber honoriert. Werden sie depressiv, dann oft deshalb, weil sie ihre Enttäuschung nicht wahrhaben wollen.

Gratifikationskrise am Arbeitsplatz und Depressionsrisiko

Ein erster systematischer Überblick über arbeitsplatzbedingte Depressionsrisiken (Bonde, 2008) erbringt überzeugende Befunde: 16 Längsschnittstudien mit insgesamt mehr als 63.000 Arbeitnehmern und Arbeitnehmerinnen belegen, dass überfordernde Arbeitsbedingungen die Wahrscheinlichkeit erhöhen, an depressiven Symptomen oder sogar einer Major Depression zu erkranken.

Worin diese Überforderung besteht, dafür gibt es verschiedene prognostische Modelle. Neben dem Anforderungs-Kontroll-Modell (Karasek u. Theorell, 1990) ist es vor allem das Modell beruflicher Gratifikationskrisen (Siegrist, 1996), das bislang die größte Evidenz aufzuweisen hat.

Das Modell postuliert, dass Arbeitsverträge eine Reziprozitätsverpflichtung beinhalten: Arbeitnehmer und Arbeitnehmerinnen erwarten, dass sie für den Arbeitseinsatz, den sie ihrer Wahrnehmung nach zu erbringen haben, um die Arbeitsanforderungen ihres Berufes zu erfüllen, angemessen belohnt werden. Enttäuschte Erwartungen erleben sie als Gratifikationskrise, die zu »distress« führt, was, vermittelt über Stresshormone, das Risiko erhöht, depressiv zu erkranken.

Als Gratifikationen berücksichtigt das Modell nicht nur Lohn oder Gehalt, sondern auch berufliche Aufstiegschancen und Arbeitsplatzsicherheit sowie Anerkennung.

Generell dürften sich Arbeitnehmer und Arbeitnehmerinnen bemühen, Situationen zu vermeiden, in denen sie keine angemessenen Gratifikationen für ihren Arbeitseinsatz erhalten. Nur ist eine Vermeidung aber nicht immer möglich. Das Modell nennt dafür drei Bedingungen:

- Arbeitnehmer und Arbeitnehmerinnen müssen ein Ungleichgewicht hinnehmen, weil ihnen ein Arbeitsplatzwechsel aufgrund fehlender beruflicher Qualifikationen oder einer schlechten Arbeitsmarktlage verbaut ist.
- Sie erwarten eine baldige Verbesserung des Verhältnisses von Arbeitseinsatz und Belohnung, weshalb sie das aktuelle Ungleichgewicht vorübergehend hinnehmen.
- Sie tragen aufgrund ihrer Persönlichkeitsstruktur dazu bei, dass es zu einem Ungleichgewicht kommt, da sie die beruflichen Leistungserwartungen an sie und/oder die Belohnungen, die sie für angemessen erachten, völlig unrealistisch einschätzen.

Forschungspraktisch arbeitet das Modell mit einem Fragebogen, der Fragen zum Arbeitseinsatz und zur Belohnung enthält. Das Ungleichgewicht wird als Quotient aus den Summenwerten der beiden Skalen bestimmt. Hinzu kommen Fragen, die »Overcommitment« als Persönlichkeitsmerkmal erfassen (Siegrist et al., 2004).

Der aktuelle Forschungsstand zum Zusammenhang von Gratifikationskrise und Depressionsrisiko kann sich neben anderem auf die Ergebnisse aus sechs prospektiven epidemiologischen Untersuchungen mit einer Laufzeit zwischen einem und elf Jahren berufen, die um die 30.000 Arbeitnehmer und Arbeitnehmerinnen aus verschiedenen europäischen Ländern einschließen. Das relative Risiko, depressiv zu erkranken, variiert zwischen 1,5 und 4,6 (»odds ratio«). Im Mittel verdoppelt eine Gratifikationskrise das Depressionsrisiko. In den untersuchten Stichproben sind es zwischen 10 und 25 % der Arbeitnehmer und Arbeitnehmerinnen, die sich in einer solchen Krise befinden. Aufgrund ihrer hohen Komorbidität ist das Depressionsrisiko zudem immer auch ein kardiovaskulärer Risikofaktor (Ferketich, Schwartzbaum, Frid u. Moeschberger, 2000).

Auf zwei Untersuchungen sei besonders hingewiesen, da sie die Wirkung von Gratifikationskrisen weiter zu differenzieren erlauben: So belegt die eine (Pikhart et al., 2004), dass mit zunehmendem Ungleichgewicht auch die Wahrscheinlichkeit des Auftretens depressiver Symptome steigt, und die andere (Godin, Kittel, Coppieters u. Siegrist, 2005), dass deren Auftretenswahrscheinlichkeit auch davon abhängt, wie lange ein Ungleichgewicht andauert.

Das Modell der Gratifikationskrise ist stresstheoretisch formuliert, weshalb die enttäuschte Belohnungserwartung als »distress« gefasst wird und damit emotionspsychologisch unbestimmt bleibt. Je nach Emotion mag die Belastung aber unterschiedlich sein: So kann die Enttäuschung zu Schamgefühlen, aber auch zu Neid, Ärger oder Traurigkeit führen. Als weitere relevante Emotion wäre die unterdrückte, gegen die eigene Person gerichtete Wut zu denken, die aus gefühlter Ungerechtigkeit resultiert, da das Modell annimmt, dass die betroffenen Arbeitnehmer und Arbeitnehmerinnen das Ungleichgewicht als Verletzung von Reziprozitätspflichten wahrnehmen.

Eine Untersuchung vermag diesen Zusammenhang zu bestätigen (Kivimäki, Vathera, Elovainio, Virtanen u. Siegrist, 2007): Sowohl ein wahrgenommenes Ungleichgewicht als auch wahrgenommene Ungerechtigkeit sind mit Depression assoziiert. Die Kombination aus beiden Prädiktoren ergibt das höchste Gesundheitsrisiko.

Unsere Untersuchung »Arbeit und Leben in Organisationen 2011« kann mit einem ihrer Ergebnisse einen solchen Zusammenhang bestätigen (Haubl u. Fuchs, 2013): Die befragten Supervisoren und Supervisorinnen beobachten, dass die arbeitsplatzbedingte Erschöpfung und Demoralisierung der von ihnen supervidierten Arbeitnehmer und Arbeitnehmerinnen sinkt, wenn sie in einer Organisationskultur arbeiten, die durch realisierte Anerkennung, Leistungsgerechtigkeit, Führungskompetenz und Kollegialität gekennzeichnet ist.

Verhaltensprävention

Psychische Erkrankungen sind bio-psycho-sozial verursacht. Lebensgeschichtlich betrachtet, entwickelt jeder Mensch in seiner Lebenswelt von Kindheit an durch Reifung, Sozialisation und Erziehung eine psychische Konstitution, die ihn mehr oder weniger anfällig macht, bei hohen psychosozialen Belastungen psychisch zu erkranken.

Die psychische Konstitution eines Menschen ist eine innere Ressource. Hinzu kommen externe Ressourcen, zu denen vorrangig seine sozialen Beziehungen gehören, die er zu seinem Schutz vor Überforderung mobilisieren kann. Beide Arten von Ressourcen sind wechselseitig miteinander verbunden: Die sozialen Beziehungen eines Menschen stecken den Rahmen ab, in dem er seine psychische Konstitution lebensgeschichtlich entwickelt, umgekehrt hängt es von seiner psychischen Konstitution ab, ob und wieweit er seine sozialen Beziehungen für sich nutzen kann.

Diese Wechselwirkung ist ein Prozess subjektiver Aneignung der Lebens- und Arbeitsbedingungen, weshalb er bei vergleichbaren Ausgangsbedingungen individuell höchst unterschiedliche »charakteristische« Profile des Denkens, Fühlens und Handelns hervorbringt. Ob ein Mensch die Arbeitsbedingungen an seinem Arbeitsplatz, wie sie in unserem Zusammenhang interessieren, depressiv verarbeitet oder nicht, ist somit zwar lebensgeschichtlich vorstrukturiert, aber nicht determiniert.

Dass in der multifaktoriellen Verursachung depressiver Erkrankungen dem Arbeitsleben individuell wie gesamtgesellschaftlich ein eigenes Gewicht zukommt, dürfte inzwischen unstrittig sein. Folglich ist es in psychotherapeutischer Perspektive angebracht, ihm Raum zu geben und die Selbstfürsorgepraktiken (Haubl, 2013) zu explorieren und zu reflektieren, die depressive Arbeitnehmer und Arbeitnehmerinnen (habituell) einsetzen.

Verhältnisprävention

Wechselt man in der Betrachtung von der Therapie zur Prävention, dann geht es nicht allein um die Frage nach einer gelingenden Verhaltensprävention, sondern letztlich um die Frage, wie eine Verhältnisprävention depressiver Erkrankungen gelingen kann. Nachhaltig, so steht zu vermuten, wirken nur Maßnahmen, die auf die Entwicklung einer salutogenen Gesellschaft und darin inbegriffen auf die Entwicklung von salutogenen Arbeitsbedingungen zielen (Bundesministerium für Arbeit und Soziales, 2011). Dies unterstreichen auch die aktuellen kritischen Gesellschaftsdiagnosen, die Depressionen als psychopathologische Indizien ungesunder, weil inhumaner neoliberaler gesellschaftlicher Verhältnisse thematisieren (vgl. Ehrenberg, 2004; Rosa, 2005).

Diese Thematisierung setzt stets voraus, dass psychische Erkrankungen und insbesondere Depressionen etwa seit den 1980er-Jahren tatsächlich zugenommen haben. Nun darf nicht verschwiegen werden, dass methodisch begründete Zweifel formuliert worden sind, die eine solche Zunahme in Abrede stellen (Richter, Berger u. Reker, 2008). Damit ist Vorsicht gegenüber einer gesellschaftskritischen Dramatisierung einer »depressiven Gesellschaft« geboten, aber keinesfalls Entwarnung angebracht. Denn die Depressionsraten sind zweifellos so hoch, dass ein dringender Handlungsbedarf besteht, es sei denn, man hielte das Vorkommen von Depressionen für nicht beeinflussbar, weil es universal sei, weshalb man sich damit begnügen müsse, den Erkrankten das Leben zu erleichtern. Dagegen geht jede Form von Prävention davon aus, dass Möglichkeiten gefunden werden können, Depressionen zu verhindern. In Anbetracht der individuellen und gesamtgesellschaftlichen »Erkrankungslast« ist dies selbst eine salutogene Unterstellung.

Was die Verhältnisprävention in punkto Arbeitsbedingungen betrifft, so bildet die Kritik an der neoliberalen Entgrenzung und Subjektivierung von Arbeit einen gesellschaftsdiagnostischen Rahmen, der dazu beiträgt, diese Bedingungen nicht als Schicksal hinzunehmen. Interventionen können auf unterschiedlichen Ebenen stattfinden. Forschungspolitisch wären Untersuchungen von Nutzen, die prüfen, ob und wieweit Profit- und Non-Profit-Organisationen mit einem partizipativen Gesundheitsmanagement und einer entwickelten Anerkennungskultur als Antidepressivum wirken. Auf Seiten der Organisationen setzt dies voraus, Arbeitnehmer und Arbeitnehmerinnen eben nicht nur als betriebswirtschaftlichen Risiko- und Kostenfaktor zu behandeln.

Literatur

Adler, D. A., McLaughlin, T. J., Rogers, W. H., Chang, H., Lapitsky, J., Lerner, D. (2006). Job performance deficits due to depression. American Journal of Psychiatry, 163, 1569–1576.

Apfel, T., Riecher-Rössler, A. (2005). Werden psychisch Kranke zu schnell in die Rente »abgeschoben«? Psychiatrische Praxis, 32 (4), 172–176.

Badura, B., Schröder, H., Klose, J., Macco, K. (2009). Fehlzeitenreport 2009. Arbeit und Psyche: Belastungen reduzieren – Wohlbefinden fördern. Heidelberg: Springer.

Boltanski, L., Chiapello, E. (2003). Der neue Geist des Kapitalismus. Konstanz: UVK.

Bonde, J. P. E. (2008). Psychosocial factors at work and risk of depression: a systematic review of epidemiological evidence. Occupational and Environmental Medicine, 65, 438–445.

Brieger, P., Bloink, R., Rottig, S., Maneros, A. (2004). Die vorzeitige Berentung von unipolar depressiv und bipolar affektiv Erkrankten. Psychiatrische Praxis, 4 (3), 203–207.

Bundesministerium für Arbeit und Soziales (2011). Psychische Gesundheit im Betrieb. Arbeitsmedizinische Empfehlungen. Bonn: BMAS.

Deutsche Angestelltenkrankenkasse (2009). Analyse der Arbeitsunfähigkeitsdaten. Schwerpunktthema: Doping am Arbeitsplatz. Hamburg: DAK.

Deutsche Angestelltenkrankenkasse (2012). DAK-Gesundheitsreport 2012. Hamburg: DAK.

Dunkel, W., Kratzer, N., Menz, W. (2010). Permanentes Ungenügen und Veränderung in Permanenz – Belastungen durch neue Steuerungsformen. WSI-Mitteilungen 7.

Ehrenberg, A. (2004). Das erschöpfte Selbst. Depression und Gesellschaft in der Gegenwart. Frankfurt a. M., New York: Campus.

Ferketich, A. K., Schwartzbaum, J. A., Frid, D. J., Moeschberger, M. L. (2000), Depression as an antecedent to heart disease among women and men in the NHANES I Study. Archives of Internal Medicine, 160, 1261–1268.

Friemel, S., Bernert, S., Angermeyer, M.C., König, H.-H. (2005). Die direkten Kosten von depressiven Erkrankungen in Deutschland. Psychiatrische Praxis, 32, 113–121.

Gmünder Ersatzkasse (2005). Gesundheitsreport 2005. Sankt Augustin: Asgard Verlag.

Godin, I., Kittel, F., Coppieters, Y., Siegrist, J. (2005), A prospective study of cumulative job stress in relation to mental health. BMC Public Health, 5, 67–77.

Haubl, R. (2012). Konsultationen in der Dienstleistungsmedizin – am Beispiel psychopharmakologischen Enhancements. In: A. Borkenhagen, E. Brähler (Hrsg.), Die Selbstverbesserung des Menschen. Wunschmedizin und Enhancement aus medizinpsychologischer Perspektive (S. 65–79). Gießen: Psychosozial-Verlag.

Haubl, R. (2013). »Inseln schaffen …« Praxis der Selbstfürsorge. In: R. Haubl, Voß, G. G., Alsdorf, N., Handrich, Ch. (Hrsg.), Belastungsstörung mit System. Die zweite Studie zur psychosozialen Situation in deutschen Organisationen (S. 65–78). Göttingen: Vandenhoeck & Ruprecht.

Haubl, R., Fuchs, S. (2013). Schutzfaktoren einer gesundheitsbewussten Organisationskultur. In: R. Haubl, Voß, G. G., Alsdorf, N., Handrich, Ch. (Hrsg.), Belastungsstörung mit System. Die zweite Studie zur psychosozialen Situation in deutschen Organisationen (S. 113–119). Göttingen: Vandenhoeck & Ruprecht.

Haubl, R., Voß, G. G., Alsdorf, N., Handrich, Ch. (Hrsg.) (2013). Belastungsstörung mit System. Die zweite Studie zur psychosozialen Situation in deutschen Organisationen. Göttingen: Vandenhoeck & Ruprecht.

Karasek, R. A., Theorell, T. (1990). Healthy work. Stress, productivity and the reconstruction of working life. New York: Basic Books.

Kivimäki, M., Vathera, J., Elovainio, M., Virtanen, M., Siegrist, J. (2007). Efford-reward imbalance, procedural injustice as psychological predictors of health: complementory or redundant models. Occupational and Environmental Medicine, 64, 659–665.

Kocyba, H., Voswinkel, S. (2007). Krankheitsverleugnung: Betriebliche Gesundheitsstrukturen und neue Arbeitsformen. Arbeitspapier 150. Düsseldorf: Hans-Bökler-Stiftung.

Krause, A., Dorsemagen, C., Peters, K. (2010). Interessierte Selbstgefährdung: Was ist das und wie geht man damit um? HR Today 4.

Längle, G., Köster, M., Mayenberger, M., Günther, A. (2000). Der therapeutische Arbeitsversuch. Psychiatrische Praxis, 27, 176–182.

Paul, K. I., Moser, K. (2009): Metaanalytische Moderatorenanalysen zu den psychischen Auswirkungen der Arbeitslosigkeit – Ein Überblick. In: A. Hollederer (Hrsg.), Gesundheit von Arbeitslosen fördern! Ein Handbuch für Wissenschaft und Praxis (S. 39–61). Frankfurt a. M.: Fachhochschulverlag.

Pikhart, H., Bobak, M., Pajak, A., Malyutina, S., Kubinova, R., Topor, R., Sebakova, H., Nikitin, Y., Marmot, M. (2004). Psychosocial factors at work and depression in three countries of Central and Eastern Europe. Social Science & Medicine, 58, 1475–1482.

Poersch, M. (2007). Wiedereingliederungstherapie in das Erwerbsleben für depressiv/psychosomatisch kranke Erwerbstätige mit initial stabiler Erwerbsbiographie. Arbeitsmedizin – Sozialmedizin – Umweltmedizin, 42, 228–235.

Rau, R., Gebele, N., Morling, K., Rösler, U. (2010). Untersuchung arbeitsbedingter Ursachen für das Auftreten von depressiven Störungen. Dortmund: Bundesanstalt für Arbeitsschutz und Arbeitsmedizin.

Richter, D., Berger, K., Reker, Th. (2008). Nehmen psychische Störungen zu? Eine systematische Literaturübersicht. Psychiatrische Praxis, 35, 321–330.

Richter, D., Eikelmann, B., Reker, T. (2006). Arbeit, Einkommen, Partnerschaft: Die soziale Exklusion psychisch kranker Menschen. Gesundheitswesen, 68, 704–707.

Robert Koch Institut (Hrsg.) (2006). Gesundheitsberichtserstattung des Bundes: Gesundheitsbedingte Frühberentung. Berlin: RKI.

Rosa, H. (2005). Beschleunigung. Die Veränderung der Zeitstrukturen in der Moderne. Frankfurt a. M.: Suhrkamp.

Salize, H. J., Stamm, K. Schubert, M., Bergmann, F., Härter, M., Berger, M., Gaebel, W., Schneider, F. (2004). Behandlungskosten von Patienten mit Depressionsdiagnose in haus- und fachärztlicher Versorgung in Deutschland. Psychiatrische Praxis, 31, 1–10.

Siegrist, J. (1996). Soziale Krisen und Gesundheit. Göttingen: Hogrefe.

Siegrist, K., Starke, D., Chandola, T., Godin, I., Marmot, M., Niedhammer, I., Peter, R. (2004). The measurement of effort-reward-imbalance at work: European comparisons. Social Science and Medicine, 58, 1483–1499.

Social Exclusion Unit (2004). Mental health and social exclusion. London: Office of the Deputy Prime Minister.

Stamm, K., Salize, H. J. (2005): Volkswirtschaftliche Konsequenzen. In: G. Stoppe, A. Bramsfeld, F. W. Schwartz (Hrsg.), Volkskrankheit Depression – Bestandsaufnahme und Perspektiven (S. 109–120). Berlin: Springer.

Statistisches Bundesamt (2006). Ausgaben Krankheitskosten und Personal 2004. Wiesbaden: Statistisches Bundesamt.

Sverke, M., Hellgren, H., Näswall, K. (2006): Arbeitsplatzunsicherheit: Überblick über den Forschungsstand. In: B. Badura, H. Schellschmidt, C. Vetter (Hrsg.), Fehlzeiten-Report 2005. Arbeitsplatzunsicherheit und Gesundheit (S. 59–92). Berlin: Springer.

Voß, G. G., Pongratz, H. J. (1998). Der Arbeitskraftunternehmer. Eine neue Grundform der »Ware Arbeitskraft«? Kölner Zeitschrift für Soziologie und Sozialpsychologie, 50 (1), 131–158.

Voß, G. G., Weiss, C. (2005). Subjektivierung von Arbeit – Subjektivierung von Arbeitskraft. In: I. Kurz-Scherf, I. Corell, S. Janczyk (Hrsg.), Arbeit: Zukunft (S. 139–155). Münster: Westfälisches Dampfboot.

WHO (1986). Ottawa Charta zur Gesundheitsförderung. Zugriff am 25.05.2012 unter http://www.euro.who.int/__data/assets/pdf_file/0006/129534/Ottawa_Charter_G.pdf.

Wittchen, H. U., Müller, N., Schmidtkunz, B., Winter, S., Pfister, H. (2000). Erscheinungsformen, Häufigkeit und Versorgung von Depressionen. Ergebnisse des bundesweiten Gesundheitssurveys »Psychische Störungen«. MMW Fortschritte der Medizin, 118/1, 4–10.

Zok, K. (2010). Gesundheitliche Beschwerden und Belastungen am Arbeitsplatz. In: Ergebnisse aus Beschäftigtenbefragungen. Berlin: KomPart Verlag.

II Behandlungspraxis

Argyroula Koutala

Verhaltenstherapeutische Interventionen zur Behandlung chronischer Depressionen

Eine Falldarstellung

In diesem Beitrag wird die verhaltenstherapeutische Behandlung einer Patientin aus der LAC-Studie vorgestellt. Dabei werden der Verlauf und die Interventionen skizziert sowie der Veränderungsprozess erklärt. Auch während der verhaltenstherapeutischen Behandlung innerhalb der Studie wurde deutlich, wie unterschiedlich sich die Ausformungen einer chronischen Depression darstellen.

Bei der Patientin handelt es sich um eine 48-jährige Angestellte, die sich im Kontakt offen und zugewandt zeigte. Sie wirkte überwiegend lebendig mit gutem Stimmungsbild. Hierbei erschien mir der affektive Ausdruck bei Berichten über ihre Schwierigkeiten inadäquat. Es fiel ihr schwer, sich auf die aufkommenden Affekte einzulassen. Sie blieb kontrolliert. Dabei war mir der Leidensdruck der Patientin phasenweise nur schwer zugänglich. Sie selbst fragte, ob sie »depressiv genug« sei, um ein »Anrecht auf Therapie« zu haben. Zu einem späteren Zeitpunkt in der Behandlung griff sie dies erneut auf. Ihre quälenden Stimmungen waren zu Therapiebeginn nicht spürbar. Häufig litt sie zu Wochenbeginn unter stärkeren Stimmungseinbrüchen wie Traurigkeit und Reizbarkeit. Doch eine Verlegung der Sitzungen auf diesen Zeitpunkt führte nicht zu einer Veränderung. Im Verlauf zeigte sich, dass ihre Interaktionsgestaltungen zu dem von ihr geschilderten Wunsch, souverän und sicher im Kontakt zu wirken, passten. Dieses Kontaktverhalten konnte als Sicherheitsverhalten verstanden werden, um so die Kontrolle zu behalten. Auch ließ sie insgesamt nur wenig Einblicke in ihre Emotionalität zu. Sie litt jedoch unter den Zuständen, in welchen sie sich »unkontrolliert« und »unpassend« verhielt. Sie beschrieb ein Gefühl, »nicht richtig zu sein«.

Die Patientin fasste ihre Schwierigkeiten folgendermaßen in Worte: »Es gibt kein Hauptproblem. Es ist eine Kombination aus mehreren Problemen, die unvermittelt oder ganz bewusst nach einem negativen Erlebnis beziehungsweise einer Situation auftreten können. Aber auch in einer Phase relativer innerer Ausgeglichenheit und Ruhe können diese auftauchen. Es kann selbst zusammen mit einem positiven Erlebnis wie Erfolg und gutem Feedback oder im Urlaub sein. Ich fühle mich dann wertlos, alles erscheint mir sinnlos und ohne Perspektiven. Das kommt so häufig vor, so dass ich nur sehr wenig Freude habe.«

Es war das Ziel der Behandlung, auf das Stimmungsbild der Patientin einzuwirken, indem die zugrunde liegenden, dysfunktionalen Kognitionen herausgearbeitet, verändert und stabilisiert werden sollten. Zudem sollte durch Verhaltens- und Erlebensänderungen ein Transfer in den Alltag ermöglicht werden, um so neue kognitive Verknüpfungen entstehen zu lassen. Dabei wurde mit den Methoden der Verhaltstherapie gearbeitet, die eine konkrete Bearbeitung der dysfunktionalen Muster erlaubten. Im Folgenden werden die einzelnen Interventionen skizziert.

Zur Herausarbeitung dysfunktionaler Kognitionen wurde die Patientin in Situations-Gedanken-Gefühlsprotokolle (A-B-C-Schema nach Beck, 2001) eingeführt. Diese Methode hatte zum Ziel, eigene Stimmungszustände und -veränderungen besser zu beobachten. Dabei erfasste die Patientin neben ihren Gefühlen auch aufkommende Gedanken, die dann im Rahmen der Therapie reflektiert und disputiert wurden. Dies ist eine Form der Selbstbeobachtung, bei der Zustände erfasst werden und wodurch eigenes Erleben transparent wird. Deutlich wurden die automatischen Gedanken, die die Patientin wiederholt in den schwierigen emotionalen Zuständen erlebte. Dabei handelt es sich um plausible Kognitionen, die mit Einstellungen und Bewertungsmustern verknüpft sind, die Patienten in der Regel schwer zugänglich sind. Diese entstehen schnell und reflexhaft und werden im Verlauf der Behandlung zugänglicher und damit veränderbar (Hautzinger, 2003).

Zu Beginn der Therapie stand neben der Beobachtung der eigenen Erlebens- und Verhaltensmuster die Psychoedukation im Vordergrund. Die Patientin erhielt Informationen zu ihrer Erkrankung. Ihr wurde ein vereinfachtes Schema vermittelt, um den Zusammenhang zwischen Situationen, Kognitionen und Emotionen sowie Verhalten aufzuzeigen. Damit konnte mehr Verständnis und Motivation für die Selbstbeobachtung erreicht werden. Die Patientin wurde auf den eigentlichen Prozess der kognitiven Umstrukturierung vorbereitet. Es handelte sich um eine kognitive Disputationsmethode, die in Form des Sokratischen Dialogs (Stavemann, 2007) geführt wurde. Der Prozess der kognitiven Umstrukturierung umfasste neben der Vermittlung eines kognitiven Modells zur Emotionsentstehung und -steuerung die Identifikation dysfunktionaler Konzepte, die ausführlich disputiert wurden. Nach der Disputation wurde an dem Aufbau und dem Training neuer und damit funktionaler Konzepte gearbeitet (Stavemann, 2007, S. 111 f.). Die Formulierung offener Fragen zielte darauf ab, dass die Patientin sich mit ihren kognitiven Mustern auseinandersetzte und diese einer Realitätsüberprüfung und Reattribuierung unterzog.

Im weiteren Verlauf wurde an der Unterbrechung von automatisierten Verarbeitungsmustern gearbeitet. Die Patientin setzte sich mit ihrem Verhalten, den kognitiven Prozessen und ihren Bewertungen auseinander. Dazu dienten vertikale und horizontale Verhaltensanalysen, die den Verarbeitungsprozess und die aufrechterhaltende Faktoren verdeutlichten. Die Verhaltensanalysen wurden in Anlehnung an das SORK-Modell durchgeführt (Kanfer, Reinecker u. Schmelzer, 2000). Dabei wurden die Komponenten betrachtet, die zum Auftreten eines bestimmten Verhaltens oder Erlebens beitrugen. Es wurden die internal psychologischen Prozesse wie Einstellungen und Selbstbewertungen erfasst. Auf verschiedenen Ebenen wurden die Reaktionen und die Konsequenzen des gezeigtenVerhaltens dargestellt. Dieser Ansatz wurde schematisch als S (Stimulus), O (Organismus), R (Reaktion) und K (Konsequenz) abgebildet (Kanfer et al., 2000, S. 36–38). Mit diesem Modell konnten die aufrechterhaltenden Bedingungen deutlicher werden, da die Funktionalität und die Selbstverstärkung des Verhaltens transparenter wurden. Auf der horizontalen Ebene wurde das Verhalten in bestimmten Situationen erfasst. Auf der vertikalen Ebene wurden übergeordnete Ziele und Pläne herausgearbeitet, die keine tatsächlichen kognitiven Strukturen darstellen, sondern Begriffe sind, die die Funktion haben, konkrete Verhaltensweisen zusammenzufassen (Kanfer et al., 2000, S. 253–255).

Eine Alltagssituation auf der Verhaltensebene der Patientin lässt sich exemplarisch wie folgt darstellen. Das jeweils durchgestrichene K bedeutet den Wegfall einer Konsequenz.

S =	extern: An einer Veranstaltung im Verein teilnehmen intern: Anspruch, sich angemessen zu verhalten und keine Konflikte auszulösen	
O =	vegetative Labilität »Verhalte dich angemessen. Wirke souverän«	
R =	kognitiv:	– Grübeln, wie sie sich angemessen verhalten könne und was andere über sie denken könnten
	physiologisch:	– Agitiertheit, Anspannung, Herzrasen
	emotional:	– Traurigkeit, Ängste, Wut auf sich selbst
	motorisch:	– Abnahme der Kontakte zur Umgebung – »unnahbar wirken«
K =	$\not{K}^{-}_{\text{kurzfristig}}$:	– Keine Interaktion – Abnahme der Unsicherheit, da sie sich emotional nicht auf die Situation einlässt
	$K^{-}_{\text{kurzfristig}}$:	– Ängste, schlecht dazustehen
	$\not{K}^{-}_{\text{langfristig}}$:	– Keine Reflexion der Auswirkung ihres Verhaltens
	$K^{-}_{\text{langfristig}}$:	– Zunahme von Konflikten mit anderen, da ihr Selbstwert an die Bewertung durch diese gebunden ist – Kein bzw. wenig Aufbau von Freundschaften – Zunahme der Ängste, ganz zu scheitern und das persönliche Wunschbild, wie sie sein soll, nicht mehr zu erreichen
	$\not{K}^{+}_{\text{kurzfristig}}$:	– Abnahme der privaten Aktivitäten mit dem Lebenspartner
	$K^{+}_{\text{kurzfristig}}$:	– Versuche, souverän zu wirken
	$\not{K}^{+}_{\text{langfristig}}$:	– Belastung ihrer Partnerschaft – keine Zufriedenheit mit sich selbst

Die einzelnen Beobachtungen und funktionalen Analysen lieferten die Grundlage für das hypothetische Bedingungsmodell, das dazu diente, die einzelnen Determinanten zusammenzufassen. Hierbei handelte es sich um diagnostische Hypothesen, die eine Grundlage für die Ableitung praktischer Handlungsschritte im Verlauf der Therapie bildeten (Kanfer et al., 2000, S. 265–267). Das Bedingungsmodell ist im nachfolgenden Therapieverlauf dargestellt.

Bei der Patientin wurde im Verlauf der Behandlung deutlich, dass sie unter Interaktionsschwierigkeiten litt, die nicht durch fehlende soziale Kompetenz erklärbar waren. Dabei handelte es sich um Schwierigkeiten, das Erleben anderer Personen angemessen zu erfassen und darauf zu reagieren. Hierzu wurden Elemente des Cognitive Behavioral Analysis System of Psychotherapy (CBASP) einbezogen (J. P. McCullough, Jr., 2006). Mit dieser Methode wurden ihre Fähigkeiten gefördert, Probleme in sozialen Beziehungen zu lösen und sich in diesen empathisch und aufgeschlossen zu verhalten. In Anlehnung an Piaget (s. J. P. McCullough, Jr., 2006) wurde die Entwicklung vom präoperatorischen zum formal-operatorischen Funktionsniveau gefördert. Bei Ersterem handelt es sich um ein Denken, bei dem prälogisch und präkausal gedacht wird, das heißt, die Personen kommen von einer Prämisse ohne Zwischenschritte zu einer Schlussfolgerung. Die Patienten sind in ihren Ansichten über sich selbst und andere dabei durchweg ich-zentriert. Die Denkprozesse lassen sich nicht durch Argumentation oder durch Logik beeinflussen. Sie sind nicht zu authentischer, interpersoneller Empathie fähig und zeigen in Stresssituationen eine geringe affektive Kontrolle (J. P. McCullough, Jr., 2006, S. 38). Die Fähigkeit zu einer empathischen Begegnung, und damit die Fähigkeit, abstrakt beziehungsweise formal-oparatorisch zu denken, ist eingeschränkt. Somit sind auch authentische und empathische Verhaltensweisen erschwert. Um sich ihrem interaktionellem Erleben zu nähern, wurden Situationsanalysen erarbeitet, die Reaktionen und damit verbundene Konsequenzen innerhalb der Interaktion erfassten. Des Weiteren wurde die interpersonelle Diskriminierung gefördert, indem das interpersonelle Erleben innerhalb der Therapie mit dem prägender Bezugspersonen aus dem Leben der Patientin kontrastiert wurde. Die Patientin erhielt von ihrer Mutter häufig direkte Rückmeldungen oder zog indirekt über Beschämungen ihrer Mutter Rückschlüsse, selbst nicht angemessen gehandelt zu haben. Daher wurde der Fokus ihrer Wahrnehmung auf das eigene Erleben gelegt. Sie begegnete sich selbst mit einer kritischen Haltung und zeigte Schwierigkeiten, ihre Wahrnehmung auf die Interaktion und die empathische Begegnung zu richten.

Die verhaltenstheoretischen Ansätze bei chronischer Depression wurden in diesen Band von Martin Hautzinger dargestellt. Seinen Ausführungen folgend lässt sich auch bei dieser Falldarstellung kein einzelner Faktor bezüglich der Entstehung der depressiven Symptomatik erheben. Diese ist vielmehr im Sinne der multifaktoriellen Genese zu verstehen. Die schwierigen Beziehungen zu den Eltern scheinen bei der Patientin zu einer negativen Selbstwertentwicklung beigetragen zu haben. Die daraus resultierenden Defizite ließen sich in der Therapie herausarbeiten. Sie konnte in einzelnen Lebensphasen eine Kompensation aufbauen. In anderen Phasen war sie jedoch so verunsichert, dass ihr Interaktionsverhalten und der Aufbau von positiven Verstärkern beeinträchtigt waren. Hierauf reagierte sie mit Rückzug. Dies entspricht einem dysfunktionalem Coping.

Mit der Patientin wurde ein Erklärungsmodell erarbeitet, in das die Vulnerabilitäten für ihre Depression mit einbezogen wurden. Dies ermöglichte ihr, ein besseres Verständnis für ihre Störung aufzubauen. Im Verlauf der Therapie wurde deutlich, dass die biologische, die psychologische und die umweltbezogene Vulnerabilität auf die Entwicklung der Depression Einfluss nahm. Dabei bestand die biologische Vulnerabilität darin, dass ihre Mutter bereits unter depressiven Anteilen und ihr Vater unter Krankheitsängsten litt. Die psychologische Vulnerabilität umfasste Selbstzweifel, Wünsche, anders zu sein, sowie Grübeln und Vorwürfe bei Abweichungen von ihrem gewünschten Selbstbild. Bei der umweltbezogenen Vulnerabilität handelte es sich um die Interaktionsschwierigkeiten innerhalb der Familie. Die Eltern waren selbst verunsichert, wie sie die Patientin erziehen sollten, und stellten ihr eigenes Verhalten in Frage. Zudem reagierten sie invalidierend, das heißt, sie bestätigten sie nicht in ihrem emotionalen Erleben oder reagierten mit eigenen Ansprüchen. Dies trug zur Verunsicherung der Patientin bei, »nicht richtig zu sein«. Sie erfuhr wenig emotionale Zuwendung. Die Folge war die Entwicklung einer Depression, die bereits in ihrer Adoleszenz einen Anfang nahm. Die Patientin fand sich wiederholt in Interaktionsschwierigkeiten und konnte so ihre kognitiven Annahmen nicht korrigieren.

Nachfolgend wird die verhaltenstherapeutische Behandlung dieser Patientin geschildert, die unter Dysthymia und einer rezidivierenden depressiven Störung litt. Der Behandlungsumfang umfasste bisher 39 Therapiesitzungen. Die Kriterien für eine Persönlichkeitsstörung waren nicht erfüllt. Das dysthyme Bild der heute 48-Jährigen bestand seit ihrem 25. Lebensjahr. Sie hatte bisher vier depressive Episoden. Die Patientin hatte zu Behandlungsbeginn noch keine psychotherapeutische Vorerfahrung. Zu diesem Zeitpunkt war sie erstmals mit einem Antidepressivum (Sertralin 25 mg) eingestellt. Das letzte Rezidiv war noch nicht abgeklungen, doch hatte sie ihre Arbeit wieder aufnehmen können. Die Patientin war im Kontakt offen und konnte sich reflektiert und introspektiv über ihr Erleben äußern. Schnell zeigten sich ihre Selbstansprüche, die sie mit hohen Anforderungen an sich beschrieb. Sie wollte mit der Therapie endlich eine Veränderung erreichen und nicht ein erneutes Scheitern, wie sie es aus den depressiven Einbrüchen kannte. In dieser Form konnte und wollte sie sich selbst nicht mehr aushalten. In der Vergangenheit hatte es Suizidgedanken, aber keine Suizidversuche gegeben. Zur Therapie hatten sie der Hausarzt und ihr Lebensgefährte motiviert. Auch sie selbst fühlte sich bereit, Hilfe zu suchen und anzunehmen.

Biografische Anamnese

Hinsichtlich der eigenen Biografie war aus ihrer Sicht »einiges schwierig«, aber insgesamt normal verlaufen. Als Einzelkind wuchs sie bei ihren leiblichen Eltern auf. Ihr Vater habe bei seinen Herzproblemen häufig hypochondrisch reagiert. Sie habe ihn sowohl als liebevoll und fürsorglich als auch als ungeduldig und latent aggressiv erlebt. Ihre Mutter sei fürsorglich, verständnisvoll und harmoniebedürftig gewesen. Später habe sie ihre Mutter als sehr selbstkritisch und an sich zweifelnd wahrgenommen. Die depressiven Seiten ihrer Mutter seien ihr deutlicher geworden. Im Kontakt mit ihren Eltern habe sie oft emotional reagiert. Ihre Mutter sei häufig unzufrieden und beschämt über ihr Verhalten gewesen, worauf die Patientin mit Schuldgefühlen reagiert habe. Ihre Eltern seien mit der Erziehung phasenweise überfordert gewesen, ohne dass es aus ihrer Sicht Anlässe dazu gegeben habe. Im Alter von zwölf Jahren sei sie »zur Abklärung« zu einem Psychologen gebracht worden, der den Eltern einen normalen Entwicklungsverlauf bescheinigt habe. Ihre Schulzeit sei regelrecht und ohne Auffälligkeiten verlaufen. Sie habe die Schule mit dem Abitur abgeschlossen. Die Patientin habe eine kaufmännische Ausbildung absolviert und sei seit 1995 durchgehend in einem Betrieb beschäftigt. Dies gebe ihr Sicherheit und Kontinuität.

Beziehungsgestaltungen

Die Gestaltung von Beziehungen war privat und beruflich schwierig für sie. In der Vergangenheit hatte sie kürzere Partnerschaften und eine insgesamt vierjährige Ehe. Dazwischen lebte sie über längere Phasen alleine. Ihre aktuelle Beziehung bestand seit fünf Jahren. Diese erlebte sie als erfüllend, obwohl es gelegentlich Unstimmigkeiten gab, die sie sich auch durch ihr Verhalten erklärte. Sie hatte wiederholt abrupte Wutanfälle. Ihr Partner reagierte dann häufig mit Schuldgefühlen. Die Patientin zog sich daraufhin zurück und begegnete sich selbstzweifelnd und anklagend. Dieses Muster erlebte sie auch im Kontakt mit Freunden und Kollegen. Ihre Wut äußerte sie dort abgeschwächt oder in Form von »Spitzfindigkeiten«, um das Gegenüber zu verletzen oder zu verunsichern. Es war ihr wichtig, kritisch zu sein und sich äußern zu dürfen – doch war ihr auch bewusst, dass andere Personen ihre Art des Ausdrucks als schwierig erlebten. Solche Situationen mündeten nicht selten in Konflikte, die die Patientin irritierten und verunsicherten. Sie reagierte dann wiederum mit Rückzug und Selbstvorwürfen, »falsch zu sein« oder »nicht souverän genug« agiert zu haben. Es wurde deutlich, wie sehr sie einerseits nach einem offenen Ausdruck ihrer Gefühle suchte und andererseits kontrolliert und sicher sein wollte. Da sie mit sich sehr kritisch umging, hatte sie auch wenig Verständnis für das Fehlverhalten anderer.

Bedingungsmodell

Das der Störung zugrunde liegende Bedingungsmodell unter Einbeziehung der auslösenden und aufrechterhaltenden Faktoren ließ sich wie folgt verstehen:

Die Patientin hat aufgrund ihrer Biografie wenig emotionale Validierung erhalten (S_{extern}). Ihre Mutter hat sie selbstvorwürflich erlebt, was zu Schuldgefühlen seitens der Patientin führte (S_{intern}). Von Seiten des Vaters gab es keinen ausreichenden Ausgleich, da er, bedingt durch seine hypochondrischen Züge, häufig mit sich selbst beschäftigt war und seiner Umgebung gleichgültig und latent aggressiv begegnete. Sie entwickelte die innere Überzeugung, »nicht richtig zu sein«, und war zunehmend in den Interaktionen mit anderen Personen verunsichert. Die Patientin konstruierte ein persönliches Wunschbild von sich und sah in mehr Souveränität die Lösung für ihre Schwierigkeiten. Die dysfunktionale Verarbeitung und die Entwicklung der depressiven Kognitionen bestanden in ihrer Wahrnehmung, diese Souveränität nicht erfüllt und in der Situation nicht richtig gehandelt zu haben. Sie verarbeitete ihre Reaktionen in Form von Grübeleien und Schuldvorwürfen ($R_{kognitiv}$). Dies erhöhte ihre Verunsicherung und mündete in Rückzügen ($R_{motorisch}$). Die Reaktion mit somatischen und depressiven Symptomen wie Schmerzen, Antriebslosigkeit sowie Müdigkeit ($R_{physiologisch}$) bestätigten sie weiter darin, »nichts mehr« zu bewältigen. Ihr Erleben und ihr Selbstbild wurden immer defizitärer und negativer. Sie erfuhr über den Rückzug zunächst eine Entlastung ($K^{-}_{kurzfristig}$). Durch die Interaktionsschwierigkeiten gelang es ihr nicht, Beziehungen oder Freundschaften aufrechtzuerhalten ($K^{-}_{langfristig}$), was sich bestätigend auf ihr negatives Selbstbild auswirkte.

In der Verhaltensanalyse wurden die Kognitionen und Emotionen der Patientin herausgearbeitet:

Gedanken: »Wozu? Wie soll das werden? Wie stehe ich das durch? Warum bin ich so unfähig und mache alles falsch? Ich bin wertlos.«

Gefühle: Traurigkeit, Enttäuschung, Wut, Verzweiflung

Körperliche Beschwerden: Müdigkeit, Erschöpfung, Rückenschmerzen, Verspannungen, Schwindel, Kopfschmerzen, Konzentrationsprobleme

Auswirkungen:

Arbeitsplatz: Kollegen und Vorgesetzte reagieren mit Ablehnung und Unverständnis. »Es entsteht ein negatives Image meiner Person.«

Partnerschaft: Der Partner wird verletzt, reagiert mit Unverständnis und zieht sich zurück

Auf sich selbst bezogen: totaler Rückzug, soziale Unfähigkeit, quasi Vereinsamung und Selbstvorwürfe.

Therapieverlauf

Zu Behandlungsbeginn stand die Psychoedukation im Vordergrund, um ein Verständnis für das depressive Erleben zu fördern. Die Einführung in die Selbstbeobachtung mittels Situations- und Verhaltensanalysen ermöglichte ihr, das eigene Verhalten und Erleben zu reflektieren. Sie stieg schnell ein und war sehr motiviert, was auch zu ihren Anforderungen an sich selbst passte. Ihre »selbstkritische Haltung« und ihre Erwartungen an sich selbst waren ausgeprägt. Es konnte mit ihr bearbeitet werden, wie sie bereits zu diesem Zeitpunkt der Therapie mit sich selbst umging. Dieses Vorgehen ermöglichte, den Druck, den sie bei sich aufbaute, spürbarer werden zu lassen und eine realistischere Sicht auf die Therapie zu entwickeln. An dieser Stelle stellte sie ihre fordernde und selbstkritische Haltung dar. Sie beschrieb die »kritische Person« in sich, die ihr wichtig war, da diese auch einen motivierende Funktion einnahm. Bei Nicht-Gelingen veränderte sich dieses Bild jedoch in eine vorwürfliche, sogar destruktive Einstellung sich selbst gegenüber. Die Patientin beschrieb die dysfunktionalen Anteile, die zur Aufrechterhaltung der Depression beitrugen: »Es ist eine Selbstbestrafung, in dem ich mein eigenes negatives Bild durch eine negative Selbstbestätigung noch weiter verstärke. Ich mache das wissentlich und kann beinahe zwanghaft nicht anders.«

Über die Verhaltensanalyse wurde zudem eine emotionale Aktivierung erreicht, da die Patientin Erschrecken und Irritation über sich selbst äußerte. Dies ließ sich als erster Hinweis auf eine kognitive Dissonanz werten und ermöglichte die Bearbeitung übergeordneter Annahmen. Die Funktionalität ihrer kritischen Haltung konnte herausgearbeitet werden. Es zeigten sich ich-syntone Anteile, da sie diese als grundlegend beschrieb. Eine Veränderung erschien ihr nicht vorstellbar. Der Rigidität dieser Sichtweise wurde aus therapeutischer Sicht mit Akzeptanz begegnet, da eine Bearbeitung dieser Anteile zu diesem Zeitpunkt verfrüht gewesen wäre. Die Patientin wurde von mir in ihrem Erleben validiert, das heißt, empathisch in ihrem Erleben bestätigt. So war der weitere Aufbau der therapeutischen Beziehung möglich und ein späteres Aufgreifen blieb noch offen.

Weitere Verhaltensanalysen mit einem Fokus auf die positiven Verstärker erlaubten die Erfassung der zusätzlich aufrechterhaltenden Faktoren. Das übergeordnete Wunschbild der Patientin, besonders souverän und sicher im Kontakt zu sein, verband sie mit positiven Attributen wie »sicher, kooperativ, in sich ruhend und ausgeglichen«. Verhaltensweisen, die sie ihrer Meinung nach ihrem Ziel näher gebracht hätten, nahm sie als Verstärker wahr.

Weitere Analysen ihres Verhaltens verdeutlichten, dass es zu Interaktionsstörungen mit ihrer Umgebung kam, da sie sich zu sehr an ihren Vorstellungen orientierte. Für die Patientin war es schwer, eine ausreichende Sicherheit im Kontakt zu schaffen und mit aufkommenden Emotionen umzugehen. Diese Überforderung konnte in diesem Abschnitt der Behandlung herausgearbeitet und thematisiert werden. Zudem konnte sie ihre eigenen Emotionen schwer einordnen oder angemessen regulieren. Gefühle wie Enttäuschung, Wut und Beschämung, sobald ihr etwas nicht gelang, waren kaum für sie aushaltbar.

Mittels Achtsamkeitsübungen (Heidenreich u. Michalak, 2009) wurde der Fokus auf die Affektwahrnehmung und die Selbstbeobachtung gelenkt. Mit der Patientin wurde an der Entwicklung einer inneren Achtsamkeit gearbeitet. Sie lernte so, einen inneren Beobachter aufzubauen, um ihre Affekte und Zustände besser wahrnehmen zu können, ohne dem Impuls einer Veränderung sofort folgen zu müssen. Eine Desidentifikation, das heißt ein Auseinandertreten von Beobachterrolle und Beobachtetem war ihr darüber partiell möglich. Somit gelang es ihr allmählich, die aufkommenden Affekte zu beschreiben. Deutlich wurden dabei vor allem aggressive Impulse und latente Aggressionen. Die Patientin beschrieb ihre Schwierigkeiten, mit den Aussagen anderer Personen umgehen zu können. Bei Kritik reagierte sie schnell mit Unverständnis und Kränkung oder traf zynischen Aussagen, was ihr im Rahmen der Selbstbeobachtung deutlich wurde. Sie nahm zudem mehr positive Interaktionen und Erlebnisse wahr. Dies bestärkte sie darin, sich weiter den Beobachtungen zu widmen. Innerhalb dieses Therapieabschnitts wurde mit der Patientin keine Veränderung erarbeitet, da die verbesserte Wahrnehmung ihres Erlebens im Vordergrund stand. Über ihre beobachtende Haltung beschrieb sie folgende Emotionen: Enttäuschung und Wut über sich selbst und über andere Personen, Schuldgefühle, Beschämungsgefühle, Hilflosigkeit, Angst vor Ablehnung und Versagen, Kränkung sowie Trauer bei Nicht-Erfüllung ihrer Vorstellungen.

Sie überdachte zunehmend ihre Haltung, so dass das Bild der »kritischen Person« etwas weicher werden konnte und die Gestalt einer »reflektierenden Person« annahm. Eine Auseinandersetzung mit dem Thema Empathie anderen und sich selbst gegenüber zeigte ihr auf, dass sie wenig Verständnis für sich und andere aufbrachte. Sie beschrieb ihre Schwierigkeiten, das Gegenüber zu erfassen und die Intentionen sowie Erlebnisinhalte einzuordnen. Es fiel ihr schwer, eine Verbindung zwischen ihrem Erleben und dem des Gegenübers herzustellen. Dabei waren ihr die wohlwollenden und mitfühlenden Anteile nicht fremd, doch konnte sie diese in der Interaktion nicht abrufen, da sie zu sehr mit sich selbst beschäftigt war. Es zeigte sich, dass der depressiven Verarbeitung häufig Interaktionsschwierigkeiten vorausgingen. Sie selbst hatte hinsichtlich ihrer Interaktionen keine ausreichende Sicherheit entwickelt. Die Verbindung zu ihrer biografischen Lerngeschichte konnte über die Aktivierung der Erlebnisinhalte gezogen werden. Der Patientin wurde deutlich, dass ihre Eltern stets »unsouverän« waren, was sie mit Unsicherheit in Verbindung brachte. Sie erlebte ihre Mutter ihr gegenüber häufig unsicher oder beschämt, so dass Forderungen nach einem besseren Verhalten aufkamen. Die Patientin fand in ihren Eltern jedoch keine Modelle, die ihr dafür Struktur hätten geben können. Ihre Überforderung erschwerte die Ausbildung angemessener Interaktionsmuster.

Ab der 21. Sitzung wurde der Schwerpunkt auf die Interaktionsschwierigkeiten gelegt. Die Patientin benannte zunehmend selbst, dass sie keine Empathie für andere aufbringen konnte. Hierzu wurde nach dem Ansatz von Cognitive Behavioral Analysis System of Psychotherapy (CBASP) (J. P. McCullough, Jr., 2006) gearbeitet, was sich mit dem bisherigen Therapieverlauf gut vereinbaren ließ. Damit wurde der Schwerpunkt auf die Analyse der Interaktionssituationen gelegt. Die Interaktionsmuster der Patientin verdeutlichten, dass sie unangemessene Bewältigungsstrategien wählte und bei Nicht-Gelingen durch Rückzug eine Lösung suchte. Dies verarbeitete sie, bedingt durch ihre überhöhten Selbstansprüche, depressiv.

Die Patientin setzte sich im weiteren Verlauf mit Situationsanalysen im Sinne des CBASP auseinander, wobei der Schwerpunkt stärker auf der Interpretation der Ereignisse und ihrem Verhalten lag. Zudem sollte sie lernen, für sich zu erfassen, wie sich die Situationen real gestalteten und wie sie sich diese wünschte. Mit der Patientin wurde detailliert an den Situationen gearbeitet, um so viele Aspekte wie möglich zu erfassen. Dies ermöglichte ihr, die Situation nochmals zu durchleben und sich mit den Ereignissen, Emotionen, Realitäten und Wünschen auseinanderzusetzen. Es zeigte sich, dass sie zu schnell Bewertungen zog, die sie dann nur schwer revidieren konnte. Sie beschrieb sich in ihren Interaktionsmustern eingeengt. Es fiel ihr schwer, auf das Gegenüber einzugehen und damit eine neue Beziehungsgestaltung einzuleiten. Im Kontakt fühlte sie sich gehemmt und unsicher, was sie nur schwer aushalten konnte. Sie ging in ihrer Kontaktaufnahme sehr selektiv vor, um wenige von den unangenehmen Emotionen aushalten zu müssen. Durch die Analysen konnte sie ihre Außenwirkung zunehmend einschätzen. Zudem wurde ihr deutlicher, weshalb sich ihre Umgebung von ihr zurückzog.

Die Patientin setzte sich allmählich mit den Konsequenzen ihres Verhaltens auseinander, was sie traurig stimmte. Sie ließ im Verlauf dieses Abschnitts mehr Handlungsräume zu und setzte sich flexibler mit Alternativen auseinander. Ihren Wunsch nach Souveränität setzte sie mit mehr Kontrolle über ihre Emotionen gleich. Die Dissonanz erzeugenden Sichtweisen zwischen erlebt kontrolliertem und spontanem Verhalten konnte sie langsam kognitiv umstrukturieren. Sie reduzierte damit das Ausmaß ihrer Kontrolle, um sich weiter in den Verhaltensübungen zu erproben. Es gelang ihr, »Spielfelder« zu definieren. Sie erfuhr erste positive Rückmeldungen von ihrer Umgebung, was sie wiederum weiter verstärkte. Ihre Haltung sich selbst gegenüber veränderte sich. Sie konnte »versöhnlicher« mit sich umgehen.

Ausblick

Im weiteren Verlauf wird in Anlehnung an das CBASP gearbeitet, um eine vertiefte Reflexion des interpersonellen Geschehens zu ermöglichen. Dies kann die Entwicklung von Empathie stärken. Zudem erscheint eine weitere Stärkung wohlwollender Anteile sinnvoll. Dazu erscheinen auch Übungen zur Selbstzuwendung, Selbstakzeptanz und zum Selbstvertrauen angebracht (Potreck-Rose u. Jacob, 2007). Die Entwicklung des formal-operativen Denkens scheint in diesem Behandlungsverlauf ein guter Ansatz gewesen zu sein, der das depressive Erleben und die dysfunktionalen Kognitionen verändern ließ. Eine Rückfallprophylaxe ist über die Herausarbeitung und Festigung der verstärkenden Anteile des neuen Verhaltens angedacht.

Literatur

Beck, A. T, Rush, A. J., Shaw, B. F., Emery, G. (2001). Kognitive Therapie der Depressionen. Weinheim: Beltz.

Hautzinger, M. (2003). Kognitive Verhaltenstherapie bei Depressionen. Weinheim: Beltz.

Heidenreich, T., Michalak, J. (2009). Achtsamkeit und Akzeptanz in der Psychotherapie. Tübingen: dgvt.

Kanfer, F., Reinecker, H., Schmelzer, D. (2000). Selbstmanagement-Therapie. Heidelberg: Springer.

McCullough, Jr., J. P. (2006). Psychotherapie der chronischen Depression, Cognitive Behavioral Analysis System of Psychotherapie-CBASP. München: Elsevier, Urban & Fischer.

Potreck-Rose, F., Jacob, G. (2007). Selbstzuwendung, Selbstakzeptanz, Selbstvertrauen – Psychotherapeutische Interventionen zum Aufbau von Selbstwertgefühl. Stuttgart: Klett-Cotta.

Stavemann, H. (2007). Sokratische Gesprächsführung in Therapie und Beratung. Basel: Beltz.

Klara Kilber-Brüssow und Felicitas Weis

Neuere Konzepte zur Behandlung von chronisch Depressiven

Zwei Falldarstellungen im Rahmen der LAC-Studie

Im folgenden Beitrag beziehen wir uns auf die Konzeptionen von David Taylor (2010) und Hugo Bleichmar (2010) zur Behandlung von Patienten mit chronischer Depression.

Sowohl Taylor als auch Bleichmar haben eine Systematik von Depressionstypen herausgearbeitet, die als innerpsychische Konstellationen und Themen zu verstehen sind. Beide betonen die Bedeutung des Objektverlusts bei chronisch depressiven Patienten. Dabei kann es sich um einen realen Verlust des Objekts oder auch um einen inneren Verlust (den des inneren Kontakts oder den einer Idealisierung) handeln sowie um einen Verlust von Sicherheit und / oder Aspekten des Selbst in Verbindung mit dem Objektverlust.

Besonders hervorgehoben und untersucht werden von beiden Autoren Haltung und Vorgehen des Analytikers bei der Behandlung chronisch depressiver Patienten. Taylor (2010) betont das Zustandekommen eines emotionalen Kontakts als Movens der Behandlung. Da das affektive Erleben chronisch Depressiver durch ein verarmtes Spektrum an Gefühlsdifferenzierungen häufig eingeschränkt oder insgesamt verflacht ist, kann eine höhere Aktivität des Analytikers notwendig sein, um Zugang zur inneren Welt des Patienten zu finden. Aktivität in Form von Fragen, Trost, Beruhigung, Erklärungen und auch Ratschlägen kann darauf abzielen, Erfahrungen mit guten Objekten zu stärken. Die verinnerlichte Beziehung zu einem guten Objekt bildet den Kern des Ich. Im Verlauf des therapeutischen Prozesses soll der Patient die Haltung des Therapeuten internalisieren und seine eigenen inneren Objektbeziehungen erforschen. Die mit derartigen Erkundungen verbundenen Leiden sollen durch

Containment und Verstehen gelindert werden. Bleichmar (2010) stellt in diesem Zusammenhang die Frage: »Genügt es daher, dass der Analytiker lediglich mit Interpretationen arbeitet, oder muss die Vitalität des Analytikers nicht gleichzeitig eingesetzt werden, um jene Kerne der Vitalität des Patienten zu erreichen, die einem Prozess der Deaktivierung anheimgefallen sind?« (Bleichmar, 2010, S. 126). Es wird dabei klargestellt, dass die Konfrontation mit unangenehmen und schmerzhaften Themen keinesfalls vermieden werden darf. Denn eine »normale Fähigkeit, psychischen Schmerz und Unlust zu ertragen, ist die Voraussetzung für das Lernen aus Erfahrung und für die darauf beruhende psychische und geistige Weiterentwicklung« (Taylor, 2010, S. 839).

Die Frage, ob bei Patienten mit chronischer Depression generell eine modifizierte Behandlungstechnik anzuwenden sei – in Abänderung der Standardtechnik: Klärung, Konfrontation, Deutung, Durcharbeiten –, wird später wieder aufgegriffen. Unser Beitrag fokussiert zwei Aspekte der Behandlung von chronischer Depression:

1. Anwendung der Systematik von Depressionstypen und Konstellationen nach Taylor und Bleichmar auf die klinische Situation zum Verständnis der Psychodynamik und des Enactments im psychotherapeutischen Prozess.
2. Die Frage der Modifizierung der Standardtechnik bei der Behandlung chronischer Depression.

Zwei Behandlungsverläufe

Frau A.: »Das zerstörte Netz« – Beziehungsabbruch und traumatische Katastrophe (Felicitas Weis)

Die Patientin, deren Behandlung als Erstes geschildert wird, könnte am ehesten dem Typus sadomasochistischer Objektbeziehungen nach Taylor zugeordnet werden:

> »Es kann sich eine masochistische, perverse Befriedigung entwickeln, die auch dadurch gewonnen wird, dass dem Selbst und dem Objekt Schmerzen und Niederlagen zugefügt werden. Auf diese Weise

> scheint das Ich eine partielle Kontrolle über eine Vulnerabilität zu erlangen, die andernfalls unerträglich wäre« (Taylor, 2010, S. 855).

Abklärung, Anamnese und Motivation

Anlass für die Behandlung war eine plötzliche Trennung der Patientin von ihrem Partner nach dreijähriger Verbindung. Warum sie immer wieder verlassen werde, war für Frau A. ein Rätsel. Dies wollte sie in der Therapie besser verstehen.

Sie litt zu Behandlungsbeginn unter Depressionen, steter Erschöpfung sowie einer somatoformen Störung in Form chronischer Schmerzzustände.

Beim Erstkontakt steht Frau A. noch ganz unter dem Eindruck der kürzlichen Trennung. Sie spricht von einer »schönen und stimmigen Verbindung«, die sie so gut und hoffnungsvoll zum ersten Mal in ihrem Leben erfahren habe. Der abrupte Bruch dieser Beziehung nach einer gemeinsamen Urlaubsreise erscheint ihr völlig rätselhaft. Der Partner habe einen Brief mit einigen Begründungen für die Trennung und eine größere Geldsumme hinterlassen.

Bald kommt Frau A. auch auf ihre Kindheit zu sprechen. Die Schilderung dramatischer Ereignisse der Kindheit, verwoben mit der Lebens- und Leidensgeschichte der Eltern und der Vorgenerationen, geprägt durch Krieg, Vertreibung und Entwurzelung infolge der Weltkriege, ist von eindrucksvoller Darstellungskraft. Bereits in der zweiten Sitzung erzählt die Patientin einen Traum: *Ihr Vater tauchte auf und wollte ihr verbieten zu sprechen.*

Die 52-jährige Frau A. ist in einem afrikanischen Land als erste von drei Töchtern (die Schwestern sind 3 und 8 Jahre jünger) europäischer Eltern geboren, die Mutter deutschstämmig und aufgewachsen in verschiedenen Ländern, der Vater Vertriebener aus Estland. Die Familie übersiedelte nach Deutschland, als Frau A. drei Jahre alt war. Für sie bedeutete dies den Verlust der vertrauten Umgebung und vor allem ihrer farbigen Ziehmutter, der »Nanna«, in deren Obhut sie die ersten Lebensjahre verbracht hatte.

Im Verlauf der weiteren Kindheit hatte sie körperliche und

seelische Gewalt erlebt, seit der Vater zunehmend zu trinken begann und Frau A. in impulsiver Wut unkontrolliert schlug. Sie erfuhr keinen Schutz durch die Mutter und wurde nach den Misshandlungen allein gelassen. Auch die Mutter schlug die Kinder, anders, in sadistischer Weise. Sie konnten vor der Bestrafung wählen, mit welchem Gegenstand sie geschlagen werden »wollten«.

Als Jugendliche hatte Frau A. sich dem Vater entgegengestellt. Sie galt als rebellisch, legte beharrlich den Finger in Wunden. Die Streits eskalierten in körperliche Gewalt, bis sie mit 19 Jahren das Elternhaus verließ. Sie studierte Soziologie und arbeitete nach Studienabschluss in diesem Fach.

22-jährig hatte sie zum ersten Mal einen Psychotherapeuten aufgesucht wegen sexueller Probleme (sie konnte nur wenig körperliche Berührung ertragen und geriet angesichts sexueller Erregung des Partners in Panik). Zudem litt sie bereits unter Depressionen, »Körperschmerzen« sowie affektiver Reizbarkeit. Seit dieser Zeit nimmt sie, von kurzzeitigen Unterbrechungen abgesehen, Psychopharmaka und Schmerzmittel sowie ein Mittel gegen »Restless Legs«[1].

Trotz dieser Beeinträchtigungen hat Frau A. ihre berufliche Tätigkeit stets aufrechterhalten. Sie lebt zusammen mit ihrer elfjährigen Tochter, mit der sie, bereits über vierzig, unerwartet schwanger geworden war. Der Vater des Kindes hatte sie bereits verlassen, als die Schwangerschaft festgestellt wurde.

Sämtliche Beziehungen von Frau A. waren von Kontaktabbrüchen und Trennungen durchzogen. Es gelang ihr nicht, eine dauerhafte Liebesbeziehung zu gestalten. Auch Freundschaften wurden immer wieder abgebrochen.

---

[1] Restless-Legs-Syndrom (RLS) ist eine neurologische Erkrankung mit Gefühlsstörungen und Bewegungsdrang in den Beinen und Füßen, einhergehend mit unwillkürlichen Bewegungen.

Zum Behandlungsverlauf

Vor allem in der ersten Behandlungsphase reagierte Frau A. mit Angst und Misstrauen, wenn sie sich missverstanden fühlte und mutmaßte, dass ich nicht auf ihrer Seite sei. Ich ging auf solche Situationen ausführlich ein, um Missverständnisse zu klären.

Meine Gefühle der Gegenübertragung wechselten zwischen wachsamer Sorge um die therapeutische Beziehung und Verwirrung oder Ermüdung wegen der Überflutung mit Material. Im Laufe der Behandlung verstand ich diese wiederkehrende Überflutung als Widerstand der Patientin, ihre Geschichte und die inneren Zusammenhänge in einem Netzwerk einzufangen und miteinander zu verknüpfen. Indem sie bestürzende Kindheitserlebnisse oder aktuelle konflikthafte Ereignisse aneinanderreihte oder gleich mehrere Träume hintereinander erzählte, zersplitterte oft ein in mir gerade entstandener Gedanke, bevor ich ihn in Anknüpfung an Vorangegangenes formulieren konnte. Es war, als würde ein gedanklicher Kontext immer wieder zerstört. Ich deutete die sich wiederholenden Fragmentierungen bereits gewonnenen Terrains als Schutzwall gegen die Angst von Frau A., das ganze Ausmaß der Verletzungen und Zerstörungen der Beziehungen in ihrem Leben als Gesamtheit nicht ertragen zu können. Es werde eine Erinnerung oder ein sie belastendes Ereignis durch die Erzählung des nächsten wieder gelöscht. Ich erinnerte an den Initialtraum, in dem der Vater ihr verbot zu sprechen. Zwar widersetze sie sich seinem Verbot, indem sie spreche, jedoch sei es verboten, über das Gesprochene nachzudenken.

Im Verlauf der Analyse wurde nach und nach deutlich, dass Frau A. tatsächliche oder vermeintlich erlittene Kränkungen als unversöhnbar und unverzeihlich ansieht. In Konfliktsituationen antizipiert sie eine maligne Eskalation, die nur durch Trennung beendet werden kann. Oder sie vermeidet den Eklat, zieht sich aber innerlich zurück, bis eine Enttäuschung wie der letzte Tropfen das Fass dann doch zum Überlaufen bringt, was zum Abbruch der Beziehung führt. Die Patientin beschreibt dies so: Ein »roter Feuerball aus Wut« steige in ihr auf, der nicht mehr zu beruhigen sei. Mit der Dauer einer bedeutsamen Beziehung wächst bei Frau A. die Angst, da Nähe zu einem malignen Objekt fantasiert und projiziert wird. Aufgrund der Folgen der Misshandlungen in der Kindheit wird Nähe mit körperlichem Schmerz und Demütigung assoziiert.

Mit leidenschaftlicher Wut ringt sie um Selbstbehauptung und Wiederherstellung ihres verletzten Selbst, so wie sie es als Jugendliche in den Kämpfen mit dem Vater getan hatte. Preis ist der Verlust innerlich guter Objekte (so wie sie die glücklichen Inseln in der Verbindung zum ödipalen Vater, der sie früher getröstet hatte, wenn sie nachts weinend aufwachte, im Laufe der späteren Kindheit verloren hatte). »Es war immer Krieg«, so beschrieb Frau A. das Familienklima. Eine Veränderung des inneren Kriegszustandes der Patientin zeigte sich zuerst in einem Wandel der Beziehung zu ihrer Tochter. In der Vergangenheit war es mehrfach zu Eskalationen im Streit zwischen Mutter und Tochter gekommen. Dabei hatte sie das Kind geschlagen, worüber sie im Nachhinein zutiefst erschrak. Inzwischen kann sie solch schwere Affektausbrüche beherrschen, die Situation deeskalieren und das Kind beruhigen. Es ist eine von Frau A. zuvor nie gekannte Innigkeit in der Beziehung zur Tochter entstanden.

Allmählich fügten sich die zuvor fragmentierten Erinnerungen der Vergangenheit in eine erzählte Chronologie und ließen Verknüpfungen zur Gegenwart entstehen.

Klinische Illustration

Frau A. erzählte in der 228. Stunde einen sie bestürzenden Traum. Dieser Traum, so schickte sie der Traumerzählung voraus, bestehe aus zwei Teilen, die aber zusammengehörten:

> »In einer Familie mit Kindern arbeitet eine Bedienstete, die dort alles macht und kann. Die Bedienstete war früher ein Tier mit einem ganz kleinem Gehirn, ein Känguru! Sie hat aber so viel gelernt und so lange Analyse gemacht, dass sie alles konnte und wie ein Mensch ist. Aber sie wird von der Familie nicht als gleichwertig akzeptiert, sondern es besteht ein Gefälle. Die Kängurufrau war darüber sehr traurig. Das sah ich an ihrem Gesicht und fühlte ihren Ärgerschmerz. In der Familie herrschte die Ehefrau über den Mann und die Kinder mit ihrer Überlegenheit. Sie missachtete den Ehemann. Er war Ausländer.«

Die Assoziationen zum Traum führten zu der afrikanischen Kinderfrau der frühen Kindheit, mit der sich die Patientin vermutlich identifiziert hatte. Wie die Bedienstete fühlt sich Frau A. von ihrer Familie nicht respektiert und ausgeschlossen (man möchte sie bei Familienfesten nicht einladen, um Spannungen zu vermeiden. Hingegen ist die Anwesenheit ihrer Tochter erwünscht. Es kam vor, dass Frau A. von ihrer Mutter gefragt wurde, bei solchen Anlässen die Tochter zur Feier zu bringen. Sie selbst war nicht eingeladen). Im »Ärgerschmerz« erkennt Frau A. das sie begleitende Lebensgefühl. Zum »Ausländer« fällt ihr der Vater ein, der aus Estland stammt und auf den, so die Assoziationen von Frau A, die Mutter herabsieht. In ähnlicher Weise sehe die Familie auf sie herab.

Danach brachte Frau A. Fotos mit, die sie mehrfach auf dem Arm der Kinderfrau zeigten. Ein Foto zeigte die Mutter im Vordergrund mit der nachgeborenen Schwester als Säugling im Arm, dahinter die schwarze Kinderfrau mit der dreijährigen Patientin auf dem Arm: zwei Mütter mit ihren Kindern.

In der folgenden Zeit trat die Aggressionsproblematik noch stärker in den Vordergrund. Es breitete sich das destruktive Potenzial der Patientin aus, gespeist aus Angst und Wut. In ihrem gesamten Umfeld entzündete sie Konfliktherde (in der Nachbarschaft, im Berufsleben, der Elternversammlung in der Schule sowie im Sportverein der Tochter). Mit vehementen Beschwerden über Versäumnisse der Zuständigen in steter Kampfposition, da sie vermeintlich nicht berücksichtigt, herabgesetzt oder davon bedroht sei, abgeschoben zu werden. Sie isolierte sich selbst durch heftige unangemessene Reaktionen und stellte damit eben genau die befürchtete Situation her. Sie fühlte sich »wie auf einem Trip«, dessen Destruktivität sie zwar reflektierend erkennen, aber nicht aufhalten konnte. Wie die Patientin damit ringt, zeigt das folgende Protokoll einer kurz darauf folgenden Behandlungsstunde:

Sie berichtet zu Beginn, wie erschöpft und verzweifelt sie wegen all der Attacken gegen sie aus ihrem Umfeld sei. Ein Gespräch mit der Schulleitung der Schule der Tochter, zu dem sie nach ihrem vehementen Auftritt beim letzten Elternabend gebeten worden war, habe sie wie ein demütigendes Tribunal erlebt.

Zwar sei ihr nicht ganz entgangen, wie konsterniert und auch gekränkt die engagierte Vertrauenslehrerin reagiert habe, die sich um ihre Belange bemühe, jedoch habe sie das kaum erreicht.

Analytikerin: Könnte es sein, dass es hier auch so ist, dass ich mich bemühe, Sie aber nicht wirklich erreiche? Vielleicht sehen Sie mich auch als kühl und distanziert an wie Ihre Mutter, die Ihre Not nicht erkannte?
Patientin: Als kühl erlebe ich Sie nicht. Als distanziert wohl. Aber ich bin ja auch distanziert. Als Sie in der letzten Stunde sagten, Sie seien besorgt, überraschte mich das. Ich habe nicht bemerkt, dass Sie besorgt um mich sind. Nie war jemand besorgt um mich.
Analytikerin: Sie können sich das nicht vorstellen?
Patientin: Ja, das kann ich mir nicht vorstellen. Aber ich glaube, dass Sie mir gut wollen und dass es richtig ist, was Sie sagen, dass ich mir schade. Ich sehe das auch so. Und als ich jetzt auf dem Elterntreffen des Sportvereins meiner Tochter war, habe ich gemerkt, ich kann den Hebel auch umlegen, Kontakt herstellen und freundlich sein. Die anderen sind dann auch freundlich zu mir. Aber, das bin nicht ich! Im Inneren grummelt es weiter. Und dann drängt das Grummeln irgendwie zur Entladung.
Analytikerin: Sie fühlen sich wirklich bei sich und lebendig, wenn es zur Entladung der Emotionen kommt.
Patientin: Ja, stimmt.
Pause.
Patientin: Obwohl ich weiß, dass ich mich verrenne, wie Sie mal gesagt haben, kann ich nicht anders, weil, das bin sonst nicht Ich.
Analytikerin: Sie fühlen sich gut, in diesen Momenten, wenn Sie leidenschaftlich kämpfen. Doch schließlich geht es Ihnen ja schlecht mit den Folgen. So, wie es Ihnen schlecht ging infolge der Kämpfe mit dem Vater.
Patientin: Schon (schweigt).
Analytikerin: So ist das zwischen uns aufgeteilt, dass Sie sich in den Kampf reinschmeißen mit aller Wut, mit der Sie sich zunächst in voller Kraft fühlen. Die Sorge um die Folgen und das Denken ist bei mir.
Patientin: Das Denken erreicht mich schon auch, weil es mir schlecht geht, aber ich kann es nicht umsetzen.

In der nachfolgenden Stunde berichtete Frau A., dass sie aus ihrem »Trip« ausgestiegen sei. Auf diesem Trip erlebe sie alles als Gewalt gegen sie. Dazu wieder in Distanz, sei sie befremdet über die Vorgänge der letzten Wochen, in die sie so tief hineingeraten sei.

Meine anschließenden Überlegungen führten dahin, dass mit Frau A.s Traum ein Faden zu der zerrissenen Verbindung zur frühen Kindheit aufgenommen wurde. Mit den Fotos, die sie in die Sitzung mitbrachte, wollte sie dies dokumentieren und mich daran teilhaben lassen. Es existiert innerlich eine frühere »gute Welt« der geschützten Integrität, in die auch noch die Erinnerung an gute und tröstliche Beziehung zum Vater der ersten Kindheitsjahre hineinreicht. In der späteren »gestörten Welt« nach dem Verlust gewannen sukzessive Gewalt, emotionale Kälte und Kampf ums Überleben des Selbst die Oberhand. Unter dieser zweiten Ägide innerhalb der ödipalen und adoleszenten Entwicklung der Patientin bildete sich eine pathologische Beziehung zu den elterlichen Objekten aus, verstrickt in einem (inzestuös stimulierten) Kampf, der in Exzessen von körperlicher Gewalt mündete.

Je mehr Frau A. an Einsicht gewann, dass sie sich mit den wiederholten Inszenierungen dieses Musters in ihrem aktuellen Umfeld selber schadete, begegnete sie dem mit Widerstand. Sie mochte auf die im leidenschaftlichen Kampf erlebte Vitalität nicht verzichten. In ihrer durch Traumatisierung geprägten verzerrten inneren Welt unterhielt sie auf diese Weise die Verbindung mit den elterlichen Objekten. Frau A. geht aus ihren Kämpfen stets beschädigt hervor. Sie ist identifiziert mit Beschädigungen der Eltern und der Großeltern, deren Odyssee infolge des Ersten und Zweiten Weltkriegs ihren Verlauf nahm. Sie glaubte, unbewusst, dass sie selbst schuld sei, weil sie selbst ihre Objekte durch ihre Ambivalenz und ihren Hass beschädigt habe.

Ergebnisse der Behandlung

Die oben dargestellte Sequenz kennzeichnet einen Wendepunkt in der Behandlung. Frau A. konnte die inneren und äußeren Anlässe ihrer rasch hochschießenden Empörung bei Differenzen mit ihrer sozialen Umgebung zunehmend reflektieren. Es gelang ihr besser, sich in andere hineinzuversetzen und ihre Affekte zu modulieren. Selbstkritisch meinte sie über sich, sie sei wohl eine »Wahrheitsfanatikerin«. Durch die vermehrte Selbst-Objekt-Differenzierung veränderte sich die Gestaltung ihrer Objektbeziehungen. Sie wurden in der Grundstimmung freundlicher und ruhiger. Mit der Tochter und mit ihren Freunden kann sie heute vertraute Nähe und gemeinsame »Gemütlichkeit« genießen und mit Stolz und Freude die Entwicklung ihres Kindes erleben.

Im Alltag ist die Patientin leistungsfähig, die früher allgegenwärtige Erschöpfung ist gewichen, die Schmerzempfindlichkeit des Körpers verringert. Frau A. hat die Einnahme aller Medikamente im Verlauf der Behandlung um die Hälfte herabgesetzt. Auf ein Medikament kann sie inzwischen ganz verzichten. Die differenzierte emotionale Erlebnisfähigkeit, die im Verlauf der Therapie erreicht wurde, hat der Depression entgegengewirkt. Depressive Episoden von Dauer sind nicht mehr eingetreten. Es kommen Stimmungstiefs von kürzerer Dauer vor, die von nur einigen Stunden bis etwa zu ein oder zwei Wochen anhalten, Frau A. aber in ihrer Alltagsbewältigung nicht behindern. Diese depressiven Stimmungen stehen meist mit der Tendenz zur Selbstüberforderung der Patientin in Zusammenhang.

Frau B.: Rückzug und Selbstverzückung als Abwehr von Realität (Klara Kilber-Brüssow)

Die Patientin, von der ich berichte, dürfte am ehesten der von Taylor beschriebenen Konstellation des narzisstisch-grandiosen Modus entsprechen.

> »Patienten, bei denen diese Komponente stark ausgeprägt ist, haben unrealistisch überhöhte Wünsche und Erwartungen gegenüber anderen Menschen, die sie aber für völlig angemessen halten. Wird der illusorische Charakter dieser Wünsche bei Enttäuschungen deutlich, dann reagiert die Person destruktiv: Sie will sich lieber selbst vernichten oder umbringen, als dass sie ihren Wunsch aufgibt. So will sie andere dazu zwingen, die Berechtigung ihrer Wünsche anzuerkennen« (Westenberger-Breuer, 2008, S. 285; vgl. auch Taylor, 2010).

Anlass, Motivation

Frau B. entschloss sich in ihrem 49. Lebensjahr zu einer psychoanalytischen Behandlung nach einem schweren psychischen Zusammenbruch in Zusammenhang mit zermürbenden Konflikten am Arbeitsplatz. Nach Umstrukturierungen hatte die Patientin ein für sie reizvolles Betätigungsfeld verloren und damit eine Quelle von Bestätigung und Anerkennung. Seitdem war sie arbeitsunfähig und krankgeschrieben bis zum Zeitpunkt der Erstgespräche. Vorangegangene stationäre und danach verhaltenstherapeutische Behandlungen hatten zwar die schweren Depressionen gemildert, aber keine grundsätzliche Veränderung bewirkt. Frau B. fühlte sich »wie in einer Luftblase« und wartete darauf, dass das Leben endlich vorbei sein möge. Ihre Todessehnsucht entspricht wohl einem unbewussten Verschmelzungswunsch mit einer bergenden intrauterinen Welt jenseits von Trennung und Frustration. Frau B. kommt jetzt seit zweieinhalb Jahren in die psychoanalytische Therapie. Wir hatten uns gemeinsam auf eine Frequenz von zwei Stunden verständigt, um die Behandlung zu »strecken«. Der Abwehr der Patientin kommt das insofern ungünstig entgegen, als sie sich durch narzisstische und selbstidealisierende Rückzüge vor der Wahrnehmung von Realität schützt.

Dies zeigt ihr eindrucksvoller Initialtraum. Er kennzeichnet meiner Auffassung nach ihre damalige Position gegenüber ihrem libidinösen Selbst und ließ auch ahnen, dass die Prozesse der Umstrukturierungen nicht unkompliziert sein würden.

> »Die Patientin befindet sich im Wald auf einem Hochsitz. Dieser ist aber mit 30 Metern viel höher als übliche Hochsitze. Sie sieht auf dem Waldboden ihre im Traum einjährige Tochter auf einer Decke liegen. Das Kind erwacht gerade und beginnt sich zu bewegen. Frau B. gerät in große Sorge, dass das Baby etwas benötigt, vielleicht versorgt werden muss oder sich in Gefahr bringen könnte und Schutz braucht. Doch sie weiß nicht, wie sie aus ihrer großen Höhe herunter gelangen soll, und fühlt sich ratlos und bestürzt«.

Meinem Verständnis nach illustriert der Traum ihren Zustand chronifizierten Rückzugs und das unbewusste Wissen um ihr infantiles Selbst, das sie letztlich in Analyse gebracht hatte. Im Anschluss an entsprechende Deutungen erkennt die Patientin die Existenz ihres libidinösen infantilen Selbst zumindest intellektuell an. Sich davon dauerhaft emotional berühren zu lassen und daran zu arbeiten, kann sie anfänglich nicht zulassen. Bevor ich den Behandlungsverlauf skizziere, etwas zur Biografie der Patientin.

Zur Biografie

Die in einer Kleinstadt geborene Patientin hat fünf Geschwister, drei ältere und zwei jüngere. Die zunächst bürgerliche Familie zerfiel, als die Mutter ihren Mann wegen dessen Alkoholismus und eskalierender Auseinandersetzungen zusammen mit den Kindern verließ. Frau B. war damals fünf Jahre alt. Da die Mutter arbeitete, teilweise abends und nachts, konnte sie nachvollziehbarerweise nicht immer fürsorglich und präsent sein. Die Patientin sieht sich als stilles, vorsichtiges Kind, erinnert sich aber im Lauf der Behandlung nach und nach an trotzige Rückzüge. So sieht sie sich etwa als Zwölfjährige allein in einem Baum sitzen und bringt ihren Initialtraum damit in Verbindung. In der Vorpubertät sei Frau B. über längere Zeiträume vom Bruder sexuell attackiert worden. Es sei das erste Mal, dass sie mit jemanden darüber sprechen könne.

Nach äußerlich unauffälliger Entwicklung wurde aus Ratlosigkeit eine kaufmännische Handelsschule absolviert. Denn die musischen Neigungen der Patientin schienen keine vernünftige Berufsperspektive zu ermöglichen. Rückblickend wurde in der Analyse erarbeitet, dass sich Frau B. damit einem scheinbar unentrinnbaren Diktat der Realität unterwarf wie einst die Mutter: »Geld verdienen und funktionieren bis zum Umfallen«. Als »Retter« erschien ein Italiener, Student und bildschön, mit dem sie – zwanzigjährig – ihre Tochter bekam. Die kurze Ehe scheiterte, und Frau B. trat, wie sie es heute sieht, fraglos in die Fußstapfen der Mutter. Zwischen dreißig und vierzig holte sie das Abitur nach und schloss ein geisteswissenschaftliches Studium ab, ohne je eine entsprechende Tätigkeit auszuüben. Stattdessen arbeitete sie danach wieder im kaufmännischen Bereich. Wiederholt kam es kurzzeitig zu schweren depressiven Zusammenbrüchen infolge der selbst auferlegten Überforderungen. Diese resultierten ihrerseits aus einer Identifikation mit der jeweiligen – hochgradig idealisierten – Tätigkeit und, was noch wichtiger ist, aus der Identifikation mit einer überforderten unglücklichen Mutter.

Zwei wichtige langjährige Liebesbeziehungen scheiterten daran, dass die Männer als zu wenig Halt gebend erlebt wurden. Zu beiden besteht jetzt intensive Freundschaft; mit einem auch noch gelegentlichen sexuellen Kontakt, gefolgt von wechselseitigen Distanzierungen und Wiederannäherungen.

Behandlungsverlauf

a) Abnahme der depressiven Symptomatik, Verringerung der Rückzüge bei gleichzeitig zunehmender Anerkennung der Realität

Schon bald nach Behandlungsbeginn geht Frau B. vermehrt wieder aus dem Haus, trifft Menschen, besucht Konzerte und Ausstellungen. Im Garten kann sie Stunden mit Pflanzen und Graben verbringen. Diese rasche Progression wird rückblickend verstanden als Resultat einer anfänglichen positiven Übertragung auf das Behandlungsverfahren, das sie idealisierte, um sich intellektuell zu entzücken und um in gemeinsamem Agieren schmerzhafte Affekte abzuwehren. Die beschriebene anfängliche Progression stellte gleichzeitig auch eine Flucht in die Gesundheit dar: Denn zu meiner nicht unerheblichen Überraschung findet die gewandt auftretende Patientin sehr rasch eine Anstellung bei einem großen Dienstleister. Dem scheinbar unentrinnbaren Primat der äußeren Realität glaubt die Patientin sich unterwerfen zu müssen. Und das bedeutet das Ende der Analyse. Denn sie kann nicht beides: Analyse machen und den Verpflichtungen des Arbeitsvertrags nachkommen. Nach zwei Tagen verliert sie wegen ihres herrischen Auftretens diesen Job wieder.

In der Folge ist es möglich, die Entweder-oder-Haltung der Patientin besser zu verstehen. Sie war – in Identifikation mit der überforderten Mutter – fraglos davon ausgegangen, sie müsse sich dem Diktat der äußeren Realität bis zur Selbstaufgabe unterwerfen wie bei ihrer anfänglichen Berufswahl: Sie hatte ihre Neigungen und Begabungen ignoriert und die ungeliebten kaufmännischen Tätigkeiten – mit Studienunterbrechungszeiten – bis zu ihrem depressiven Zusammenbruch perfekt auszuüben versucht. Jetzt kann sie erkennen, dass es auch ihre internalisierten Normen waren, die ihr derartige Anpassungen abverlangten. Diese mit psychischem Schmerz verbundenen Einsichten eröffneten auch neue Sichtweisen ihrer selbst, nicht nur unterworfenes Opfer der Verhältnisse zu sein, sondern auch in gewisser Weise aktive Mitgestalterin.

Die Patientin konnte beginnen, die bisher als von außen kommend erlebten Anforderungen dahingehend zu überprüfen, ob es sich um neurotische Unterwerfungsakte an innere Diktate oder reale Notwendigkeiten handelt; sie ist auch dabei – hauptsächlich anhand von Nebenübertragungen – zu überprüfen, wo sie Kompromisse eingehen könnte und wo sie solche keinesfalls eingehen will. Mitunter erscheint sie sehr erstaunt bis irritiert angesichts der Rigidität ihres inneren Konservativismus. Die Thematik »Unterwerfung« versus »Rebellion« taucht immer wieder in verschiedenen Gewändern auf und wird zunehmend erlebnisnäher – ich komme später nochmals bei der Betrachtung des *emotionalen Kontakts* darauf zurück.

b) Veränderungen in den Objektbeziehungen, zunehmende Selbst-Objekt-Differenzierung

Zu Behandlungsbeginn konnte die Patientin ihre Tochter insofern nicht ausreichend realistisch sehen, als sie in dieser eigene, projizierte Selbstanteile wahrnahm. Wenn sie träumte, dann meist von ihrer Tochter als Kleinstkind, jetzt träumt sie von ihrer Tochter als erwachsener Frau. Sehr viel entscheidender ist natürlich, dass dies mit einer auch in der Realität veränderten Sicht der Tochter einhergeht. Die Patientin muss nicht mehr ihr infantiles Selbst in ihr Kind projizieren. Dass die Tochter ein erwachsener Mensch ist, der für sich selbst Verantwortung tragen kann, empfindet die Patientin als große Entlastung und Freude. Die veränderte Mutter-Tochter-Beziehung steht meines Erachtens nach prototypisch für eine wachsende Fähigkeit zur Selbst-Objekt-Differenzierung insgesamt.

Der räumliche Abstand zwischen dem Baby und der erwachsenen Frau im Traum führte auch zu einem ersten Verständnis, wie sich die Patientin von der Realität abwendet und dadurch den Kontakt zu wichtigen Bereichen ihres Selbst verliert. Darüber hinaus konnte die Patientin allmählich besser zwischen eigenen infantilen Bedürfnissen und den Belangen der Tochter unterscheiden. Auch das Bild der eigenen Mutter differenziert sich zunehmend.

Die Patientin war zu Behandlungsbeginn davon ausgegangen, dass die sexuellen Übergriffe des Bruders nur ihr gegolten hätten und von der Mutter gleichgültig ignoriert worden seien. Dass die sexuellen Attacken des Bruders als kumulatives Trauma ein »Zusammenbrechen des Urvertrauens in ein helfendes Objekt« zur Folge haben musste – wie dies Marianne Leuzinger-Bohleber et al. (2010) beschreiben –, dürfte evident sein.

In einem Gespräch mit der jüngeren Schwester erfuhr die Patientin, auch diese sei in gleicher Weise vom Bruder attackiert worden. Als die Patientin dies zufällig sah, soll sie zur Mutter gelaufen sein, die den Jungen scharf zur Rede gestellt habe. Die Patientin glaubt den Darstellungen der Schwester, kann sich selbst aber an nichts Derartiges erinnern; hierüber ist sie sehr erstaunt und beginnt ihr Mutterbild zu differenzieren. Sie kann anerkennen, wie schwer es die alleinstehende Frau mit insgesamt sechs Kindern gehabt haben muss. Sie hat ihr nicht nur verziehen, sondern nimmt nach und nach auch Wesenszüge bei sich selbst wahr, die sie an der Mutter nicht eben schätzte, nämlich das Rigorose und Fordernde.

c) Enactments

Taylor (2010) weist darauf hin, dass gerade bei chronisch depressiven Patienten der verlässliche und Orientierung vermittelnde Rahmen und damit die Reaktionen von Patienten auf Unterbrechungen besondere Beachtung verlangen.

Immer wieder klagt Frau B. über unerklärliche Schmerzen in den Händen, häufig an Wochenenden oder vor Urlauben. Dass der Schmerz in Zusammenhang mit noch nicht in Worten fassbaren psychischen Zuständen zusammenhängen könnte, kommt gar nicht in Frage, so die Patientin. Es handele sich um reale Schmerzen, nicht um Einbildungen. Der Gedanke an eine »ganzheitliche« Behandlung im Rahmen einer Kur erscheint als Lösung, ja fast als Alternative zur Analyse und wird vehement vorgebracht. Meine Interpretation des Sanatoriums als pflegendnährende Rundumversorgung ohne Trennungen führen zu temporärer Entlastung.

In diesem Kontext sehe ich auch das Agieren der Patientin bei Urlaubsunterbrechungen: Sie fühlt sich verletzlich und gleichzeitig rebellisch. Nach einer Urlaubspause »gesteht« sie, seit einigen Wochen keine Medikamente mehr zu nehmen. Fühlt sie sich zunächst noch trotzig und eigenständig, entstehen kurz darauf tiefe Scham und Zweifel an ihrem Gesundungspotenzial. Erstmals melden sich auch wieder Suizidgedanken, sie kann den noch so kleinsten Alltagsarbeiten nicht mehr nachkommen. »Ich kann nicht« ist das beherrschende Gefühl. Deutungen, dass das Nicht-Können auch auf heftigen Affekten des Nicht-Wollens beruhen könnte, erfüllen die Patientin zunächst mit Unmut. Sie hat das Gefühl, es mit einer nur an narzisstischer Instrumentalisierung orientierten Analytikerin-Mutter zu tun zu haben. Jedoch muss sie – wenngleich voller Unlust – anerkennen, dass das Absetzen der Medikamente unbewusst wohl der Bestätigung ihrer Unabhängigkeit dienen sollte und eine Art rebellischen Akt darstellte.

Derartige Zyklen von Ich-Progression, anschließender innerer Abwendung von der Behandlung und schließlichem Scheitern der narzisstisch-omnipotenten Illusion (an der Realität) spielen sich während der Behandlung häufiger ab, allerdings in weitaus milderer Ausprägung. Die gerade beschriebene Krise verhalf der Patientin diesmal auch zu einer gefühlten Einsicht, wie sehr sie ihr bedürftiges infantiles Selbst regelrecht hasst. Dieses Wissen geht häufig schnell wieder verloren. Die Patientin erinnert sich zwar daran, dass sie sich emotional stark berührt gefühlt hatte. Aber sie kann sich nicht an Inhalte erinnern.

d) Übertragungs-, Gegenübertragungskonfigurationen, emotionaler Kontakt

So besorgt sich die Patientin auch im Traum um das Baby fühlt, so sehr lehnt sie sich bewusst in ihrer Bedürftigkeit ab. Das Bedürftige lokalisiert sie zunächst bei ihrem Freund: Sie empfindet heftigen Ekel, wenn er seinen Kopf auf ihre Schulter legt, bekommt Kopfschmerzen – sie hasst ihn dann fast –, findet ihn kindisch und schwach.

In analoger Weise soll ich emotional nach wie vor eher auf Abstand gehalten werden. Ich werde hauptsächlich als intellektueller »Fundus« genutzt und geschätzt, um Gefühle von Kleinheit und damit verbundene Rivalitätskonflikte und Beschämungsängste abzuwehren. Durch intellektuelle Wendigkeit, Sprachgewandtheit und witzige Distanzierungen will mich die Patientin verführen und in meiner Funktion depotenzieren. In der Gegenübertragung entstehen sowohl intellektuelle Anerkennung als auch Tendenzen zur Überschätzung der emotionalen Reife der Patientin, so als solle diese die arbeitende Analytikerin-Mutter erheitern und unterhalten.

Glücklicherweise für den Fortgang der Behandlung begann ich nach längerer Zeit zunehmend eine gewisse Gereiztheit bei der Entfaltung der literarisierenden Monologe zu empfinden. Ob sich die Patientin gerade in einem selbstentrückten Zustand befindet und damit nicht in emotionalem Kontakt, glaubte ich auch an ihrer Stimme hören zu können. Als sie wieder einmal einen für sie sehr interessanten Roman referierte, konfrontierte ich sie mit ihrer Sprechweise, die ich als »Jungmädchenstimme« bezeichnete. Derartige Interventionen kränkten die Patientin natürlich zunächst einmal; ihre intellektuelle Neugier brachte sie aber schnell dazu, meine Anmerkungen »sehr interessant« zu finden, das heißt, die Kränkung ungeschehen zu machen, indem sie die Intellektualität der Analytikerin idealisierte und damit auch sich selbst als Person, die mit derartigen Äußerungen arbeiten kann.

Sie bemühte sich dann einige Stunden um eine Erwachsenenstimme, die erheblich bestimmter und konkreter klingt, kann es aber nicht durchhalten, was sie selbst bemerkt und wofür sie sich kritisiert. Gefühle ungeschehen zu machen ist, neben den Idealisierungen, eine starke Abwehr, die der Patientin schließlich selbst auffällt. Sie weiß zum Beispiel, dass eine Stunde für sie sehr bedeutsam gewesen sein muss – und dennoch hat sie den Inhalt komplett vergessen. Das findet sie selbst kontraproduktiv.

In einem dieser Zusammenhänge erwähne ich Freuds Pferd-und-Reiter-Metapher. Die Patientin äußert wie aus der Pistole geschossen: »Es ist ein Esel!« Nichts könne ihn dazu bringen, auch nur einen Schritt zu tun. Er werde genau da stehen bleiben, wo er sei. Das fühle sich authentisch an! Basta! Die Patientin verbindet den Esel mit ihrer unendlichen Bockigkeit und ist emotional sehr erschüttert. Für einige Stunden bringt sie Niederschriften ihrer inneren Dialoge zwischen Esel und Verstand mit, um sie mir sehr bewegt und scheu vorzulesen. Der Esel hat etwas Vitales und Bodenständiges und gleichzeitig Verweigernd-Stagnierendes.

Aber auch diese Metapher wird bald zu »Literatur«, an der die Patientin sich und mich entzücken möchte. Sie verlangt nun von mir kategorisch die Verlegung ihrer Termine in den Vormittag, damit sie nicht mit den vielen Berufstätigen in der Bahn sitzen muss; sie fühlt sich von »denen gestört«, empfindet Zorn. Aggressionen aber sollen nicht mitgebracht werden, weil sie das »Eigentliche« der Analyse stören, verunreinigen. Sie haben nichts in der Analyse zu suchen; es ist ganz und gar nichts Neurotisches, derartige Abneigungen zu haben, ihnen zu folgen und auch von mir Derartiges zu verlangen! Ich füge dies an, um das Oszillieren zwischen emotionalem Austausch und dem Sog in den literarisierenden Scheindialog nochmals zu illustrieren.

Zusammenfassende Überlegungen

Grundsätzliches zur Behandlungstechnik

Wie bereits einführend kurz dargestellt, wird der Stellenwert der *Affektivität* und das Niveau ihrer *Aktivierung* von Bleichmar (2010, S. 126 f.) besonders betont. Er führt dazu aus, wie unbewusste Fantasien und Kognitionen mit Affekten interagieren. Diese Tatsache wird dann besonders bedeutsam, wenn wir Patienten durch Deutungen lediglich auf intellektueller, nicht aber auf affektiver Ebene erreichen, wie dies gerade bei chronisch depressiven Patientin besonders häufig der Fall zu sein scheint.

Gleichzeitig muss natürlich darauf geachtet werden, dass die allmähliche Entfaltung unbewusster Prozesse innerhalb der Übertragungsbeziehung nicht durch übermäßige Aktivität seitens des Analytikers gestört wird. Insofern handelt es sich um eine Gratwanderung zwischen Abwarten und Ermuntern, zwischen Versuch und Irrtum. Weitere systematische Untersuchungen dazu sind noch erforderlich.

Taylors (2010) Hervorhebung eines »emotionalen Kontakts« als zentraler Aufgabe der Behandlungen dürfte sich teilweise mit Bleichmars Dimension der Affektivität überschneiden. Voraussetzungen für das Zustandekommen emotionalen Kontakts sind Offenheit und Reziprozität auf Seiten des Behandlers (Taylor, 2010, S. 843). Inwieweit ein emotionaler Kontakt entstehen kann, ist auch durch die Möglichkeiten des Patienten beziehungsweise dessen Grenzen bedingt.

Der Frage, ob bei der Behandlung chronisch depressiver Patienten grundsätzlich ein modifiziertes Vorgehen im Sinne einer vermehrten Aktivität des Analytikers als Voraussetzung für den emotionalen Zugang zum Patienten eingeführt werden muss, soll mit dem Hinweis auf das Strukturniveau nachgegangen werden. Besonders bei der Behandlungsplanung ist die Beurteilung des Strukturniveaus, das heißt der höheren Ich-Funktionen wichtig, wie etwa die Fähigkeit, impulsives Handeln aufzuschieben und durch Reflexion zu ersetzen. So bezieht sich zum Beispiel Hohage (1997, S. 55) in Übereinstimmung mit anderen Autoren auf das Klassifikationsschema des OPD-1 (Arbeitskreis OPD, 1996) und unterscheidet vier Stufen der Integration des Strukturniveaus: gut integriert, mäßig integriert, wenig integriert, desintegriert. Er weist darauf hin, dass das Strukturniveau weniger nach dem Grad der Reife des Patienten, sondern nach dem Grad der Komplexität der Funktionen emotional-erlebnisbestimmter Austauschprozesse einzuschätzen sei. Auch Taylor bezieht bei seiner eingangs beschriebenen Typologie, in der er eine Klassifizierung nach Schwierigkeit von Behandlungen vornimmt, das Strukturniveau ein.

Dies bedeutet nach unserem Verständnis, dass bei Patienten mit höherem Strukturniveau, also der Fähigkeit, komplexe Prozesse innerlich zu integrieren, der Analytiker seine Aktivität in der Funktion der Vitalisierung der Affektivität des Patienten oder als Brücke innerlicher Erinnerung an gute Objektbeziehungen zurücknehmen kann. Dagegen müssen bei Patienten mit mittlerem Strukturniveau oder mit pathologischeren Komponenten die genannten Funktionen – zumindest vorübergehend – vom Analytiker übernommen werden. Dies hängt aber nicht in erster Linie mit der Diagnose einer Depression zusammen. Vielmehr erfordert jeweils der Grad der psychischen Störung beziehungsweise der Grad der Einschränkung von Patienten ein modifiziertes Behandlungskonzept, wie beispielsweise Kernberg

(1979) es für die Borderline-Störungen entwickelt hat. Die Studientherapeuten machten im Verlauf der Behandlungen der LAC-Patienten die Erfahrung, dass ihnen überwiegend schwerer gestörte Patienten begegnen (vgl. den Beitrag von Leuzinger-Bohleber in diesem Band).

Was ist das Gemeinsame bei den beiden vorgestellten Behandlungsskizzen?

Beide Patientinnen weisen frühe Trennungserfahrungen und traumatisierende Objektbeziehungen auf und erlitten auch körperliche Gewalt, woraus eine grundlegende Vulnerabilität und Integrationsschwäche resultiert. Nach Leuzinger-Bohleber (s. ihren Beitrag in diesem Band) legt eine erste Analyse der LAC-Studie nahe, dass bei 84 % der chronisch depressiven Analysanden »kumulative Traumatisierungen« feststellbar waren. Dies ist auch bei den von uns vorgestellten Behandlungen der Fall.

Beide Patientinnen reagieren mit depressiven Symptomen und mit körperlichen Schmerzzuständen. Frau A. erfuhr dreijährig eine frühe Trennung von einer bedeutsamen Bezugsperson, der »Nanna«, und musste nach einem abrupten Kulturwechsel später Gewalt, hauptsächlich durch den Vater, erleben. Entsprechende Bewältigungsstrategien bei dieser Patientin führten zu einer sadomasochistischen Struktur.

Frau B. erfuhr vierjährig durch die Trennung der Eltern einen doppelten Objektverlust: Die chronisch überlastete Mutter war durch ihre Berufstätigkeit absorbiert und konnte den sechs Kindern nicht mehr ausreichend zur Verfügung stehen, der verschwundene Vater war wie »gestorben«. Die Patientin erlitt zudem von einem der Brüder über einen längeren Zeitraum sexuelle Übergriffe. Sie reagierte teils mit Trotz, teils mit einer Art »Totstellreflex«, später mit Rückzug sowie Identifikation mit einer »vom Unglück überwältigten Persönlichkeit«, einem Typus, den David Taylor nicht weiter ausführt. Ähnliches beschreibt Bleichmar (2010) mit der Konstellation der Identifikation mit wichtigen Bezugspersonen, die an Gefühlen von Hilflosigkeit und Hoffnungslosigkeit, Erfahrungen von Ablehnung und Frustration litten. Die Identifizierungsprozesse von Frau B. wurden getragen durch massive Idealisierungen, einhergehend mit einem Verlust an Vitalität.

Beide Patientinnen – und dies gilt als Voraussetzung für eine einigermaßen günstige Behandlungsprognose – konnten trotz ihrer massiven Einschränkungen gute Erfahrungen in den primären Objektbeziehungen reaktivieren und ausbauen. Bei Frau A. ist es die frühe »Nanna« und der Vater der ersten Kindheitsjahre, bei Frau B. die frühe Mutter vor der Trennung der Eltern, deren Objektrepräsentanz sich im Verlauf der Behandlung deutlich differenziert.

Sowohl Frau A. als auch Frau B. verfügen zudem über intellektuelle Ressourcen und ein beträchtliches kreatives Potenzial, das sich etwa in den eindrucksvollen Träumen äußert. Diese Gestaltungsfähigkeit erleichtert den Zugang zu unbewussten Selbst-Objekt-Konfigurationen unseres Erachtens erheblich.

In beiden Fällen wird, so sehen wir es, unerträglicher psychischer Schmerz, der nicht integriert werden kann, zu Körperschmerz. Wir nehmen eine Art Signalschmerz innerhalb der Behandlung an, der dann mehr in den Vordergrund tritt, wenn eine momentane Grenze erreicht zu sein scheint oder wenn etwas nach Ausdruck verlangt, das nicht in Sprache gefasst (symbolisiert) werden kann. Frau B. verspürte besonders bei nahenden Ferienpausen heftige Schmerzen in Händen und Nacken und konnte dies allmählich als »Trennungsschmerz« identifizieren. Wir nehmen an, dass es sich auch um »embodied memories« handelt.

Gemeinsam ist den Patientinnen auch, dass sie zu starker affektiver Heftigkeit neigen, die möglicherweise konstitutionell mitbedingt ist und als Bereitschaft, mit Aggression auf psychischen Schmerz zu reagieren, von Bleichmar beschrieben wird (2010, S. 123). Die Aggression ist bei beiden nur mäßig integriert, unterliegt nicht genügend der Eigenregulation und führt zu mannigfachen Komplikationen in den Sozialbeziehungen. Trotz aller Dysfunktionalität stellt dennoch die Aggression bei beiden Patientinnen einen wichtigen Aspekt von Vitalität dar. Denn bei ihnen ist nicht generell die in der Literatur beschriebene oft vorkommende Flachheit der Affekte vorzufinden. Jedoch ist eine deutliche Einschränkung des Spektrums emotionalen Erlebens festzustellen, wenn Wutaffekte bei Verzerrung der Realität und damit einhergehender Selbstschädigung (wie am Beispiel von Frau A. illustriert) die Oberhand gewinnen. Bei Frau A. ist es die Metapher des Feuerballs aus Wut, bei Frau B. die des Esels. Doch die lebendigen Selbstanteile können angesprochen und erreicht werden, um später den Weg freizumachen auch für libidinöse Aspekte. Wir glauben, eine solche Entwicklung in beiden dargestellten Behandlungen vorzufinden.

Literatur

Arbeitskreis OPD (Hrsg.) (1996). Operationalisierte Psychodynamische Diagnostik. Grundlagen und Manual. Bern u. Göttingen: Hans Huber.

Bleichmar, H. (2010). Erneutes Nachdenken über krankhaftes Trauern – multiple Typen und therapeutische Annäherung. In: M. Leuzinger-Bohleber, K. Röckerath, L. V. Strauss (Hrsg.), Depression und Neuroplastizität. Psychoanalytische Klinik und Forschung (S. 117 – 136). Frankfurt a. M.: Brandes & Apsel.

Hohage, R. (1997). Analytisch orientierte Psychotherapie in der Praxis (2. Aufl.). Stuttgart u. New York: Schattauer.

Kernberg, O. F. (1979). Borderline-Störungen und pathologischer Narzissmus (3. Aufl.). Frankfurt a. M.: Suhrkamp.

Leuzinger-Bohleber, M., Bahrke, U., Beutel, M., Deserno, H., Edinger, J., Fiedler, G., Haselbacher, A., Hautzinger, M., Kallenbach, L., Keller, W., Negele, A., Pfenning-Meerkötter, N., Prestele, H., Strecker-von Kannen, T., Stuhr, U., Will, A. (2010). Psychoanalytische und kognitiv-verhaltenstherapeutische Langzeittherapien bei chronischer Depression: Die LAC-Depressionsstudie. Zeitschrift für Psychoanalyse und ihre Anwendungen, 64, 782 – 832.

Taylor, D. (2010). Das Tavistock-Manual der psychoanalytischen Psychotherapie – unter besonderer Berücksichtigung der chronischen Depression. Zeitschrift für Psychoanalyse und ihre Anwendungen, 64, 833 – 861.

Westenberger-Breuer, H. (2008). David Taylors Manual für die psychoanalytische Einzeltherapie bei chronisch depressiven Patienten – eine Zusammenfassung. In: Herbsttagung DPV 2008, Klinische Psychoanalyse heute – Forschungsfelder und Perspektiven (S. 281 – 287). Congress Organisation Geber und Reusch.

Ingeborg Goebel-Ahnert

Die schlechten und die guten Phasen – Gesichter einer Depression

Bericht einer psychoanalytischen Behandlung mit Kommentar von Hugo Bleichmar[1]

Kontaktaufnahme

Die damals 30-jährige Patientin wurde von einem Arzt ins Sigmund-Freud-Institut überwiesen. Mir erscheint sie auf den ersten Blick wie eine Puppe: konservativ gekleidet mit starrer, maskenhafter Mimik.

Distanziert und wie ein braves Mädchen wirkend stellt sie sich als hilflos ihrer depressiven Symptomatik ausgeliefert dar. Sie beschreibt, im 7-Tages-Rhythmus abwechselnd »*schlechte und gute Phasen*« zu erleben. In den schlechten Phasen leide sie unter Antriebshemmungen mit Versagensgefühlen – »*es nicht schaffen zu können*« – und ziehe sich total zurück. In den guten Phasen habe sie großen Druck, alles Liegengebliebene aufzuarbeiten: »*es schaffen zu müssen*«.

Sie fühle sich müde und einsam, leide unter Appetitmangel und Schlafstörungen. Oft grüble sie nach, was sie falsch mache. Sie befürchte ein berufliches Scheitern, weil ihr das Funktionieren als Flugbegleiterin immer schwerer falle. Die depressive Verstimmung sieht sie als etwas von ihren intrapsychischen Vorgängen völlig Unabhängiges an, als komme die Depression aus heiterem Himmel. Ein subjektives Trauma ist ihr nicht bewusst.

Ihr Bericht über ihre Beziehung zu den getrennt lebenden Eltern nimmt viel Raum ein. Die Mutter wolle ständig mit ihr etwas unternehmen, der Vater halte sich zu sehr zurück.

---

[1] Anlässlich eines Workshops am 23.3.2012 im Rahmen der LAC-Depressionsstudie im Sigmund-Freud-Institut in Frankfurt a. M.

Als ich bemerke, dass für ihre Bedürfnisse wenig Spielraum zu sein scheint, nickt sie traurig und sagt mit versteinertem Ausdruck, dass sie seit Jahren keine Liebesbeziehung habe und dass sie trotz des engen Verhältnisses zur Mutter nicht mit ihr reden könne: *»Sie sieht mich gar nicht.«* Frau L. fühle sich zum häufigen Kontakt mit ihrer Mutter verpflichtet, auch wenn sie es ihr nie recht machen könne. Sie äußert Verständnis für ihre Mutter, denn diese habe viele Menschen verloren.

Die Patientin rührt mich und weckt mein Interesse, mit ihr zu arbeiten. Meinem Vorschlag, eine vierstündige Analyse durchzuführen und an der Depressionsstudie teilzunehmen, stimmt sie zu: *»Ich will ja alles tun, damit es mir besser geht.«*

Biografie

»Meine Kindheit […] habe ich als schön und unbeschwert erlebt. Ich konnte mich stets gut alleine beschäftigen.«

Die Patientin bekam im Alter von fünf Jahren eine Schwester, die an einer schweren Krankheit litt und mit zehn Monaten starb. Frau L. erinnere nur, *»dass das Baby viel schrie«*. Über die Krankheit und den Tod sei ihr nie etwas erklärt worden, obwohl die Mutter jeden Tag mit ihr zum Grab ging.

Als 25-Jährige erfuhr sie anlässlich eines Besuches bei einem Psychiater in Begleitung ihrer Mutter, dass diese eine weitere Schwangerschaft hatte, als die Patientin drei Jahre war, die mit einer Totgeburt endete.[2]

Die Mutter habe mit dem Vater viel gestritten, weil er, Flugkapitän, sich aus allem herausgehalten habe, während die Mutter Aktivität von ihm forderte und dass er sich mehr mit der Tochter (Patientin) befasse. Es gebe aber auch schöne Erinnerungen, zum Beispiel an gemeinsame Ferien, in denen der Vater wie verwandelt (aktiv) gewesen sei.

Die Patientin beschreibt ihre Mutter als *»verklemmt«* und Themen wie Sexualität tabuisierend. Die Mutter lebe nach dem

---

[2] Die Informationen bezüglich des Schicksals der Geschwister bekam ich schriftlich nach den Vorgesprächen.

Motto *»nur keine Besinnung«* und sei immer sehr beschäftigt gewesen, was den Vater auch geärgert habe.

Von ihrer Mutter sei die Patientin in allem dominiert worden, zum Beispiel habe sie ihr die Kleidung ausgesucht, bis sie nach dem Abitur ins Ausland ging, was von der Mutter forciert worden sei. Dort habe die Patientin ihre Mutter sehr vermisst. *»Es war die unglücklichste Zeit meines Lebens.«* Zudem habe sie befürchtet, dass die Eltern sich während ihrer Abwesenheit trennen würden. Bestärkt von ihrer Tante habe sie nach einem Jahr gewagt, um Rückkehr zu bitten. Wieder bei den Eltern habe sie sich dem Vorwurf ausgesetzt gefühlt, *»es nicht geschafft zu haben«*.

Nach Abschluss der Ausbildung im Heimatort, wofür die Mutter sich eingesetzt hatte, seien dann im Wochenrhythmus Depressionen aufgetreten: Während der einen Woche schaffte sie es nicht, komplizierte Sachverhalte zu erledigen, die sie in der folgenden Woche nicht aufarbeiten konnte. Täglich hatte sie Angst, dass der unbearbeitete Stapel entdeckt werden könnte. Im Urlaub nahm sie ihn mit nach Hause. In dieser Zeit habe die Mutter für den Umzug der Großeltern aus einer weiter entfernten Stadt in die Nähe gesorgt und sich dann intensiv um diese gekümmert, bis sie starben.

Dank der Unterstützung ihres damaligen Freundes habe sie es mit 24 Jahren geschafft, zu Hause auszuziehen. Nach dreijähriger Beziehung verließ er sie und ging ins Ausland.

Als sie eines Morgens einen Zusammenbruch erlitt und nicht aufstehen konnte, vertraute sie sich in ihrer Not der Mutter mit dem Stapel-Problem im Büro an, die ihr half, die Angelegenheit zu bereinigen.

Der frühere Freund gab ihr auch Starthilfe, indem er dem Vater vermittelte, wie gerne sie Stewardess wäre, was sie sich selbst nicht getraut hatte auszusprechen.

Die Trennung der Eltern habe ihr den Boden unter den Füßen weggezogen, obwohl sie bereits seit zwei Jahren ausgezogen war. Zur neuen Lebensgefährtin des Vaters schildert sie zu Anfang der Behandlung eine herzliche Beziehung, was sie auf die Gemeinsamkeit des Berufes (Flugbegleiterin) zurückführt. Allerdings bringt sie das in einen Loyalitätskonflikt. Denn die Mutter tabuisiere die neue Beziehung des Vaters.

Zum analytischen Prozess

In der Anfangszeit beginnen die Behandlungsstunden meistens mit einer Beschreibung ihrer Verfassung, zum Beispiel: »*Heute geht es mir noch gut, aber morgen kann es umkippen …*«, und Berichten über ihr Alltagsgeschehen. Auch erzählt sie von ihren Erlebnissen während ihrer Flugeinsätze: In einer guten Phase verbringt sie die Aufenthalte an Zielorten gerne mit Kollegen, Ausflügen oder shoppen, in einer schlechten Phase bleibt sie in ihrem Hotelzimmer.

Ich fühle mich wie eine Mutter, die ihrem Schulkind zuhört, wenn es nach Hause kommt. Meine Versuche, die Aufmerksamkeit auf das innere Erleben der Patientin zu richten, laufen meistens ins Leere, weil sie am Konkreten festhält. Auf meine Deutungen reagiert sie mit Schweigen, der Bemerkung, dass sie darüber nachdenken müsse, oder mit einer rationalisierenden Zustimmung, selten emotional.

Wenn sie in Schweigen versunken steif daliegt, fühle ich mich manchmal wie eine Begleitung am Grab, Wörter als unpassend erlebend.

Ich kann nachempfinden, wie sie sich mit ihrer Mutter fühlt. Dass die Patientin selbst vermeidet, in emotionalen Kontakt zu kommen, um einen Schmerz zu verhindern, kann sie nicht annehmen. Auch Interventionen in Bezug auf Verlusterfahrungen durch den pathologischen Umgang der Mutter mit Trauer lässt sie lange nicht an sich heran.

Obwohl sie sagt, sie denke oft in der Zeit zwischen den Stunden, worüber sie »*in der Analyse*« sprechen möchte, fühle ich mich nicht emotional wahrgenommen, zeitweise wie mit ihr in einer depressiven Aura. Oft überkommt mich starke Müdigkeit und mir fallen keine Deutungen ein, mit denen ich die Patientin erreichen könnte, was mir Schuldgefühle macht. Manchmal habe ich erst nach einer Stunde mit ihr eine Idee des Verstehens.

Ich bin erschrocken, als ich erfahre, dass sie schon seit Langem auf Flügen bei Turbulenzen Angst bekomme, nicht zu überleben, und dass vor einiger Zeit bei der Arbeit ein Zittern der Hände aufgetreten ist, weshalb sie vor jedem Flug Beta-Blocker nehme. Ihre Vorstellung, fluguntauglich zu werden, hat für sie auch etwas

Befreiendes, aber ihre Angst vor Versagen ist stärker. Im Verlauf der Behandlung kann sie sich in einer »guten Phase« auch auf ihre Fähigkeiten besinnen und über berufliche Alternativen nachdenken.

Häufig knüpft sie an die vorherige Sitzung an und berichtet, dass sie danach aktiver gewesen und soziale Kontakte aufgenommen habe. In ihren Beziehungen zur Mutter, zum Vater, zu Freundinnen findet sie nicht die gewünschte Resonanz. Sie klagt, als Zuhörerin fungieren zu müssen. *»Zur Therapie komme ich gerne, auch wenn es anstrengend ist – hier geht es ja um mich.«* Ich verstehe, dass sie mich in der Übertragungsfunktion als »Container« im Sinne Bions benötigt, um sich wahrgenommen zu fühlen.

Es kommen immer öfter Enttäuschung und Ärger über die Mutter zur Sprache. Dabei wird deutlich, wie sehr sie sich mit ihren Bedürfnissen nach Nähe, Akzeptanz und Wertschätzung, nach einer Beziehung zu einem Mann, von der Mutter abgelehnt fühlt. Sie macht sich viele Gedanken, warum die Mutter kein wirkliches Interesse an ihr zeige, sondern immer nur über »Sachthemen« spreche. Schließlich sagt sie gereizt: *»Ich habe keine Lust mehr, mich in meine Mutter hineinzuversetzen, sie tut es ja auch nicht in mich.«* Sie fühle sich *»dünnhäutig«* und weinerlich.

Ihr Initialtraum verdeutlicht den inneren Konflikt: *»Ich gucke meine Lieblingssendung im Fernsehen. Meine Mutter hat Besuch und ist ärgerlich, weil ich nicht aufgeräumt habe.«* Die Patientin kommentiert: *»Ich werde nicht für meine Person geliebt, sondern für meine Leistung. Ich war gut dressiert.«*

Nach ein paar Monaten widersetzt sie sich im Schutze der Behandlung der Mutter und wagt, einen Konflikt mit ihr auszuhalten. Es gehe ihr gut damit, weil sie sich zum ersten Mal nicht alleingelassen fühle. Doch als die Mutter beleidigt den Kontakt abbricht, wird sie zunächst wütend, dann sehr traurig, fühlt sich fallengelassen und gerät in eine *»schlechte Phase«*. Endlich wird ein Zusammenhang unübersehbar. Es lässt sich nun bearbeiten, dass die Trauer nicht nur wegen der äußeren Unerreichbarkeit der Mutter, sondern wegen des Fehlens einer emotionalen Verbundenheit spürbar wird.

Der starre 7-Tages-Rhythmus von schlechten/guten Phasen löst sich allmählich auf, was die Patientin irritiert. Sie erlebt schließlich die *»schlechte Phase«* als nicht mehr so einschränkend, sondern eher *»**wie** eine Depression«*. Es gelingt ihr, zu akzeptieren, wenn es ihr *»nicht gut geht«*, wie sie es nun nennt. Dies gibt ihr eine gewisse Sicherheit/Unabhängigkeit im Umgang mit sich selbst.

Narzisstische Wünsche, gut auszusehen, ihren eigenen Kleidungsstil zu finden, machen sich bemerkbar.

Der Patientin wird spürbar, wie sie mit der Mutter identifiziert ist und deren Depression aufgenommen hat. Beispielsweise geht der Patientin sehr nahe, als die Mutter ihr gesteht, dass es ihr den Boden unter den Füßen wegziehe, weil sie aus dem Familienhaus ausziehen muss, da der Vater das Haus verkaufen will. Zunächst fühlt sie sich wie früher für die Mutter zuständig, kann sich aber distanzieren durch die neue Erfahrung, an Boden unter den Füßen gewonnen zu haben. Ihr eigenes Empfinden tiefer Verlorenheitsgefühle wird ihr bewusst.

Ihr ständiger Druck aufzuräumen, ließ mich vermuten, dass es um innere Stapel geht, mit denen sich ambivalente Gefühle verbinden. Dies bestätigt sich, als die Patientin erkennt, dass sie so wie die Mutter viele Sachen aufgehoben hatte, was *»zu einer Art Verstopfung, einer geistigen und gefühlsmäßigen Blockade geführt hat. Ich spüre die befreiende Wirkung, wenn ich mich von den Dingen trenne, so wie es befreiend ist, mich von meiner Mutter besser abgrenzen zu können.«*

Nun ist *sie* es, die der Mutter hilft, das Haus zu entrümpeln, womit Gefühle von Trauer und Erleichterung verbunden sind.

Während es in der ersten Zeit der Behandlung sehr darum geht, in ihrer Wohnung »auszumisten«, sich vom Angesammelten zu trennen, legt sie später Wert auf Verschönerung, sie hängt Bilder auf, bepflanzt den Balkon.

Schwierigkeiten mit der Trennung von mir bei Behandlungsunterbrechungen kann sie erst im weiteren Verlauf sensibler als Verlust wahrnehmen, fühlt sich zwischen den Sitzungen allein, beschreibt eine Leere. *»Es ist, als ob ich nicht dreieinhalb Tage, sondern zehn Tage nicht hier war.«* Sie erkennt, dass sie nie wahrhaben wollte, wie unglücklich sie früher war.

Vor den letzten Ferien fühlt sie sich »anlehnungsbedürftig«, aber auch gut, weil sie den Zusammenhang sieht. Im Dialog ist sie mittlerweile sehr lebendig und wirkt authentisch. Ihre Entwicklung in der Analyse sieht sie so, dass sie mich gebraucht hat, um sich von den Eltern unabhängiger zu machen und ihre Schuldgefühle abzulegen.

Nach einigen unbefriedigenden Erfahrungen mit Männern im Verlauf der Behandlung kommt es zu einer Beziehung mit einem Mann, dessen Nähe sie genießt. Sie beschäftigt sich mit ihrer Identität als Frau und einem Kinderwunsch und freut sich, etwas Eigenes zu haben, *»wovon meine Mutter ausgeklammert ist«*. Auch mich klammert sie nun aus. Sie reduziert die Stundenfrequenz. Nach dreijähriger Behandlung trennt sie sich halb lachend und halb weinend.

Ihre Veränderung (Reduktion der depressiven Zustände, Auflösung des Wochenrhythmus, Abgrenzung von der Mutter, Entidealisierung des Vaters, Abbau der Stapel, verbessertes soziales Funktionsniveau, Medikationsherabsetzung und deutliche Abnahme der Krankschreibungstage, höheres Selbstwertgefühl etc.) hing eng mit der Möglichkeit zusammen, von mir gehalten und »contained« zu werden. In der letzten Stunde sagt sie: *»Das Wichtigste war, dass ich mich von Ihnen angenommen fühlte.«*

Im OPD-Interview (Operationalisierte Psychodynamische Diagnostik) nach etwa einem Jahr beschreibt sie den Behandlungserfolg vor allem in der Lösung aus der schuldhaften Verwicklung mit der Mutter und in dem Gefühl, zu sich gefunden zu haben.

Psychodynamik/Psychopathogenese

Es geht in diesem Fall weniger um eine Depression infolge eines realen Objektverlustes, sondern, wie Green es in seinem Artikel »Die tote Mutter« (1993) beschreibt: *»Der wesentliche Zug dieser Depression ist, dass sie in Anwesenheit des Objektes stattfindet, das seinerseits durch die Trauer völlig in Anspruch genommen ist«* (S. 213). Auch Freud drückt in »Trauer und Melancholie« (1916–1917) aus, dass der zur Depression führende Verlust ideeller Natur sein kann, aufgrund eines *verlorenen Liebesobjektes*, und dass ein depressiver Mensch manchmal nicht erfassen könne, *was* er verloren hat. Die Melancholie beziehe sich dann auf einen dem Bewusstsein entzogenen Objektverlust; Freud spricht vom »unbekannten Verlust« bei der Melancholie. Bleichmar (1996/2010) geht davon aus, dass bei Objektverlust das psychische Gleichgewicht verloren gehen kann und Gefühle von Hilflosigkeit, wenn Wünsche frustriert werden, eine entscheidende Dimension pathologischer Trauer darstellen. Die Identifikation mit wichtigen Bezugspersonen, die an diesen Gefühlen litten, könne zur klinischen Depression führen. Bleichmar sieht das Fehlen des emotionalen Kontakts als Quelle von Depressionen an.

Meine Patientin erlitt als Kind emotional den Verlust der Mutter, die sich wegen der eigenen Verluste, die sie nicht adäquat betrauern konnte, verschloss und in Aktivitäten flüchtete. Dadurch wurde die innere Repräsentanz der Mutter bei der Patientin vom Verlusterleben gekennzeichnet. Als überlebendes Kind musste sie auf narzisstische Zufuhr verzichten, ohne dass ihr Verstehenshilfen gegeben wurden. (Zum Beispiel habe die Mutter sich nicht darum gekümmert, dass sie eine Zahnspange gebraucht hätte, dass sie zunahm und sich hässlich gefunden habe.) Ihr Selbstwertgefühl konnte sich nicht weiter entwickeln und stabilisieren.

Bis zur pathologischen Trauer der Mutter bestand anscheinend eine hinreichend gute Beziehung zur Mutter, wofür die positive Übertragung und die im Behandlungsverlauf aufscheinende authentische Vitalität der Patientin spricht. Die sich auf die Patientin traumatisch auswirkende pathologische Trauer der Mutter blockierte die Entwicklung und führte zu einer Überforderung des Ich der Patientin und – wegen der unbewussten Schuldgefühle und Schuldvorwürfe – zu einem rigiden Über-Ich.

Der »unerledigte Stapel« schien die Trauer sowohl der Patientin wie deren Mutter zu symbolisieren: Beide konnten ihre Verlusterfahrungen nicht betrauern und Gefühle in Bezug auf die Ereignisse nicht verarbeiten. Die pathologische Trauer lastete auf der Beziehung zwischen Patientin und Mutter. Themen wie Sexualität und Tod waren Tabu. Es etablierte sich ein fassadärer Beziehungsmodus.

Der Ausbruch der Depression in der Adoleszenz hing damit

zusammen, dass sich die Verlusterfahrung durch die konkrete Trennung von der Mutter im Auslandsaufenthalt wiederbelebte. Es kam zu einer erneuten narzisstischen Verletzung. Das Objekt konnte nicht altersadäquat aufgegeben werden. Die Patientin war unfähig, sich auf die neue Lebenssituation einzulassen. Dies förderte die Idealisierung und das Festhalten am verlorenen Objekt, was nach Bleichmar (2010) als *sekundäre Fixierung* angesehen werden kann. Er geht davon aus, dass eine *sekundäre Fixierung* in der Gegenwart konstruiert wird, »da das Objekt nachträglich als Ursache von Glück und Fehlen von Leid gesehen wird« (S. 118). Meine Patientin »*wünschte im Auslandsaufenthalt nichts sehnlicher, als mit meiner Mutter zusammenzuleben*«.

Aber auch nach der Rückkehr blieb sie hilflos und angewiesen auf die Mutter, was ihre Ich-Fähigkeiten und Autonomie beeinträchtigte, Versagensgefühle, »es nicht zu schaffen«, verstärkten sich, es kam zur Chronifizierung der Depression mit dem 7-Tages-Rhythmus.

Pathologisches Trauern ist, so Bleichmar, mit einem seelischen Zustand der Hilflosigkeit verbunden, weil das Subjekt »das Objekt und seine Beziehung zu ihm nicht wiederfinden kann« (2010, S. 128). Gemeint ist eine Beziehung, die für das Subjekt die Voraussetzung für einen Zustand des Wohlbefindens wäre.

Die Patientin verdrängte aggressive Regungen im Dienste der Abgrenzung einerseits mit Rücksicht auf die leidende Mutter und wegen der Schuldgefühle hinsichtlich des Schicksals der Mutter – »*sie hatte so viele Verluste*« – andererseits aus Angst, diese zu verlieren: »*ich hatte ja nur meine Mutter*«. Ihre ambivalenten Regungen gegenüber beiden Eltern konnten nicht integriert werden und verwandelten sich in Depression, die lebendige Individuation beziehungsweise Identitätsfindung war erschwert.

Sie begab sich in eine berufliche Situation, die immer wieder herstellte, was ihrer Kindheitserfahrung entsprach: Verlust von sozialer Sicherheit und Kontinuität. Im Versuch, von der Mutter loszukommen, identifizierte sie sich partiell mit dem Vater (»Flucht durch Fliegen«).

Die Mutter war weitgehend unfähig, die Aggressionen und Ambivalenzen der Patientin aufzunehmen und dem Kind zu transformieren. Dies führte zu psychischer Leere und einer Beeinträchtigung im Denken und Fühlen, was mir in der Gegenübertragung oft spürbar wurde. In der Übertragungsbeziehung bestand die Gefahr, die Beziehung zur *»toten Mutter«* (Green, 1993) durch Schweigen zu wiederholen.

Ein aktives Einbringen meiner Person im analytischen Prozess, zum Beispiel durch Nachfragen, Ermunterungen, Übertragungsdeutungen, so wie es Taylor (Taylor u. Richardson, 2005) im TADS-Manual zur Behandlung chronisch Depressiver empfiehlt, war nicht einfach, weil ich mich oft in einen Sog von Müdigkeit / Gelähmtheit gezogen fühlte. Generell versuchte ich, der Patientin Raum zur Entfaltung zu geben, aber auch spontan, authentisch und offen für das Übertragungsgeschehen zu sein, ohne vermittels eigener Aktivität zu sehr in die Rolle der realen Mutter zu geraten.

Die Wirkung meiner Deutungen hing vermutlich damit zusammen, dass Frau L. sich gesehen fühlte. Zu Veränderungen führte die neue Erfahrung der Patientin, dass ihre Ängste, ihr Schmerz, ihre »negativen Gefühle« aufgenommen, akzeptiert, miterlebt und besprochen wurden, ebenso wie ihre »positiven Gefühle«, zum Beispiel als sich die Beziehung zu ihrem Freund entwickelte.

Das Beenden der Behandlung (nach der Vergewisserung der Patientin, dass sie wiederkommen kann) bedeutete aus meiner Sicht, dass sie sich stabil genug fühlte, ein Objekt aufzugeben und sich auf ein neues einlassen konnte. Ein zentraler Konflikt wurde befriedigend bearbeitet, auch wenn noch einiges offen geblieben ist.

Kommentar Hugo Bleichmars im Rahmen des Workshops

Bleichmar stimmt mit dem psychoanalytischen Fallverständnis der Analytikerin überein. Er sieht, dass die Patientin sich von der Analytikerin begleitet fühlte und dadurch fähig wurde, Zugang zu sich zu finden. Obwohl die traumatische Erfahrung des Verlusts wiederbelebt wurde, ging es der Patientin besser, weil sie nicht allein damit war, sondern gehalten wurde. Die kognitive

Rekonstruktion im Rahmen der Deutungen ebenso wie die Erfahrung der Realität befähigten sie, in einer neuen Weise mit ihren Gefühlen und ihrer Lebenssituation umzugehen.

Bleichmar setzt sich im Workshop insbesondere mit spezifischen behandlungstechnischen Überlegungen auseinander. Mit Blick auf das Übertragungs- und Gegenübertragungsgeschehen stellt er zum Beispiel heraus, dass es Differenzen gab zwischen den Vorstellungen der Analytikerin und denen der Patientin hinsichtlich dessen, worum es in der Behandlung gehen sollte. Dies war seiner Meinung nach wichtig zu bearbeiten, um zum Ausdruck zu bringen, dass es widersprüchliche Erwartungen zwischen Analytiker und Patientin geben und man darüber verhandeln kann. Denn in der Vergangenheit hatte die Patientin sich der Mutter unterworfen und die reale Auseinandersetzung vermieden.

Aus Bleichmars Sicht stand der Konflikt mit der Mutter – aufgrund der Transgeneration der affektiven Störung und der Identifizierung der Patientin mit der pathologischen Trauer der Mutter – im Vordergrund. Der Patientin unterstellt er eine gewisse Blindheit in Bezug auf ihre eigenen Konflikte mit ihrem Über-Ich und ihrem Ich-Ideal und vermutet, dass die projektive Identifizierung als Abwehrmodus diente.

Bleichmar merkt an, dass durch die empathischen Deutungen der Analytikerin die Patientin mit ihren Bedürfnissen nach Nähe, Aufmerksamkeit und Wertschätzung in Berührung kam. Allgemein gibt er zu bedenken, dass eine hauptsächlich empathische Haltung zum Verharren eines Patienten in der Opferrolle führen kann, anstatt dass sich ein neuer affektiver Status bildet. Dies traf hier nicht zu. Im OPD-Interview ein Jahr nach Behandlungsabschluss wirkte die Patientin gelöst und selbstsicher.

Literatur

Bleichmar, H. (1996). Some subtypes of depression and their implications for psychoanalytic therapy. International Journal of Psychoanalysis, 77, 935–961.

Bleichmar, H. (2010). Erneutes Nachdenken über krankhaftes Trauern – multiple Typen und theoretische Annäherungen. In: M. Leuzinger-Bohleber, K. Röckerath, L. V. Strauss (Hrsg.), Depression und Neuroplastizität (S. 117–136), Frankfurt a. M.: Brandes & Apsel.

Freud, S. (1916–1917). Trauer und Melancholie, Gesammelte Werke, Bd. X (S. 427–446).

Green, A. (1993). Die tote Mutter. Psyche – Zeitschrift für Psychoanalyse und ihre Anwendungen, 47, 205–240.

Taylor, D. (2010). Das Tavistock-Manual der psychoanalytischen Psychotherapie – unter besonderer Berücksichtigung der chronischen Depression. Psyche – Zeitschrift für Psychoanalyse und ihre Anwendungen, 64, 833–861.

Taylor, D., Richardson, L. P. (2005). Treatment Manual for Tavistock Adult Depression Study. London. Unveröffentlichtes Manuskript.

Wolfgang Merkle

Behandlung chronisch depressiver Patienten in einer Tagesklinik

Schaut man die Liste der Indikationskriterien für eine stationäre psychotherapeutisch-psychosomatische Krankenhausbehandlung von Streeck und Ahrens (2002) durch, so wird klar, dass auch depressive Patienten unter bestimmten Bedingungen eine stationäre multimodale Behandlung benötigen. Allerdings ist die Gruppe derjenigen, die nicht eine vollstationäre, sondern eine tagesklinische psychosomatisch-psychotherapeutische Behandlung brauchen, dann noch einmal verschieden (Merkle, 2011; Wietersheim, Zeeck u. Küchenhoff, 2005). Entscheidende Kriterien für eine tagesklinische Behandlungsmöglichkeit beziehungsweise -notwendigkeit sind demnach:

- Notwendigkeit der Herausnahme aus dem belastenden Milieu;
- notwendige Überwachung, insbesondere auch am Wochenende oder in der Nacht (Selbstgefährdung, körperliche Beeinträchtigung);
- Entlastung von alltäglichen Aufgaben erforderlich;
- Regressionsgefahr;
- Ausmaß sozialer Isolierung bzw. wenn diese durch eine stationäre Aufnahme gefördert wird;
- Entfernung des Wohnortes des Patienten von der behandelnden Einrichtung (evtl. zu große Distanz);
- Notwendigkeit wegen anderer äußerer Gegebenheiten (alleinerziehend, Versorgung von Angehörigen, Haustiere etc.);
- Indikation bei speziellen Krankheitsbildern und besonderer Vorgeschichte (artifizielle Störungen, Heimkinder, Traumatisierungen);

- Vorbereitung einer stationären Therapie;
- niederschwelligeres Angebot.

Psychodynamische Aspekte und Besonderheiten der teilstationären psychosomatischen Behandlung

Der Psychoanalytiker Enke (1994) verstand den psychoanalytischen Prozess im stationären Geschehen so, dass es notwendig sei, einen sozialen Wirklichkeitsraum der Klinik therapeutisch zu gestalten, zu reflektieren und für soziales Lernen und Vergessen zu nutzen. Die Interaktionen, das wirkliche Handeln ebenso wie das Ausagieren müssen reflektiert werden, um so viel wie möglich an Psychoanalyse zu verwirklichen.

Innerhalb der regressionsfördernden tagesklinischen Behandlung – die gleichzeitig noch einige Aspekte der Konfrontation mit der Realität aufrechterhält – erfolgen in der stationären psychoanalytisch orientierten Therapie die Reflexion und Bearbeitung unbewusster Konflikte, wie sie sich in der Übertragung zum Therapeuten oder in aufgespaltenen Übertragungen zu verschiedenen Teammitgliedern zeigen. Für alle Teammitglieder gilt es, für die Abstinenz, die akzeptierende Grundhaltung, die Atmosphäre der Offenheit und des Fragens Sorge zu tragen. Dies soll dem depressiven Patienten, der mit Selbstvorwürfen, Wendung gegen das Selbst, Identifikation mit dem Aggressor und anderen Abwehrmechanismen beschäftigt ist, ermöglichen, mit Vertrauen und Geduld die narzisstische Regression auf das eigene Selbst und den eigenen Körper aufzugeben und sich neuen Beziehungserfahrungen zu stellen.

Die Vorbilder der Mitpatienten in den Gruppen sollen die Offenheit des Patienten fördern und ihm ermöglichen, über bisher nicht akzeptable Gefühle zu sprechen. Dies wird nur möglich sein, indem die Einzel- und Gruppentherapeuten in der Lage sind, sich in das innere Erleben, die Gefühle und Ängste des Patienten einzufühlen und gleichzeitig auch bei inakzeptablen Gefühlen als Container zu fungieren. Dabei müssen die Abwehrbedürfnisse des Patienten beachtet werden (Thomä u. Kächele, 1985, 1988).

Im Rahmen der Tagesklinikbehandlung kommt es nicht selten zu Wiederholungen der Situation, dass depressive Patienten Konflikte innerhalb des Settings zur Sicherung der Beziehung gegen sich selbst wenden. Die nach Kränkung auftretenden Spannungen und Wutgefühle werden nicht als Folge, sondern als ursächlich für die eingetretene Distanz fantasiert und im Weiteren in Form der schuldhaften Wendung gegen das eigene Ich verarbeitet.

Es etabliert sich entsprechend häufig die Vorstellung, »selber schuld« an der eingetretenen Situation zu sein, wie auch ein Kind in der Deprivation sich selbst als ursächlich für den Verlust fantasiert. Durch diese beim Erwachsenen dann verinnerlicht und unbewusst ablaufende autoaggressive Konfliktverarbeitung kommt es zu einer weiteren Schwächung realitätsbezogener Bewältigungsmöglichkeiten und in der Folge zu einer Verstärkung der depressiven Symptomatik. Hieraus resultieren dann beispielsweise die psychomotorischen Hemmungssymptome, Selbstzweifel, Schuldgefühle oder Selbstanklagen bis hin zur Suizidalität sowie ungünstige Interaktionen, wie zum Beispiel ein depressiv-ängstliches Anklammern an private oder professionelle Bezugspersonen, verbunden mit einer hohen Kränkbarkeit (Rudolf, 2000).

Die weiteren psychodynamischen Zusammenhänge bei depressiven Patienten wurden aus analytischer Sicht bereits in den früheren Kapiteln dargestellt.

Im Tageskliniksetting versuchen wir eine relative homogene Kleingruppe (ca. acht bis zehn Patienten) zu schaffen. Die Gruppe ist zwar halboffen, setzt sich aber in den therapeutischen Gruppen, wie tiefenpsychologische Kleingruppe, Konzentrative Bewegungstherapie, Kunsttherapie, homogen zusammen und die Patienten werden dadurch vertrauter miteinander.

Zugang der Patienten in die Tagesklinik

Nach der Anmeldung in unserem Sekretariat durch den Patienten selbst, seinen Hausarzt, Facharzt, psychologischen Psychotherapeuten oder durch Ärzte aus anderen Kliniken (z. B. über

Konsile aus unserem eigenen, aber auch aus anderen Krankenhäusern in Frankfurt a. M. und Umgebung) kommt der Patient zur psychosomatischen Erstdiagnostik. Hier werden das Ausmaß der Erkrankung, die körperlich-seelischen Zusammenhänge, das Ausmaß der Einschränkungen, die Lebensgeschichte und die Psychodynamik festgestellt. In diesem Erstgespräch versuchen wir dann dem Patienten eine Entscheidungshilfe für den nächsten Schritt im diagnostisch-therapeutischen Prozess zu geben und ihn gegebenenfalls auch für eine Therapie zu motivieren.

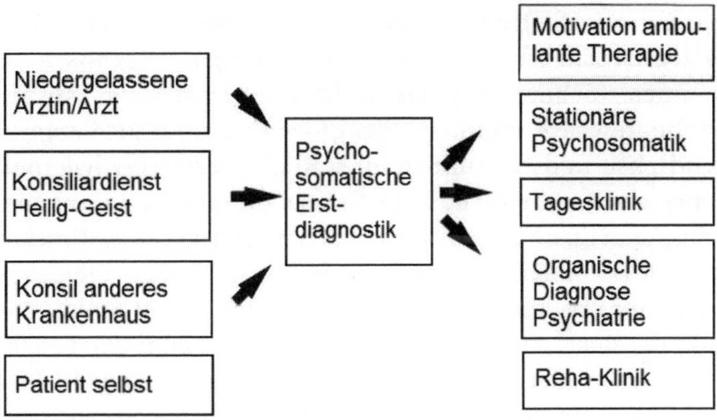

Abbildung 1: Psychosomatische Erstdiagnostik

Struktur der Therapie

Wichtig für die Struktur der Therapie in unserer Tagesklinik ist, dass sie kein Stand-alone-Bereich ist, sondern dass zu den fünfzig Tagesklinikplätzen dreißig vollstationäre Behandlungsplätze in der Klinik dazukommen. Patienten, die also während der tagesklinischen Behandlung, insbesondere auch in der Nacht oder an den Wochenenden, akute Notfallversorgung brauchen, können sich durchweg an das stationäre Behandlerteam wenden. In einem Bereich haben wir sogar eine tagesklinische Einheit mit einer vollstationären Einheit verknüpft, so dass Patienten zunächst im vollstationären Bereich und dann im tagesklinischen

Bereich behandelt werden können, ohne den Therapeuten und die Gruppe wechseln zu müssen. Dies ist natürlich auch umgekehrt denkbar, so dass ein Patient, der zunächst nur tagesklinisch behandelt werden konnte, später auch vollstationär übernommen werden kann.

Ungefähr 30 bis 40 % aller Tagesklinikpatienten haben die Diagnose einer chronischen Depression als einzige Diagnose oder als Komorbidität. Die Tagesklinikeinheiten bestehen jeweils aus zwanzig Patienten mit zwei Gruppen. Diese Gruppen stellen dann auch die Kleingruppen dar, die halboffen und durch die Gemeinsamkeit vieler therapeutischer Gruppenaktivitäten ziemlich kohärent sind. Wir haben keine störungsspezifischen Stationen, sondern behandeln die depressiven Patienten mit anderen psychosomatischen Diagnosen zusammen (Schmerzpatienten, Patienten mit Angststörung, phobischer Störung, Essstörung), was zu einer größeren Lebendigkeit in den Gruppen führt. Nichtsdestotrotz haben die depressiven Patienten, ähnlich wie die anderen Diagnosegruppen, störungsspezifische Behandlungsansätze, zum Beispiel in Form der Bezugspflege, der angeordneten Pflegekontakte, der Psychoedukation usw.

In der Regel sind die Patienten ca. acht bis zehn Wochen teilstationär, an allen Werktagen beginnt die Therapie um 8:30 Uhr und endet um ca. 16:30 Uhr. Es gibt immer ein gemeinsames Mittagessen. Die übrigen Mahlzeiten werden zu Hause eingenommen. Abbildung 2 zeigt ein typisches Aufenthaltszimmer der Patienten. In diesem Aufenthaltszimmer können sie sich zwischen den Therapien aufhalten oder sich ausruhen. Jeder Patient hat neben dem eigenen Sessel auch einen eigenen Schrank, um sich nicht jeden Tag alles mitbringen zu müssen. Die Behandlungsdichte während der tagesklinischen Behandlung ist relativ intensiv, so dass jeder Patient über zwanzig Behandlungsstunden im Durchschnitt in der Woche hat. Patienten mit depressiven Störungen können natürlich auch allmählich in die Therapien eingeführt werden, wenn sie zunächst mit der Intensität der Behandlung überfordert sind.

Für eine Gruppe von zwanzig Tagesklinikpatienten haben wir in der Regel einen Oberarzt, drei Assistenzärzte oder Psychologen,

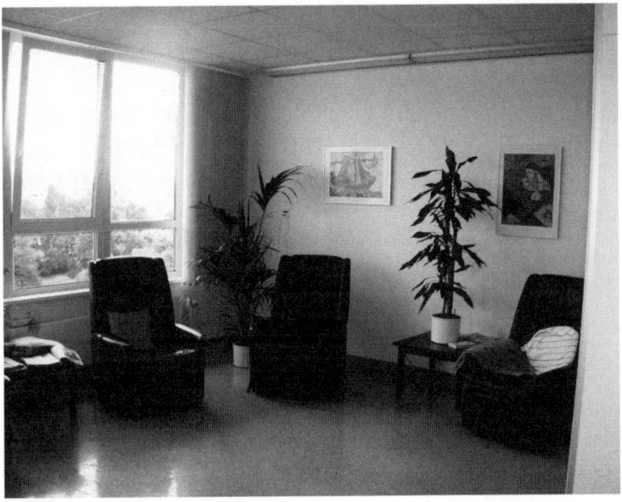

Abbildung 2: Aufenthaltszimmer

zweieinhalb Stellen für die Pflege, eine halbe Stelle für die Kunsttherapie, eine halbe Stelle für die Konzentrative Bewegungstherapie. Außerdem können wir die physiotherapeutische Abteilung und den sozialarbeiterischen Dienst des Hauses für unsere Patienten nutzen. In der folgenden Übersicht sind alle Therapieverfahren, die die Patienten während ihres tagesklinischen Aufenthaltes nutzen können, aufgeführt:

- Psychoanalytische Einzeltherapie (3 x 50 Minuten)
- Psychoanalytische Gruppentherapie (2 x 100 Minuten)
- Somatische Therapie wenn nötig, Physiotherapie
- Morgenbesprechung
- Frühgymnastik
- Paar- und Familientherapie
- Bezugspflege (Wochenendplanung, Essgespräche, Schmerztagebuch, Einreibung usw.)
- Sozialarbeit
- Entspannungsverfahren (Qigong, Autogenes Training, PMR, Atemtherapie)
- Konzentrative Bewegungstherapie (2 x 100 Minuten)
- Musiktherapie (aktiv und rezeptiv)
- Kunsttherapie (2 x 100 Minuten)
- DBT – Gruppe nach Linehan – Achtsamkeitstraining

- EMDR (Traumabehandlung)
- Psychopharmaka, wenn nötig
- Psychoedukation (60 Minuten/Woche)

Abbildung 3 zeigt den Therapieplan einer Gruppe.

Uhrzeit	Montag	Dienstag	Mittwoch	Donnerstag	Freitag
	8.30 - 8.45 Morgenrunde	8.30 Morgenrunde	8.15 Morgenrunde	8.15 - 8.30 Lockerung	8.15 Morgenrunde
	8.50 - 10.15 Konzentrative Bewegungstherapie 1	9.10 – 10.00 Atemtherapie	8.30 -10.00 Gestaltungstherapie 1	8.45 - 10.15 Kleingruppen 1 und 2	8.45 - 10.15 Konzentrative Bewegungstherapie 1
	10.30 – 12.00 Gestaltungstherapie 2		10.15 – 11.45 Gestaltungstherapie 2		10.30 – 12.00 Konzentrative Bewegungstherapie 2
		ab 9.40 Chefarztvisite bis ca. 12.20			
12.00 – 12.30	**M I T T A G E S S E N**				
	13.20 – 14.50 Konzentrative Bewegungstherapie 2	12.30 - 14.00 Kleingruppen 1 und 2			13.30 – 14.00 Gymnastik 1
			14.45 - 16.15 Großgruppe	14.30 – 16.00 Gestaltungstherapie 1	14.00 – 14.30 Gymnastik 2
		15.30- 16.10 Störungsspezifische Gruppen			14.50 – 15.30 Störungsspezifische Gruppen
	16.15 Tagesabschlußrunde	16.15 – 17.00 Autog. Training bzw. progressive Muskelrelaxation		16.15 Tagesabschlußrunde	15.30 -16.00 Wochenabschluß

Abbildung 3: Therapieplan

Bedeutung der kreativen Therapieverfahren und der Körpertherapie (Konzentrative Bewegungstherapie)

Die kreativen Therapieverfahren bieten die Möglichkeit des nonverbalen Ausdrucks. Viele der Patienten tun sich aufgrund ihres depressiven Rückzugs sehr schwer, sich verbal zum Ausdruck zu bringen. Die Farben, die Themen der Gestaltung, das Klima des Gestaltens in der Gruppe und die konkreten Bewegungs- und Beschäftigungsangebote in der Konzentrativen Bewegungstherapie machen es den Patienten möglich, aus der Starre und Lähmung herauszukommen.

In der Kunsttherapie haben wir die Möglichkeit, mit Symbolen zu arbeiten als Hilfe zur frühen Loslösung und als Zwischenschritt zwischen Unbewusstem und Bewusstem. Es kommt durch die Kunsttherapie zu einer Impuls- und Konfliktaktualisierung bei gleichzeitiger Darstellung derselben. Es gibt eine große Verantwortung für den Kunsttherapeuten, in der Gruppe ein Klima zu schaffen, in dem das Kommentierungsverhalten zu den Bildern der anderen geregelt und entsprechend rücksichtsvoll ist. Die Bilder bieten eine Möglichkeit des Probehandelns. Natürlich ergibt sich durch die Bilder auch eine große Schamproblematik, da die Konflikte und Defizite relativ unentstellt zu sehen sind und die kreativen Möglichkeiten und die Schöpfungskraft des Einzelnen sowie seine psychoemotionale Entwicklungsebene sehr deutlich zum Vorschein kommen. Die Kunsttherapie ist eine Möglichkeit zur Ich-Bildung und Ich-Stützung. Die Bilder sind auch psychogenetisch durchaus lesbar und geben einen tiefen Einblick in die unbewussten Vorgänge, insbesondere in die Ausdruckskraft und das Selbstbewusstsein des Patienten. In der Regel lassen sich die Bilder meist von links nach rechts in der Zeitgeschichte (Vergangenheit – Zukunft) lesen. Auch die Architektur eiens Baumes kann durchaus lebensgeschichtliche Parallelen zeigen. Die Ausdruckskraft in den Bildern macht die im Verbalen sehr starke Abwehr brüchig. Durch die sorgfältige Einbettung der Kunst- und Körpertherapien in die Einzel- und Gruppengespräche sowie in die Gesamtteambesprechungen ist auch in den Kreativtherapien viel mehr an Tiefe möglich als bei entsprechend geringerer Dichte der Einzeltherapien. In der Kunsttherapie haben wir auch die Möglichkeit, das positiv Mütterliche einzubauen und einen Zugang zu eigenen Körpergefühlen zu finden.

In der Konzentrativen Bewegungstherapie, die meist ebenfalls in Gruppen stattfindet, bei besonders schwer zugänglichen Patienten aber auch zunächst einzeln möglich ist, gibt es verschiedene Möglichkeiten des Zugangs zum Körperselbst, zur Wahrnehmung des eigenen Körpers, zur Wahrnehmung von Spannung oder Unwohlsein. Sie bietet die konzentrative Hinwendung, der Körper wird in Zusammenhang mit dem Boden (Sicherheit, Stabilisierung) erlebt. Hier gibt es die Möglichkeit, weiche Seiten zuzulassen, die Kontrolle zu lockern und Verletzlichkeit zu riskieren. Durch die Anleitung und das Vorbild der Mitpatienten wird die anfänglich etwas befremdlich erlebte Regression durchaus angenommen und es werden Überraschungen im eigenen Umgang mit Raum, Zeit und Bewegung verspürt. Es wird Bedürftigkeit erlebt. Wir haben die Möglichkeit, szenisch Beziehungsmuster zu erfahren. Es können Aufgabenstellungen sein, wie die Frage des Abstands zu anderen: Wie verteidige ich meinen eigenen Raum, wie viel Raum brauche ich überhaupt, wie reagiere ich auf Nähe, auf Distanz, wo fühle ich mich wohl? Es werden die Innen- und Außenwelt, zum Beispiel in der Atmung, wahrgenommen. Das Atmungsorgan ist einerseits innerhalb des Körpers (Thorax) und andererseits sind die Alveolen direkt mit der Außenwelt (Luft) in Kontakt. Durch die Körperübungen werden nicht selten auch Erinnerungen aus der Pubertät, insbesondere Risse in der Entwicklung kognitiv bewusst erfahren und wahrgenommen. Es kann durchaus auch zu korrelierenden Neuerfahrungen kommen. Bei Kontaktübungen zwischen Patienten ist auf große Achtsamkeit Wert zu legen, da es sich nicht selten auch um Traumatisierungen bei depressiven Patienten in der Vorgeschichte handelt.

Einen besonderen Anreiz bei depressiven Patienten finden wir in der Arbeit mit Gegenständen. Diese können spitz, stumpf, hart, weich, kalt, warm, rund, eckig usw. sein. Die einzelnen Gegenstände können auch unterschiedliche Aspekte vergegenwärtigen: Zum Beispiel kann ein Ball mehr den mütterlich-weiblichen Aspekt oder ein Stab mehr den väterlich-männlichen Aspekt darstellen. Während etwas Rundes, Weiches eher vollständig wirken kann, kann etwas Stabförmiges eher zielstrebig-starr wirken. Das Anknüpfen an spielerische Handlungen lässt kreativen Spielraum, weckt Erinnerungen an früher, sowohl an gute (Ressourcen) als auch an schwierige Erlebnisse (Traumata). Verkümmerte Sinneswahrnehmungen werden wiederbelebt, differenzierter, farbiger, attraktiver und bewirken nicht selten ein Staunen, Wundern und Entdecken. Insgesamt ist die Konzentrative Bewegungstherapie bei den Patienten sehr beliebt, da sie tatsächlich aus der inneren Isoliertheit herausführt und eine liebevollere Selbstannahme bewirken kann.

Integration der unterschiedlichen Therapieverfahren

Da die Patienten im Team unterschiedliche Objektbeziehungserfahrungen auf unterschiedliche Therapeuten projizieren, ja zum Teil sogar spalten, ist es besonders wichtig, die Partialobjektanteile im Team wieder zusammenzuführen. Wir müssen in unseren Besprechungen wieder ein Gesamtbild des Patienten entwerfen, die unterschiedlichen Aspekte im Team und dann vor allem im Einzeltherapeuten wieder integrieren. Dafür haben wir verschiedene Teambesprechungen. Besonders wichtig sind die Besprechungen am Montag (nach dem Wochenende) und am Freitag (Wochenendbesprechung und Besprechung der Neuaufnahmen) sowie die Übergabetermine der verschiedenen Stationen morgens zu Arbeitsbeginn. Insbesondere montags, freitags und bei der Visite in der Mitte der Woche sind nach Möglichkeit alle an der Therapie beteiligten Mitarbeiter versammelt. Hier geht es darum, aus den verschiedenen Aspekten ein möglichst umfassendes Bild über den derzeitigen Fokus des Patienten zu etablieren. Aufgabe ist es, für jeden Patienten, den wir besprechen, einen Fokus vor der Visite zu finden. Dieser Fokus besteht immer aus einem wünschenswerten Entwicklungsschritt des Patienten auf der einen Seite und dem Grund für die Abwehr oder Hemmung auf der anderen Seite. So ein Fokus kann zum Beispiel heißen: »Wie kann sie freundlich sein, auch wenn sie Angst hat, falsch verstanden und überwältigt zu werden?«

In der Begegnung des Gesamtteams mit den Patienten in den Aufenthaltsräumen (während des zweiten Teils der Gesamtvisite) wird zum einen dieser Versuch der Integration konkret dargestellt, zum anderen wird bei der Gelegenheit durch den Chefarzt, als Vertreter der Gruppe, versucht, diesen Fokus den Patienten zu übermitteln. Für einen depressiven Patienten kann zum Beispiel so ein Fokus lauten: »Wie kann er aggressiv sein, obwohl er sich für das Geschehene immer selbst schuldig fühlt?« Sehr wichtig für den Gesamt-*Container* der Abteilung ist die psychoanalytische Supervision, die 14-täglich stattfindet und zwei Stunden dauert. In dieser Supervision findet eine patientenzentrierte Gruppensupervision statt. Hier sollen vor allem Gegenübertragungshindernisse deutlich gemacht und überwunden werden, die verhindern, dass eine heilende Atmosphäre in dem Gesamtteam überwiegt. Sehr häufig sind die Konflikte innerhalb des Teams ausgelöst von externalisierten Konflikten und Spaltungen der Patienten, doch können auch teaminterne, patientenunabhängige Konflikte ein ungünstiges Therapieklima schaffen.

Ein ganz wichtiger Aspekt im Umgang mit depressiven Patienten ist die Verantwortung für die Suizidalität des Patienten. Diese wird nach Möglichkeit gemeinsam getragen. Suizidale Impulse werden immer ernst genommen, es wird abgeklärt, inwiefern eine Absprechbarkeit mit dem Patienten möglich ist und welche äußeren Maßnahmen (Beschränkung des Ausgangs, feste Besprechungstermine, ein Suizidvertrag usw.) nötig sind, um das Überleben des Patienten zu sichern. Immer kommt der größte Halt aus der Beziehung und dies gilt es zu nutzen. Durch die große Einzeltherapiedichte haben wir hier einen großen Vorteil in unserem Setting und deshalb kaum Suizidversuche. Sehr selten ist auch eine vorübergehende Einweisung in eine geschütztere Umgebung nötig. Dies kann dann bedeuten, dass der Patient vollstationär aufgenommen wird oder gar in eine geschützte Umgebung wie eine psychiatrische Klinik eingewiesen werden muss.

Vorteile und Nachteile im Vergleich zur vollstationären Behandlung

Die tagesklinische Behandlung ermöglicht ein geringeres Ausmaß der sozialen Isolierung. Frühere Erfahrungen mit stationären Krankenhausaufenthalten sind möglicherweise nicht so belastend. Bei anderen Patienten ist auch die Gefahr einer Regression und einer Hospitalisierung geringer, wenn sie täglich nach Hause gehen und immer wieder die Alltagswelt und die gewohnte Umgebung erfahren. Sie können dadurch wichtige soziale Beziehungen im Umfeld aufrechterhalten. Die Tagesstruktur mit der intensiven Therapie ist durchaus eine Belastungserprobung für die Patienten. Insbesondere wenn depressive Patienten krankgeschrieben sind, ist die ambulante Einzeltherapie zu wenig Herausforderung für die kognitive Belastung und das emotionale Training im Alltag. Es kann durch die nur teilweise Herausnahme die Heilung verzögert werden, da der Abstand zu belastenden Situationen im familiären Umfeld im Vergleich zu einer stationären Therapie geringer ist. Möglicherweise sind auch noch Belastungen im Alltag (Pflege von Angehörigen, Kinder, Haustiere, Auseinandersetzungen in der Partnerschaft) ein Hindernis für die Heilung.

Stationäre Patienten haben in der Regel eine größere Angst vor Stigmatisierung. Insbesondere bei Männern haben wir die Erfahrung gemacht, dass sie sehr viel lieber tagesklinisch kommen als stationär, weil sie stationär eine größere Stigmatisierung befürchten.

Im Falle des Auftretens von Suizidalität sind natürlich die Überwachungsmöglichkeiten und die Möglichkeit der Belastung durch unvorhergesehene Ereignisse im tagesklinischen Bereich wesentlich größer als im stationären Bereich. Die Entfernung aus dem familiären Umfeld ist gelegentlich mehr als wünschenswert. Natürlich ist das Ausmaß der Erschöpfung auch mitentscheidend für die Frage einer stationären oder tagesklinischen Behandlung. Möglicherweise ist auch der Anreiseweg zu weit für eine tagesklinische Behandlung.

Ein Ausagieren oder Ausweichen vor Konflikten durch Abwesenheit kommt in der Tagesklinik häufiger vor, da das Überwinden des morgendlichen Weges schon erhebliche Probleme bringen kann und damit ein Ausweichen im tagesklinischen Bereich durch Nicht-Teilnahme sehr viel leichter möglich ist, als im stationären Setting. Dort kann der Patient mit Antriebsstörung wesentlich besser und konkreter unterstützt werden als im tagesklinischen Bereich, in dem wir nur das Telefon haben.

Je nachdem wie stark die Selbstverletzungen oder auch Essstörungen von Patienten sind, sind möglicherweise eine permanente Überwachung und Kontrollmöglichkeit nötig. Die tagesklinischen Patienten müssen in der Regel auch ein höheres Maß an Compliance zeigen als die stationären Patienten.

Das Vermeiden eines stationären Aufenthaltes trotz größter Beeinträchtigung durch die Symptome kann auch ein Vermeidungsverhalten gegenüber der notwendigen Regression darstellen. Die täglichen Alltagsbelastungen können einerseits sehr förderlich sein, andererseits natürlich auch eine Überlastung darstellen. Interessanterweise haben Patienten mit sehr frühen Störungen oft große Angst vor der Intensität von Kontakten und Begegnungen im stationären Bereich und brauchen den abendlichen Rückzug im teilstationären Setting.

Rolle der Psychopharmaka

Die Behandlung mit Antidepressiva und anderen Psychopharmaka stellt einen wichtigen Teil der tagesklinischen psychotherapeutischen Behandlung dar. Dabei hat die Rolle der Serotonin-Wiederaufnahmehemmer gegenüber den trizyklischen Antidepressiva deutlich zugenommen. Schlafanstoßende und anxiolytische Medikamente sind in der Regel, insbesondere am Anfang, sehr wichtig, bis ein sicheres Behandlungsbündnis mit den Patienten geschaffen ist. Bei der Gabe von Antidepressiva ist insbesondere zu berücksichtigen, dass sowohl im Bereich der Compliance als auch im Bereich des Ausagierens Medikamente eine wichtige Rolle im Interaktionsgeschehen mit dem Therapeuten oder dem Team spielen können. So kann Enttäuschung durch den Therapeuten besser und ungefährlicher an den Medikamenten zum Ausdruck kommen, als wenn der Patient dem Therapeut selbst gegenüber Entwertung zum Ausdruck bringen müsste. Dementsprechend ist stets auf diesen Kontext und diese Möglichkeit zu achten. Prinzipiell versuchen wir Medikamente, auch wegen ihres von den Affekten doch sehr entfremdenden Einflusses nicht überzubetonen. Sie spielen allerdings in unserem Repertoire eine wichtige Rolle.

Stellenwert der psychosomatischen Tagesklinik im Gesamtverlauf der Behandlung

Die tagesklinische psychosomatische Behandlung stellt im Langzeitverlauf der Depressionsbehandlung nur einen Baustein der Therapie dar. In der Regel findet diese acht- bis zehnwöchentliche intensive tagesklinische Behandlung nach einer längeren Zeit des ambulanten Versuchs und der Krankschreibung statt. Danach sind nicht selten eine Wiedereingliederung des Patienten und ein Übergang in die ambulante psychotherapeutische Behandlung nötig. Letztere bedarf dringend einer Vorbereitung schon während des tagesklinischen Behandlungsverlaufes. Nicht nur dass die Beendigung der Therapie rechtzeitig (also mindestens zwei bis drei Wochen vorher) feststehen muss, vielmehr müssen sich Einzeltherapeut und Team auch den Enttäuschungsreaktionen am Ende der Therapie stellen, um eine Ablösung möglich werden zu lassen.

Durch das Gruppensetting mit den halboffenen Gruppen steht das Thema Entlassung immer im Raum, so dass das Auftreten einer malignen Regression und einer negativen therapeutischen Reaktion am Ende der Behandlung eher selten ist. Nichtsdestotrotz neigen manche Patienten dazu, die Gedanken an eine ambulante Behandlung und die Trennung vom Therapeuten hinauszuzögern, indem sie den vorgeschlagenen Kontakt mit einem ambulanten Therapeuten von der Tagesklinik noch nicht aufnehmen wollen. Wir drängen jedoch darauf, dass bereits ein Vorgespräch vor dem Ende der Tagesklinikbehandlung vereinbart wird. Hierfür bekommt der Patient von uns detaillierte Vorschläge, wenn er nicht schon vorher in einer ambulanten Psychotherapie war. Diese Vorschläge machen wir durchaus nicht nur anhand von Listen, sondern möglichst ad personam, damit die Schwierigkeiten bei der Fortsetzung der Therapie nicht zu groß werden. Unsere eigenen Nachuntersuchungen haben durchweg gezeigt, dass die Patienten, die nach der tagesklinischen Behandlung keine ambulante psychotherapeutische Behandlung aufnehmen, eine wesentlich schlechtere Prognose haben als diejenigen, die danach eine ambulante Therapie aufsuchen.

Zusammenarbeit mit den niedergelassenen Kollegen und Kooperationstreffen

In den letzten Jahren, seit der Entstehung der psychosomatischen Klinik am Hospital zum Heiligen Geist (1996), hat sich die Zusammenarbeit mit den niedergelassenen Psychotherapeuten immer mehr verdichtet. Nicht selten werden jetzt auch Patienten, die in eine Krise während der ambulanten Behandlung geraten sind, in die Tagesklinik eingewiesen, um dann anschließend weiter betreut zu werden. Außerdem gibt es nicht wenige niedergelassenen Kollegen, die Patienten, bei denen sie spüren, dass ein ambulanter Ansatz nicht ausreicht, schon mit der Maßgabe zu uns schicken, dass sie danach einen Behandlungsplatz bei ihnen bekommen. Der niedergelassene Therapeut bekommt einen detaillierten Bericht über die stationäre Behandlung.

Da wir um die Bedeutung der Kooperation für das Gelingen der langfristigen Behandlung des Patienten wissen, haben wir in den letzten zehn Jahren das Netzwerk verdichtet. Insbesondere haben wir mit den niedergelassenen Kollegen ein regelmäßiges Kooperationstreffen vereinbart. Dieses findet zweimal jährlich abends (zwei Stunden) statt. Es nehmen alle Ärzte der Abteilung und interessierte niedergelassene Kollegen daran teil. Das Treffen dient dem Austausch von Problemen an den Übergängen, beispielsweise Überweisungen, Wartezeiten, Übertragungsschicksale, Entwöhnung der Patienten aus dem Krankenhausbereich und anderes. Es entstehen dadurch interessante Falldiskussionen und Dokumentationen, auch Fälle, bei denen Patienten mehrfach zwischen den einzelnen Bereichen hin und her pendeln, bis allmählich eine Besserung stattfindet. Insbesondere für die traumatisierten Patienten stellt dieser Austausch eine wichtige Brücke dar, die in der Kindheit erlebte Traumatisierungen deutlich leichter behandeln lässt, da das imaginierte »Elternpaar« (stationär-tagesklinisch-ambulant) wirklich zusammenarbeitet und Kontinuität bietet. Diese Treffen stellen für beide Seiten einen wichtigen Anker in der Kooperation dar. An diesen Abenden können die niedergelassenen Kollegen ein Bild von den Ärzten in der Klinik bekommen und umgekehrt. Dieses erleichtert auch die Übergabe des Patienten an den entsprechenden Kollegen. Dieser Vertrauensvorschuss spielt oft eine wichtige Rolle beim Gelingen einer Anschlussbehandlung, insbesondere wenn ein Patient Entwertungen auszuagieren versucht.

Die Zusammenarbeit zwischen der Klinik und den niedergelassenen Kollegen wird auch durch zweijährlich stattfindende Klinikabende vertieft, an denen immer wieder Fälle aus dem Alltag dargestellt und diskutiert werden.

Fallbeispiel

Ein 46-jähriger alter Mann kommt in die Tagesklinik. Er ist seit zwanzig Jahren verheiratet und hat zwei Töchter im Alter von 17 und 15 Jahren. Vor fünf Jahren hat er seinen Metzgergeschäft aufgegeben und eine Stelle in einer Fleischabteilung einer Gefängnisanstalt angenommen. Seit dieser Zeit wurde er immer depressiver, letztes Jahr hat er sich von seiner Frau getrennt. Er hat seine ehemalige Freundin getroffen und seine Frau mit den Kindern zurückgelassen. Er leidet seither unter massiven Stimmungsschwankungen und hat bereits überlegt, sich von einer Brücke zu stürzen. Aber dann war es ihm zu kalt zum Springen. Sein Vater ist vier Jahre zuvor gestorben. Seine Mutter ist sehr gesund. Er fühlt sich erschöpft, schwach, schlaflos, bringt bei seiner Arbeit keine Leistung mehr. Er sei durchgehend krankgeschrieben. Er hat sich zurückgezogen, ist mehr zu Hause und dann kam dieses Ereignis mit der Brücke, das ihn letztendlich zu uns gebracht hat. Es gibt einen massiven Konflikt mit seinem Chef. Er erlebt diesen als sehr unfair, hat das Gefühl, gegenüber seinen Kollegen benachteiligt zu werden.
Der Beginn der Behandlung ist sehr schwierig, der Patient ist wenig bereit, sich einzulassen, nimmt keine Medikamente, wirkt insgesamt relativ aggressiv und abwertend. Der erste Fokus lautet: Wie kann er seine innere Welt anschauen, auch wenn er von seiner Wut überwältigt wird und das Böse immer außen ist? Er kann fast die Spannungen und den Konflikt nicht tragen, hat wenig Möglichkeiten zu verstehen, was in ihm los ist. Er ist fast ohne Worte. Er spricht mit seinen Töchtern wie ein Kind. Er berichtet jetzt eine Geschichte aus der Kindheit, wo er jeden Tag von seinem Lehrer geschlagen wurde. Nach seiner Beschreibung konnte man annehmen, dass er ein Aufmerksamkeitsdefizit-Hyperaktivitäts-Syndrom hatte, jedenfalls fühlte er sich von seinem Vater verraten, der nichts gegen den ungerechten Lehrer unternahm. Die Mutter hatte ihm immer wieder erklärt, dass sie nichts machen könnten, da sie ein Metzgereigeschäft hätten und auf die Kunden angewiesen seien. Sie könnten sich keine Missstimmung mit dem Lehrer leisten, sie seien zu arm.
In einer Vertretungssituation, als seine weibliche Therapeutin in Urlaub ist, kann er sich einem männlichen Therapeuten öffnen und seine ganze Wut zum Ausdruck bringen. Er malt ein Bild voller Feuer in Rot und Gelb mit ziemlich dicken Farben und sagt, dass dieses Bild wie er sei: voller Energie und Enthusiasmus, immer fit und aktiv, gut gelaunt. Dann malt er als sein Nein einen grauen Rahmen mit einem Fenster, das mit Gitterstäben zugemauert ist. Hinter den drei Gitterstäben ist sein Kopf, die

Augen sind geschlossen, der mittlere Stab versteckt sein Gesicht. Er fühlt sich bei seiner Arbeit wie im Gefängnis, er fühlt seine Arbeitsbedingungen wie ein Nein, das gegen ihn gerichtet ist. Wir können über die Parallelität zu seiner Kindheitssituation mit dem Lehrer sprechen. Sein Ja-Bild ist voller Feuer und Zerstörung. Sein Nein-Bild ist eingesperrt, es ist die Zurückweisung und Ablehnung. In seinem Bild wirkt er passiv und machtlos. Das Nein sei das Nein von anderen, nicht von ihm selbst. In dieser Bearbeitung seines frühkindlichen Autoritätskonflikt wird deutlich, wie sehr er immer wieder darum kämpft, dass sein Wunsch nach Bedeutung akzeptiert werde, und dass er sich sehr schwer tat, Begrenzungen nicht als Kränkung seines männlichen Selbst zu erleben. So wurde nun deutlich, dass er eigentlich seinen Betrieb hätte weiterführen können, wenn er die Auflagen des Gewerbeamtes nicht als so kränkend erlebt hätte, dass er den ganzen Betrieb aufgab und sich in eine abhängige Position begab. Er kann nach acht Wochen der Therapie deutlich erleichtert in die ambulante Weiterbehandlung gehen, ist sich aber über den weiteren beruflichen Weg noch unsicher, ob er nicht doch wieder eine Metzgerei aufmachen sollte, zumal seine jetzige Freundin diesbezüglich wesentlich unterstützender ist.

Dies wurde in einem Paargespräch sehr deutlich. Der Patient hatte es insbesondere in der Gruppe während seiner acht Wochen Aufenthalt geschafft, nach anfänglichem Außenseitertum eine Integration zu finden. Dies können wir durchaus als einen ersten optimistischen Hinweis auf seine neu gewonnene innere Freiheit sehen. Die Beschwerden haben deutlich nachgelassen. Er hat sich auch schon während der Behandlung um eine ambulante Weiterbehandlung gekümmert.

Literatur

Enke, H. (1994). Stationäre Psychotherapie – integrativ oder integrierend. Forum der Psychoanalyse, 10, 346–351.

Merkle, W. (2011). Psychotherapien in Institutionen und psychosomatische Versorgung in Hessen. 1. Derzeitige stationäre Krankenhausbehandlung im Fach Psychosomatische Medizin und Psychotherapie. In: J. Hardt, U. Cramer-Düncher, J. Hein, C. Krause-Girth, Th. Merz, R. Otte, W. Schaeben, M. Schwarz (Hrsg.), Verantwortung der Psychotherapie in der Gesellschaft (S. 89-91). Gießen: Psychosozial Verlag.

Rudolf, G. (2000). Der depressive Grundkonflikt und seine Verarbeitungen. Krankheitsbilder in der Folge des depressiven Grundkonflikts. In: Ders.

(Hrsg.), Psychotherapeutische Medizin und Psychosomatik (S. 149–207). Stuttgart u.a.: Thieme.

Streeck, U., Ahrens, S. (2002). Konzept und Indikation stationärer Psychotherapie. In: S. Ahrens, W. Schneider (Hrsg.), Lehrbuch der Psychotherapie und Psychosomatischen Medizin (S. 621–622). Stuttgart: Schattauer.

Thomä, H., Kächele, H. (1985). Lehrbuch der psychoanalytischen Therapie. Band 1: Grundlagen. Berlin: Springer.

Thomä, H., Kächele, H. (1988). Lehrbuch der psychoanalytischen Therapie. Band 2: Praxis. Berlin: Springer.

Wietersheim, J. von, Zeeck, A., Küchenhoff, J. (2005). Status, Möglichkeiten und Grenzen der Therapie in psychosomatischen Tageskliniken. Psychotherapie, Psychosomatik, Medizinische Psychologie, 55, 79–83.

Reinhard Lindner

Psychotherapie mit älteren depressiven Patienten

Zahlen, Daten, Fakten

Trotz etwas erschwerter Anwendbarkeit im Alter werden Depressionen anhand internationaler Klassifikationssysteme diagnostiziert (ICD-10; DSM-IV) (WHO 1991). Als Hauptsymptome gelten dabei: depressive Verstimmung für die meiste Zeit des Tages, ein deutlicher Verlust von Freude und Interesse, das Gefühl des Energieverlusts und eine vermehrte Müdigkeit. Weitere Symptome sind: das Gefühl der Wertlosigkeit, Schuldgefühle, reduzierter Appetit mit Gewichtsverlust, verringerte Konzentrations- und Entscheidungsfähigkeit, Schlafstörungen, psychomotorische Verlangsamung oder Unruhe sowie Gedanken an den Tod bis hin zu Suizidplänen.

Bei älteren Menschen ist die Phänomenologie der Depressionen heterogener als bei jüngeren. Neben der Tatsache, dass häufig nicht das vollständige psychopathologische Bild einer Depression vorliegt, ist bei Älteren oft die depressive Herabgestimmtheit im Hintergrund; Gefühle der Gefühllosigkeit, Freudlosigkeit und ein defizitäres inneres Erleben sind hingegen vorherrschend. Häufiger ist auch die Neigung zu Klagsamkeit, aber auch zu apathischem Rückzug. Depressive Episoden können nicht mehr so klar von Phasen der Symptomfreiheit abgegrenzt werden, häufiger sind auch depressiver Wahn und ein direkt oder indirekt selbstdestruktives Verhalten. Oft bestehen somatische Beschwerden wie Obstipation, Kopfschmerzen, Ohrgeräusche, Übelkeit oder Herzbeschwerden, die eine Zusatzdiagnostik zum Ausschluss einer anderen Ursache erfordern.

Differenzialdiagnostisch sollte eine Depression von der Trauer um den Verlust eines nahen Menschen, aber auch eigener Fähigkeiten, Funktionen und Möglichkeiten abgegrenzt werden. Dabei gilt Freuds Feststellung als differenzierend: »Bei der Trauer ist die Welt arm und leer geworden, bei der Melancholie ist es das Ich selbst« (Freud, 1916–1917). Gemeinsam sind Trauer und Depression Gefühle der Niedergeschlagenheit und Interesselosigkeit sowie Schlafstörungen. Bei der Depression kommen jedoch selbstbezogene Symptome hinzu wie Gefühle der Wertlosigkeit und Hoffnungslosigkeit und eine starke psychomotorische Hemmung (Heuft, Kruse u. Radebold, 2000). Andauernde Suizidgedanken mit Handlungsdruck sind auch nicht mit einer Trauerreaktion allein zu erklären.

Eine weitere, oftmals schwer zu treffende differenzialdiagnostische Unterscheidung ist die zwischen Depression und Demenz, denn leicht demente Patienten leiden oftmals unter depressivem Erleben ihrer Einschränkungen und Unzulänglichkeiten. Aus klinischer Perspektive gelten als Anhaltspunkte für eine Depression ein eher rascher Beginn, anamnestisch erfragbare auslösende Belastungsfaktoren oder Lebensereignisse und eine sich szenisch-interaktionell im therapeutischen Kontakt aktualisierende Psychodynamik (Wolfersdorf, Schüler u. LePair, 2005).

Frauen sind auch in höherem Lebensalter häufiger von Depressionen betroffen als Männer (Verhältnis ca. 2:1). Insgesamt sind depressive Episoden im höheren Lebensalter aber nicht häufiger als in anderen Altersgruppen. Nur ca. 10 % der Erstmanifestationen depressiver Episoden erfolgt nach dem 60. Lebensjahr. Bei Älteren, die nicht in Alten- und Pflegeheimen leben oder hospitalisiert sind, liegt die Prävalenz schwerer Depressionen bei ca. 4 % und damit nicht höher als bei jüngeren Menschen. Die Prävalenz leichterer Formen der Depression beträgt bei Älteren jedoch etwa 15 % (Lindner u. Rösler, 2009). Noch höher wird der Prozentsatz depressiver Symptome bei Komorbidität mit häufigen körperlichen Erkrankungen wie Demenz, Diabetes mellitus, Herzinsuffizienz oder beim Morbus Parkinson, Anämie bei Vitamin-B_{12}-, Eisen- oder Folsäuremangel, Hypothyreose, Addison-Syndrom, Leber-, Nieren- und Herz-Kreislauf-Erkrankungen sowie bei Alkoholismus mit bis zu 50 % angegeben.

Umgekehrt scheinen depressive Symptome ein Risikofaktor für kardiovaskuläre Erkrankungen zu sein und die Morbidität und Mortalität bei Patienten mit koronarer Herzerkrankung zu erhöhen (Pickering, 2001).

Zwei wesentliche Aspekte sind bei der Beurteilung depressiver Symptome älterer Menschen zu beachten. Depressionen Älterer haben häufig altersspezifische Auslöser. Hierzu zählen die Umstellung des sozialen Umfeldes mit Beendigung des Arbeitsverhältnisses, ein vermehrter Verlust von körperlicher und sozialer Selbstständigkeit und gehäufte Verluste von Partnern, gleichaltrigen Freunden und Bekannten, die zu vermehrter seelischer Belastung führen können. Die körperlichen Veränderungen im Alter beeinflussen die psychischen Veränderungen stärker als in den mittleren Lebensjahren (Heuft et al., 2000). Des Weiteren scheinen intrazerebrale Veränderungen, zum Beispiel der cholinergen und monaminergen Neurotransmission (»Monoaminmangel-Hypothese« und »Imbalance-Hypothese«), zu einem erhöhten Risiko negativer Selbstwahrnehmung und vermehrter Anfälligkeit für kognitive und affektive Dysfunktion zu führen.

Dennoch kann das Vorurteil des »lebensmüden alten Menschen« zum Beispiel nach den Ergebnissen der repräsentativen Berliner Altersstudie nicht bestätigt werden. 70 % der Teilnehmer an dieser Studie gaben an, das Gefühl zu haben, ihr Leben selbst bestimmen zu können, und 94 % der Befragten machten Pläne für die Zukunft. Das Thema Tod und Sterben hatte niedrige Priorität (Linden et al., 1998). Trotzdem sind gerade affektive Symptome, ob nun mit Krankheitswert im Sinne einer affektiven Störung oder als Teil einer Befindlichkeitsstörung, im Alter häufig. Während 24 % der über 70-Jährigen eindeutig als psychisch krank eingestuft wurden, haben weitere 17 % psychopathologische Symptome mit Krankheitswert im Sinne einer »subdiagnostischen psychiatrischen Morbidität« (meist affektive Symptome) und weitere 16 % psychische Symptome ohne Krankheitswert (Helmchen et al., 1996; Lindner u. Rösler, 2009).

Im Alter zeigen sich ebenso wie in jüngeren Lebensjahren geschlechtsspezifische Unterschiede in Psychopathologie und Psychodynamik der Depression: Alte Männer sind häufiger gehemmt-aggressiv und zugleich impulsiv, neigen zu psychosozialem Rückzug, tendieren vermehrt zu Alkoholmissbrauch und -abhängigkeit, sind weniger introspektionsfähig und haben mangelnde Beziehungs- und Konfliktlösungserfahrungen. Besonders aber nehmen sie seltener psychosoziale Hilfen in Anspruch (Lindner, 2009a). Aus einer psychodynamischen Perspektive finden sich häufiger spezifische Störungen der Geschlechtsidentität, hervorgerufen durch eine besonders destabilisierende Art der De-Identifizierung vom mütterlichen Primärobjekt während der Zeit der frühen Triangulierung, die den alten Mann gerade für körpernahe Verlusterfahrungen verletzlich macht und existenzielle Zerstörungsgefühle reaktualisiert (Teising, 1999).

Depressive Ältere und ihre Therapeuten: Ein Beziehungsproblem?

Die Behandlung von Depressionen im Alter ist derzeit als unzureichend einzuschätzen. Ausgehend von den aktuellen S3-Leitlinien zur Behandlung von Depressionen gilt die Forderung, Depressionen sowohl pharmakologisch als auch psychotherapeutisch zu behandeln, und zwar unabhängig vom Alter der Patienten. Auch für Ältere gilt die Wirksamkeit von Antidepressiva als belegt. Wirksamkeitsunterschiede zwischen den beiden großen Antidepressivagruppen, den trizyklischen Antidepressiva (TZA), und selektiven Serotonin-Wiederaufnahmehemmern (SSRI), aber auch zu anderen beziehungsweise neueren Antidepressiva (z. B. Moclobemid, Venlafaxin, Mirtazapin) wurden bislang nicht nachgewiesen (DGPPN et al., 2012). Allerdings ist die Nebenwirkungsrate, gerade von SSRI bei multimorbiden Patienten, für häusliche Stürze, transitorische ischämische Attacken/Hirninfarkte, Herzrhythmusstörungen, Brüche, hirnorganische Anfälle und Suizid besonders hoch (Coupland et al., 2011).

Obschon die medikamentöse Behandlung älterer Patienten mit Depressionen immer noch als nicht ausreichend angesehen wird, ist die psychotherapeutische Behandlung Älterer noch ungenügender. Empirische Studien zu Psychotherapien im Alter sind selten. In klinischen Fallstudien konnte gezeigt werden, dass psychotherapeutische Methoden in der Behandlung jüngerer auch bei älteren Personen anwendbar sind. Allerdings sind Veränderungen oftmals nur langsamer zu erzielen. Kontrollierte Studien zeigten, dass kognitive Therapie, Verhaltenstherapie und psychodynamische Kurzzeitpsychotherapie gleich effektiv bei der Behandlung der Depression Älterer sind (Gallagher-Thompson, Hanley-Peterson u. Thompson, 1990; Scogin u. McElrath, 1994; Reynolds et al., 1992). Allerdings ist der allgemeine Grundsatz zu beachten, dass 30 % der Patienten mit Depression im Alter auch ohne Behandlung eine Besserung erleben (Woods u. Roth, 1996). Obwohl psychische Störungen im Alter häufig sind (Helmchen et al., 1996) und obwohl die Psychotherapie der Depression auch im Alter effektiv ist, kommen nur wenige ältere Patienten in psychotherapeutische Behandlung (Heuft, Rudolf u. Öri, 1992; Radebold, 1994; Maercker, Enzler, Grimm, Heflenstein u. Ehlert, 2004).

Die Gründe für dieses Missverhältnis lassen sich sowohl bei den Älteren selbst als auch bei Psychotherapeuten und in der Versorgungsstruktur der Psychotherapie in Deutschland festmachen. Ältere haben immer noch ein größeres Misstrauen gegenüber Hilfen bei psychischen Problemen als jüngere Patienten. Sie verfolgen häufiger ein »medizinalisiertes« Krankheitsverständnis, wobei allerdings Psycho- und Pharmakotherapie zusammen besser akzeptiert werden als Psychotherapie allein (Laudreville, Landry, Bailargeon, Guérette u. Matteau, 2001). Weitere Hinderungsgründe für Ältere, sich in eine Psychotherapie zu begeben, sind mangelnde Information, mangelnde Möglichkeiten, Psychotherapie als etablierte Behandlungsform kennen zu lernen, und eine beginnende Multimorbidität mit eingeschränkter Mobilität, Seh- und Hörfähigkeiten. Verschiedene narzisstische Probleme und eine spezifische Übertragungsdynamik können ebenfalls Hinderungsgründe darstellen: Hierzu zählt die Angst vor Abhängigkeit aus Identifikation mit Erfahrungen größten Ausgeliefertseins in Verbindung mit der Unfähigkeit, diese zu halten, zu ertragen und sich im Gespräch mit einem Therapeuten zu beruhigen. Diese Dynamik kann jahrzehntelang durch vermeintliche Unabhängigkeit, Erfahrung von Wirksamkeit und körperliche Unversehrtheit kompensiert sein und im Alter situationsbedingt wieder auftauchen (Martindale, 1989; Lindner, Fiedler, Altenhöfer, Götze u. Happach, 2006). Hinzu kommen Besorgnisse, durch Psychotherapie eine Beschädigung des Selbstkonzepts zu erleiden, die Projektion eigener destruktiver Impulse auf den Therapeuten (Heifner, 1997) und die Erwartung von Indoktrination und Manipulation (Furnham u. Wardley, 1990). Als spezifische Übertragungssituation wird seit den Arbeiten von Radebold (1992) die »umgekehrte Übertragung« angesehen, in der die älteren Patienten unbewusst Anteile ihrer Beziehung zu ihren Kindern auf den jüngeren Therapeuten übertragen und dieser dann konkordant (unter Umständen mit eigenem Material) reagiert.

Entsprechend gibt es auch auf Seiten der Psychotherapeuten Hemmnisse, sich der Arbeit mit älteren depressiven Patienten zuzuwenden. Hierzu zählt eine klassisch psychiatrische Grundhaltung mit einer Favorisierung der pharmakologischen Depressionsbehandlung, psychoedukativer Kurse und eines Medikationsmanagements wie in den USA (Alvidrez u. Aréan, 2002). Als gegenübertragungsbasierte Hemmnisse gelten unbewusste Gefühle den eigenen Eltern gegenüber, projiziert auf den älteren Patienten, wie Scham, Schuld, ödipale Ängste, Sexualtabus, Wiedergutmachungswünsche und unbewusste Ängste bezüglich des eigenen Älterwerdens, Alterns und Sterbens. Manche Psychotherapeuten haben Schwierigkeiten mit einer »ärztlicheren«, das heißt an körperlichen Symptomen orientierten Art der Kontaktaufnahme. Mögliche oder notwendige Durchführung der Psychotherapie mittels Telefon oder anderer Medien trifft immer noch auf erhebliche Widerstände. In den derzeitigen Versorgungsstrukturen sind ebenfalls eine Reihe von Hinderungsgründen aufzufinden: die konkrete Erreichbarkeit eines Psychotherapeuten für den Älteren (Wei, Sambamoorthi, Olfson, Walkup u. Crystal, 2005), zum Beispiel bei weiten Anfahrtswegen und architektonisch eingeschränktem Zugang zur psychotherapeutischen Praxis für Gehbehinderte. Hat ein Psychotherapeut viele ältere Patienten, so muss er mit einem höheren »Krankenstand« und dadurch mit Verdienstausfällen rechnen.

Psychodynamische Themen in der Psychotherapie depressiver Älterer

Ausgehend von klinischen Erfahrungen in der psychoanalytisch orientierten Psychotherapie depressiver und suizidaler Älterer wie auch von Forschungsprojekten zur Suizidalität Älterer und zur psychosomatischen Versorgung im Rahmen eines Konsil-/Liaisondienstes in einer medizinisch-geriatrischen Klinik werden drei Themenkomplexe vorgestellt, die in der Psychotherapie mit depressiven Älteren eine besondere Rolle spielen (Lindner et al., 2006; Klug, Lindner, Fiedler u. Altenhöfer, 2008; Lindner, Altenhöfer, Fiedler, Götze u. Happach, 2008; Altenhöfer, Lindner, Fiedler, Götze u. Foerster, 2008; Lindner, 2009b, 2010, 2011). Es handelt sich um:

- spezifische Beziehungsprobleme mit der Reaktualisierung intrapsychischer und interpersoneller Konflikte,
- die Rolle des Körpers in der Psychotherapie und
- den Themenkomplex um Lebensmüdigkeit, Suizidalität, Sterben und Tod.

Spezifische Beziehungsprobleme in der Psychotherapie mit depressiven Älteren

Im Vergleich zu jüngeren Patienten kommen ältere mit Konflikten in langjährigen intra- und intergenerationellen Beziehungen in Psychotherapie, insbesondere bei Konflikten mit den eigenen Kindern. In einer systematischen, klinischen fallvergleichenden Studie an fünf älteren depressiv-suizidalen männlichen Patienten (Durchschnittsalter 64,8 Jahre) in psychoanalytisch orientierter Psychotherapie, die mit idealtypischen Konstruktionen der suizidalen Symptomatik, der Lebensgeschichte und der sich zu Beginn einer Psychotherapie entwickelnden Übertragungsbeziehung jüngerer suizidaler Männer (Durchschnittsalter 34 Jahre) (Lindner, 2006) verglichen wurden, unterschieden sich die älteren von den jüngeren Patienten gerade hinsichtlich ihrer durchaus konflikthaften Beziehungen zu Partnerinnen und

Kindern (Lindner, 2010). Unter Psychotherapeuten scheint die Kenntnis jahrzehntelanger Paarbeziehungsdynamiken derzeit noch nicht ausreichend und immer noch von unrealistischen Stereotypien geprägt zu sein, wie zum Beispiel von der Vorstellung, alte Paare würden in harmonischer Ähnlichkeit, wie das klassische Paar Philemon und Baucis (Ovid, 1994), leben und sterben. Gerade in helfenden und therapeutischen Beziehungen können sich die langjährigen, konflikthaften Beziehungsmuster zu den eigenen Kindern wiederholen. Ihre Kenntnis kann zu hilfreichem Abstand und zu einer förderlichen Reflexion führen.

Idealtypisches Beispiel

Die Patientin öffnet sich mit ihren Schwierigkeiten in der Familie (z. B. Konflikte mit erwachsenen Kindern) und ihren Ängsten bezüglich ihrer Krankheit dem Therapeuten in der geriatrischen Klinik. Allerdings werden dann das therapeutische Gespräch selber, aber auch abgesprochene weitere Behandlungen wieder als ungut, zerstörerisch und unbefriedigend erlebt, so dass der Eindruck entsteht, dass Entwicklung und Lösung nur erneut mit Zerstörung und Verletzung verbunden wird.

Intrapsychisch können sich auf spezifische Weise die lebenslang bestehenden Konfliktthemen wiederholen. Gerade im Erleben körperlicher Einschränkungen durch Krankheiten und Behinderungen manifestiert sich oftmals ein früher Autonomie-Abhängigkeits-Konflikt, der – weil bedrängend und unbewusst – die Aufnahme einer Psychotherapie verhindert oder behindernd wirkt.

Idealtypisches Beispiel

Die Patientin erscheint als depressiv, verzweifelt, suizidal, aber auch schwer zugänglich. Im Gesprächskontakt wird dann die große Ambivalenz deutlich zwischen dem Wunsch, sich zu entlasten, zu reden, über sich in Ruhe nachzudenken, und der Angst, die Autonomie zu verlieren, hilflos, beschämt, ausgeliefert, wertlos und ohnmächtig zu sein. Der Körper und seine Einschränkungen sind dabei ein zunächst destabilisierender Faktor der leistungs- und pflichtbetonten Abwehr. Bei Zugewinn an körperlicher Funktionsfähigkeit, zum Beispiel im Rahmen von Heilung und Rehabilitation, kann es dann aber doch gelingen, durch Benennen dieser Konfliktlage etwas Stabilisierung zu erreichen.

Professionell-psychotherapeutische, aber auch andere helfende Beziehungen können durch Macht- und Unterwerfungskonflikte belastet werden.

Idealtypisches Beispiel

In der Pflege muss alles so laufen, wie gewünscht, dann ist die Krankenschwester wunderbar – wenn nicht, ist die Enttäuschung groß und diese wird auch deutlich ausgedrückt. Im Umgang mit sich selbst neigt der Patient dazu, seine psychischen Probleme, Unsicherheiten und Ängste medizinisch zu rationalisieren. In den Beziehungen geht es auch um die Frage, wer beispielsweise in einer langen Ehe, genau wie in der Beziehung zu den professionellen Helfern, das Sagen hat. Dieses Beziehungsgefüge ist durch die Erkrankung aus dem Lot geraten. Im psychotherapeutischen Gespräch geht es entsprechend um den Versuch, jenseits von Recht- oder Unrechthaben auf die tiefe Verunsicherung zu sprechen zu kommen, die die körperliche Erkrankung bewirkt hat.

Der Körper in der Psychotherapie mit Älteren

Psychoanalytische Aussagen über den Körper sind immer Aussagen über die *Bedeutung* des Körpers, die in einem therapeutischen Prozess erarbeitet werden. Bereits Freud sah im eigenen Körper ein Objekt, das zugleich als fremd und als eigen erlebt werden kann. »Das Ich ist vor allem ein körperliches, es ist nicht nur ein Oberflächenwesen, sondern selbst die Projektion einer Oberfläche« (Freud, 1923, S. 253). In der 1927 erschienenen englischen Übersetzung fügte er hier als Fußnote an: »I.e., the ego is ultimately derived from bodily sensations, chiefly from those springing from the surface of the body. It may thus regarded as a mental projection of the surface of the body, besides, […] representing the superficies of the mental aparatus« (S. 253).

Körperliche Veränderungen im Alter, so ließe sich demnach ableiten, werden vor dem Hintergrund einer lebenslangen Geschichte von Körpererfahrungen, angefangen bei den frühesten

Wahrnehmungen von Hunger, Durst, Kälte und ihrer »Behandlung« durch die elterlichen Versorgungspersonen erlebt und interpretiert. Aus diesen Erfahrungen und ihrer Verarbeitung entwickelt sich die Körperrepräsentanz »als affektiv-kognitive Vorstellungskomplexe. Sie bilden eine Vorstellungswelt, eben auch vom eigenen Körper, die von Sinneswahrnehmungen ebenso geformt wird wie von Triebimpulsen, Affekten, Denk- und Abwehrprozessen« (Teising, 1999, S. 129). Im Alter entsteht die zunehmende Notwendigkeit, die Diskrepanz zwischen Körperrepräsentanz und körperlicher Realität zu bewältigen. Reale körperliche Erfahrungen, zum Beispiel als Schmerz, rühren an diese im Körper repräsentierten Erfahrungen an, reaktualisieren sie und stellen zugleich die bisherige Körperabwehr in Frage. So lockert der Schmerz die Abwehr früher, im Körper repräsentierter Erfahrungen und bringt sie an die Oberfläche des Bewusstseins, wo sie erneut Abwehrprozessen unterliegen.

Hinzu kommt eine altersspezifische Dynamik, in der Libido von Objektbesetzungen abgezogen und auf Körperrepräsentanzen verlagert wird. Der eigene Körper gewinnt zu einem Zeitpunkt an Wichtigkeit für die Homöostase des Selbst, in dem er selbst erheblichen Veränderungen unterliegt (Teising, 1999; Radebold, 1998).

In der bereits erwähnten fallvergleichenden Studie jüngerer mit älteren suizidalen Männern wurde die zentrale Bedeutung des Körpers im Alter betont: Der Körper wird zu einer durch Alter und/oder Krankheit veränderten Abwehrinstanz, wodurch bislang unbewusste aggressive und neidvolle Impulse, aber auch Gefühle der Leere und Unsicherheit in der eigenen Identität bewusstseinsnäher werden und im suizidalen Befinden erneut, auch durch Projektion auf den Körper, abgewehrt werden (Lindner, 2010).

Basierend auf empirischen Befunden entwickelte Heuft ein komplexes Konzept über die Funktion und Bedeutung des Körpers im Alter und beim Altern, indem er sich auf das Konstrukt des Organisators psychischer Entwicklung (vgl. Spitz, 1989; A. Freud, 1963) bezieht, als eines »in der Entwicklung jeweils zentral vorantreibenden ›Organs‹ […], dem sich das Individuum nicht entziehen kann« (Heuft et al., 2000, S. 42). Im Lebensverlauf herrschten »wechselnde Organisatoren« (S. 42): der Trieb, die Beziehungen, wie eben auch im Älterwerden der alternde Körper.

»Im Alter ändert sich die Wahrnehmung des Körpers und seiner Funktionen in der Weise, dass die leibliche Existenz und die körperliche Funktion nicht mehr ausschließlich als selbstverständlich gegeben wahrgenommen werden. Die sich verändernde Körperlichkeit im Altersprozess stellt zugleich auch eine intrapsychische Symbolisierungsebene für das Zeiterleben und die Strukturierung der Zukunftsperspektive dar« (Heuft et al., 2000, S. 45). Narzisstische Konflikte als zentrale Aspekte der psychischen Entwicklung im Alter gewinnen mit diesem Konzept eine andere Gewichtung: Das Altern und die damit verbundenen körperlichen Veränderungen werden nicht a priori als narzisstische Kränkung interpretiert. Sie können auch den Anstoß zu psychischer Reifung bieten.

Ob der Körper nun wirklich nur im Alter eine die Entwicklung organisierende Funktion hat, bleibt allerdings zu diskutieren: Es besteht ein allgemeiner Konsens, dass der Körper vom Anfang des Lebens an einer der Organisatoren der psychischen Entwicklung ist, gerade im ersten Lebensjahr. Das Leben engrammiert sich förmlich im Körper. Der körperliche Alternsprozess, aber auch das Erleben und Verarbeiten von körperlichen Erkrankungen und ihren Folgen weisen auf die frühen Beziehungserfahrungen und die Verarbeitungsgeschichte der Entwicklungskonflikte und möglicher Traumatisierungen hin (Lindner, 2009b).

Lebensmüdigkeit, Suizidalität, Sterben und Tod

Der Tod stellt eine zentrale Realität des menschlichen Lebens dar. Mit zunehmendem Alter wird es immer notwendiger, seine soziale, psychische und körperliche Realität anzuerkennen. Anders als bei Jüngeren muss der Verlust wichtiger, lebensbegleitender Menschen öfter erlebt und akzeptiert werden, wobei Ältere, wie Jüngere auch, eine Vielzahl von Bewältigungsmöglichkeiten haben, die sowohl zur Persönlichkeitsreifung als auch zu realitätsunangemessenen Entwicklungen führen kann. Die Trauer kann zu einem bestimmenden Lebensgefühl werden. Ihre Differenzierung von der Depression ist phänomenologisch und konzeptuell schwierig, was sich auch in der Diskussion um eine neue Entität für langanhaltende Trauer in DSM-V und ICD-11 niederschlägt (Kersting et al., 2001; Mojtabai, 2011).

Die psychoanalytische Behandlung von Erfahrungen der Todesnähe und Todesangst zeigt, dass die Begegnung mit der eigenen Endlichkeit zentrale Konflikte des menschlichen Lebens berühren und förmlich zum Schibboleth eines gelingenden Entwicklungsprozesses im Alter werden kann (Dehm-Gauwerky, 2006).

Viele Ältere nehmen den Gedanken an einen selbst herbeigeführten Tod quasi »in die Hand«, bewältigen aber die damit verbundenen Ängste und Konflikte auf die eine oder andere Weise. Der jüngere, heranwachsende Mensch sucht seinen Selbstwert, sein Lebensgefühl und seine Lebenshaltung ichsynthon herauszubilden und zu stabilisieren, während der ältere und der alte Mensch vor allem in den zunehmend belasteten psychosozialen und biologischen Lebensprozessen um die Bewahrung seines Selbstwertgefühls – und damit letztlich auch seiner Identität – ringt. Die Vulnerabilität – durch äußere und innere Faktoren – im höheren Lebensalter ist in unserem heutigen Gesellschaftssystem besonders hoch, bedenkt man allein die negative gesellschaftliche Konnotation von Alter und Altsein, so dass Ressourcen, die zum Beispiel die depressiv-suizidale Dekompensation im Dienste der Abwehr in Schach halten können, aufgebraucht erscheinen (Götze, 2002, 2004).

Obwohl 50 bis 80 % der älteren Suizidenten unter affektiven Störungen leiden (Henriksson, Isometsä, Hietanen, Aro u. Lönnqvist, 1995), lässt sich Suizidalität nicht einfach als Symptom einer Depression erfassen und ist deshalb auch nicht allein mit Behandlungsoptionen der Depression zu therapieren. Lebensmüdigkeit und Todeswünsche sind Formen der Suizidalität mit geringerem Handlungsdruck, welche jedoch auch einen hohen Leidensdruck haben können. Bis jetzt ist der klinische Eindruck noch nicht empirisch geklärt, ob die Gruppe Älterer, welche unter Lebensmüdigkeit und Todeswünschen leidet, eine Risikogruppe für Suizid darstellt (Sperling, Thüler, Burkhardt u. Gladisch, 2009).

Für die psychotherapeutische Behandlung älterer depressiver Patienten ist die Bedeutung von Scham und Entwertungsangst hervorzuheben, die zu einem psychosozialen Rückzug mit zum Teil erheblicher Suizidgefahr führen können (Lindner, 2009a). In therapeutischen Beziehungen kann dies zur Folge haben, dass gerade die Suizidalität explizit nicht angesprochen wird, um vermeintlich die »gute Beziehung« zum Therapeuten nicht zu belasten (Lindner et al., 2006). Zudem gewinnt der Körper als Projektionsfläche destruktiver intrapsychischer Dynamiken eine besondere Rolle und muss sowohl im Setting als auch im Verständnis der Übertragungsbeziehung beachtet werden (Lindner, 2009a, 2010). Insgesamt aber gilt, dass die Psychotherapie der Suizidalität bei Älteren dem grundsätzlichen Verständnis und den Strategien der Behandlung bei Jüngeren folgt.

Literatur

Altenhöfer, A., Lindner, R., Fiedler, G., Götze, P., Foerster, R. (2008). Profile des Rückzugs – Suizidalität bei Älteren. Psychotherapie im Alter, 5, 225–240.

Alvidrez, J., Arean, P. A. (2002). Physicians willingness to refer older depressed patients for psychotherapy. Gerontologist, 32, 392–398.

Coupland, C., Dhiman, P., Morriss, R., Arthur, A., Barton, G., Hippisley-Cox, J. (2011). Antidepressant use and risk of adverse outcomes in older people: population based cohort study. BMJ, 343, d4551. doi: 10.1136/bmj.d4551.

Dehm-Gauwerky, B. (2006). Inszenierungen des Sterbens – Innere und äußere Wirklichkeiten im Übergang. Marburg: Tectum Verlag.

DGPPN, BÄK, KBV, AWMF AkdÄ, BPtK, BApK, DAGSHG, DEGAM, DGPM, DGPs, DGRW (2012). S3-Leitlinie/Nationale VersorgungsLeitlinie Unipolare Depression, Kurzfassung, Version 1.3. Zugriff am 9. 5. 2012 unter http://www.depression.versorgungsleitlinien.de/.

Freud, A. (1963). The concept of developmental lines. Psychoanalytic Study of the Child, 18, 245–265.

Freud, S. (1916–1917). Trauer und Melancholie, Gesammelte Werke, Bd. X (S. 427–446). Frankfurt a. M.: Fischer.

Freud, S. (1923). Das Ich und das Es. Gesammelte Werke, Bd. XIII (S. 235–289). Frankfurt a. M.: Fischer.

Furnham, A., Wardley, Z. (1990). Lay theories of psychotherapy I: attitudes toward and beliefs about psychotherapy and psychotherapists. Journal of Clinical Psychology, 46, 878–204.

Gallagher-Thompson, D., Hanley-Peterson, P., Thompson, L. (1990). Maintenance of gains versus relapse following brief psychotherapy for depression. Journal of Consulting and Clinical Psychology, 62, 543–549.

Götze, P. (2002). Psychodynamik und Psychotherapie narzisstischer Persönlichkeitsstörungen im Alter. In: R. Hirsch, J. Bruder, H. Radebold (Hrsg.), Suizidalität im Alter. Schriftenreihe der DG für Gerontopsychiatrie und -psychotherapie, 4, 187–204. Bonn u. a.: Die Deutsche Bibliothek.

Götze, P. (2004). Narzissmus und Suizidalität im höheren Lebensalter. Psychotherapie im Dialog, 5 (3), 278–282.

Heifner, C. (1997). The male experience of depression. Perspectives in Psychiatric Care, 33, 10–18.

Helmchen, H., Baltes, M. M., Geiselmann, B., Kanowski, S., Linden, M., Reischies, F. M., Wagner, M., Wilms, H. U. (1996). Psychische Erkrankungen im Alter. In: K. U. Mayer, M. M. Baltes (Hrsg.), Die Berliner Altersstudie (S. 185–219). Berlin: Akademie-Verlag.

Henriksson, M. M., Isometsä, E. T., Hietanen, P. S., Aro, H. M., Lönnqvist, J. K. (1995). Mental disorders in cancer suicides. Journal of Affective Disorders, 36, 11–20.

Heuft, G., Kruse, A., Radebold, H. (2000). Lehrbuch der Gerontopsychosomatik und Alterspsychotherapie. München u. Basel: Ernst Reinhardt.

Heuft, G., Rudolf, G., Öri, C. (1992). Ältere Patienten in psychotherapeutischen Institutionen. Zeitschrift für Psychosomatische Medizin und Psychotherapie, 38, 358–370.

Kersting, A., Reutemann, M., Ohrmann, P., Schütt, K., Wesselmann, U., Rothermundt, M., Suslow, T., Arolt, V. (2001). Traumatische Trauer – ein eigenständiges Krankheitsbild? Psychotherapeut, 46 (5), 341–348.

Klug, A., Lindner, R., Fiedler, G., Altenhöfer, A. (2008). Sexualität suizidaler Älterer. Zeitschrift für Gerontologie und Geriatrie, 41, 22–28.

Laudreville, R., Landry, J., Bailargeon, L., Guérette, A., Matteau, É. (2001). Older adults acceptance of psychological and pharmacological treatments for depression. Journal of Gerontology: Psychological Sciences, 56B, 285–291.

Linden, M., Kurtz, G., Baltes, M. M., Geiselmann, B., Lang, F. R., Reischies, F. M., Helmchen, H. (1998). Depression bei Hochbetagten. Nervenarzt, 69, 27–37.

Lindner, R. (2006). Suizidale Männer in der psychoanalytisch orientierten

Psychotherapie. Eine systematische qualitative Studie. Gießen: Psychosozial-Verlag.

Lindner, R. (2009a). Aggression und Rückzug bei Suizidalität im Alter. Eine Kasuistik. Suizidprophylaxe, 36, 42 – 46.

Lindner, R. (2009b). Die innere Leblosigkeit berühren – Der Körper in der Psychotherapie alter Menschen. Psychotherapie, 14 (2), 258 – 265.

Lindner, R. (2010). Psychodynamische Hypothesen zur Suizidalität bei älteren Männern. Zeitschrift für Psychotherapie und Medizinische Psychologie, 60, 290 – 297.

Lindner, R. (2011). Das Altern und die Alten verstehen. Plädoyer für eine qualitative Psychotherapieforschung in der Alterspsychotherapie. Psychotherapie im Alter, 8, 497 – 513.

Lindner, R., Fiedler, G., Altenhöfer, A., Götze, P., Happach, C. (2006). Psychodynamical ideal types of elderly suicidal persons based on counter transference. Journal of Social Work Practice, 20, 347 – 385.

Lindner, R., Altenhöfer, A., Fiedler, G., Götze, P. (2008). Suicidality in later life. In: S. Briggs, A. Lemma, W. Crouch (Eds.), Relating to self harm and suicide. Psychoanalytic perspectives on practice, theory and prevention (pp. 187 – 197). London u. New York: Routledge.

Lindner, R., Altenhöfer, A., Fiedler, G., Götze, P., Happach, C. (2008). Suizidalität im Alter. Psychotherapie im Dialog, 9, 48 – 52.

Lindner, R., Rösler, A. (2009). Depression und Suizidalität im Alter. In: W. v. Renteln-Kruse (Hrsg.), Medizin des Alterns und des alten Menschen (2. Aufl.) (S. 149 – 159). Heidelberg: Steinkopff Verlag.

Maercker, A., Enzler, A., Grimm, G., Heflenstein, E., Ehlert, U. (2004). Inanspruchnahme und Psychotherapiemotivation in einer repräsentativen Bevölkerungsstichprobe über 65-Jähriger – Ergebnisse der Zürcher Altersstudie. Zeitschrift für Psychotherapie und Medizinische Psychologie, 54, 1 – 6.

Martindale, B. (1989). Becoming dependent again: The fears of some elderly persons and their younger therapists. Psychoanalytic Psychotherapy, 4, 67 – 75.

Mojtabai, R. (2011). Bereavement-related depressive episodes. Characteristics, 3-year course, and implications for the DSM-5. Archives of General Psychiatry, 68 (9), 920 – 928.

Ovid (1994). Metamorphosen. Das Buch der Mythen und Verwandlungen. Zürich u. München: Artemis u. Winkler.

Pickering, T. G. (2001). Mental stress as a causal factor in the development of hypertension and cardiovascular disease. Current Hypertension Reports, 3, 249 – 254.

Radebold, H. (1992). Psychodynamik und Psychotherapie Älterer. Berlin u. a.: Springer.

Radebold, H. (1994). Psychoanalytische Psychotherapie und Psychoanalyse im höheren und hohen Erwachsenenalter. Zeitschrift für psychoanalytische Theorie und Praxis, 9, 439 – 451.

Radebold, H. (1998). Körperliche Krankheiten Alternder und ihre innerpsychische Bedeutung. In: M. Teising (Hrsg.), Altern: Äußere Realität, innere Wirklichkeiten. Psychoanalytische Beiträge zum Prozeß des Alterns (S. 141 – 154). Opladen: Westdeutscher Verlag.

Reynolds, C. F., Frank, E., Perel, J. M., Imber, S., Cornes, C., Morycz, R. K., Mazumdar, S., Miller, M. D., Pollock, B. G., Rifai, A. H., Stack, J. A., George, C. J., Houck, P. R., Kupfer, D. J. (1992). Combined pharmacotherapy and psychotherapy in the acute and continuation treatment of elderly patients with recurrent major depression: a preliminary report. American Journal of Psychiatry, 149, 1687 – 1692.

Scogin, F., McElrath, L. (1994). Efficacy of psychosocial treatments for geriatric depression: A quantitative review. Journal of Consulting and Clinical Psychology, 62, 69 – 74.

Sperling, U., Thüler, C., Burkhardt, H., Gladisch, R. (2009). Äußerungen eines Todesverlangens – Suizidalität in einer geriatrischen Population. Suizidprophylaxe 36, 29 – 35.

Spitz, R. (1989). Vom Säugling zum Kleinkind. Naturgeschichte der Mutter-Kind-Beziehungen im ersten Lebensjahr. Stuttgart: Klett-Cotta.

Teising, M. (1999). Suizid im Alter ist Männersache. Psychodynamische Überlegungen zur Erklärung. In: G. Fiedler, R. Lindner (Hrsg.), So hab ich doch was in mir, das Gefahr bringt. Perspektiven suizidalen Erlebens (S. 99 – 120). Göttingen: Vandenhoeck & Ruprecht.

Wei, W., Sambamoorthi, U., Olfson, M., Walkup, J. T., Crystal, S. (2005). Use of psychotherapy for depression in older adults. American Journal of Psychiatry, 162, 711 – 717.

WHO – Weltgesundheitsorganisation (1991). Internationale Klassifikation psychischer Störungen. Bern: Huber.

Wolfersdorf, M., Schüler, M., LePair, A. (2005). Depressionen im Alter. Diagnostik, Therapie, Angehörigenarbeit, Fürsorge, Gerontopsychiatrische Depressionsstationen. Stuttgart: Kohlhammer.

Woods, R., Roth, A. (1996). Effectiveness of psychological interventions with older people. In: A. Roth, P. Fonagy (Eds.), What works for whom? A critical review of psychotherapy research (pp. 321 – 340). New York u. London: Guilford.

III Studien

Ulrich Bahrke, Manfred Beutel, Georg Fiedler, Andreas Haas, Martin Hautzinger, Lisa Kallenbach, Wolfram Keller, Marianne Leuzinger-Bohleber, Alexa Negele, Bernhard Rüger und Margerete Schött[1]

Psychoanalytische und kognitiv-verhaltens-therapeutische Langzeittherapien bei chronischer Depression (LAC)[2]

Hintergrund und Studienkonzeption

Wie in der Einleitung zu diesem Buch ausgeführt, ist die Depression eine individuell, gesellschaftlich und volkswirtschaftlich hochbedeutsame Erkrankung, deren Inzidenzrate weltweit ansteigt, die häufig rezidiviert und die – besonders belastend für die Betroffenen – nicht selten chronifiziert verläuft. Zwar stehen für die psychiatrisch-psychopharmakologische und die psychotherapeutische Behandlung von Depressionen wirksame Verfahren zur Verfügung, jedoch reagieren mehr als 20 % der depressiv Erkrankten nicht auf eine antidepressive Medikation (Hautzinger, 2010) und psychotherapeutische Behandlungen führen oft nicht zu einer befriedigenden oder anhaltenden Besserung: Metaanalysen (z. B. Markowitz, 1994; Cuijpers, van Straten, Andersson u. van Oppen, 2008) zeigen für Kurztherapien eine durchschnittliche Response-Rate von unter 40 % und eine Rückfallquote von 50 % sowohl bei zunächst wirksamer antidepressiver Medi-

---

[1] Bahrke, Kallenbach, Leuzinger-Bohleber, Negele, Schött: Sigmund-Freud-Institut Frankfurt a. M.; Beutel: Klinik und Poliklinik für Psychosomatische Medizin und Psychotherapie der Universität Mainz; Fiedler: Universitätsklinikum Hamburg-Eppendorf; Hautzinger: Universität Tübingen; Keller: Kliniken Theodor-Wenzel-Werk Berlin; Haas, Rüger: Ludwig-Maximilians-Universität München.

[2] Die LAC-Studie wird seit 2007 von der DGPT, der Heidehof Stiftung, dem Research Advisory Board der IPA, Dr. Mathias von der Tann und weiteren privaten Stiftern gefördert.

kation als auch nach jeder Form von Kurztherapie, das heißt, sowohl verhaltenstherapeutischen als auch psychodynamischen Therapien (Blatt u. Zuroff, 2004).

Dieser Befund legt die Vermutung nahe (Segal, Kennedy, Cohen u. The CANMAT Drepession Work Group, 2001), dass insbesondere chronisch depressive Patienten längerfristige und / oder Kombinationbehandlungen benötigen, um eine nachhaltige Verbesserung ihres Zustandes zu erreichen. So weist Hautzinger (2010) auf die große, multizentrische Studie zu chronifizierten Depressionen von Keller et al. (2000) hin, die zeigen konnten, dass die Kombination eines kognitiv-behavioralen Programms mit Nefazodon (ein SSRI) eindeutig bessere Ergebnisse erbrachte als Monotherapien. Vertreter der kognitiven Verhaltenstherapie (Hautzinger, 2003) sehen angesichts der erwähnten hohen Rückfallquote von chronisch depressiven Patienten darüber hinaus aber auch die Notwendigkeit, durch eine sogenannte »relapse prevention«, die zeitlich über die sonst üblichen vierzig bis sechzig Sitzungen der KVT hinausgeht, Wiedererkrankungen in dieser Gruppe von Patienten zu verhindern.

Klinische und empirische Studien zu psychoanalytischen Behandlungen von chronischen Depressionen sehen Langzeitbehandlungen gerade bei dieser Gruppe von Patienten ebenfalls als unverzichtbar an. So konnte die DPV-Wirksamkeits-/Katamnesestudie (Leuzinger-Bohleber, Rüger, Stuhr u. Beutel, 2002) zeigen, dass Patienten mit (chronischen) Depressionen, auch in Kombination mit Persönlichkeitsstörungen, zu den häufigsten Patientengruppen gehören, die mit nachhaltigem Erfolg in psychoanalytischen Praxen behandelt werden.

Diese übereinstimmende Auffassung bei Vertretern beider in Deutschland von den Krankenkassen anerkannten psychotherapeutischen Langzeitverfahren legt sowohl nahe, diese Situation als eine gemeinsame Herausforderung aufzugreifen als auch langfristige Verhaltens- und psychoanalytische Therapien bei chronisch depressiven Patienten miteinander zu vergleichen, wobei unsere Studie auch Aufschlüsse darüber anstrebt, welche Erkrankungshintergründe, Kriterien und Einflüsse bewirken, dass welche Form der Behandlung bei welchen Patienten kurz- und langfristig erfolgreich(er) verläuft.

Eine solch kontrollierte Vergleichsstudie durchzuführen, welche die Wirksamkeit von Langzeitbehandlungen belegen und zu einer Verbesserung der Versorgungssituation beitragen soll, entspricht zudem einer Forderung des Wissenschaftlichen Beirats Psychotherapie, durch den das psychoanalytische und das verhaltenstherapeutische Verfahren als »wissenschaftlich fundierte Psychotherapien« – auch bei der Behandlung depressiver Patienten – anerkannt wurden.

Eine besondere Herausforderung unseres Vorhabens besteht im Umgang mit dem durch ihre unterschiedlichen Forschungsparadigmen von Verhaltenstherapie und Psychoanalyse erzeugten Spannungsfeld, in dem sich diese Therapievergleichsstudie bewegt. Beim Vergleich von Kurzzeittherapien fällt es leichter, dieses Spannungsfeld zu neutralisieren, da sich auch psychoanalytische Kurzzeittherapien stark auf die Veränderung der manifesten Symptomatik konzentrieren und weniger auf die nachhaltige Veränderung der inneren, unbewussten Objektwelt der Patienten, wie sie die psychoanalytische Therapie dezidiert anders als die Langzeitverhaltenstherapie anstrebt. Auch gelingt es methodisch bei Kurzzeittherapien leichter, die Paradigmen der *evidence-based medicine* umzusetzen: Therapeuten sind eher mit einer Randomisierung einverstanden und zum Ausfüllen von Fragebögen und zu Bandaufzeichnungen ihrer Sitzungen bereit; und Patienten stimmen diesem Vorgehen eher zu (Leuzinger-Bohleber et al., 2010).

Eine der bei der Planung der Studie zu berücksichtigende Anforderung des Wissenschaftlichen Beirates ist die Untersuchung von diagnosespezifischen Behandlungen. Entsprechend zentrieren wir uns in unserer Studie auf die chronischen Depressionen und verstehen darunter Patienten mit Major Depression, deren depressive Symptome seit mindestens zwölf Monaten andauern, Patienten mit einer Dysthymie oder auch mit beiden Diagnosen, deren Symptomatik dann definitionsgemäß sogar seit mindestens 24 Monaten anhält, und mit einer weiteren Eingrenzung durch definierte Ein- und Ausschlusskriterien (s. u.). Wir beabsichtigen aber über diese phänomenologische Ebene einer scheinbar homogenen Diagnosegruppe hinaus die klinisch-psychodynamische Erfassung verschiedener Patientengruppen und die Untersuchung und Darstellung derer Behandlungsspezifik.

Wissenschaftstheoretische und methodische Untersuchungen belegen keine generelle Überlegenheit randomisierter Studien gegenüber naturalistischen Studien (vgl. u. a. Leichsenring u. Rüger, 2004; Leuzinger-Bohleber u. Bruns, 2004; Leuzinger-Bohleber, Stuhr, Rüger u. Beutel, 2003). Dennoch dominiert im Wissenschaftlichen Beirat Psychotherapie die Auffassung, dass vorrangig randomisierte Studien »objektive« Aussagen zur Wirksamkeit psychotherapeutischer Behandlungen ermöglichen. Um auch dieser Anforderung zu entsprechen, führen wir die prospektive Vergleichsstudie sowohl naturalistisch als auch experimentell durch (s. Abbildung 1).

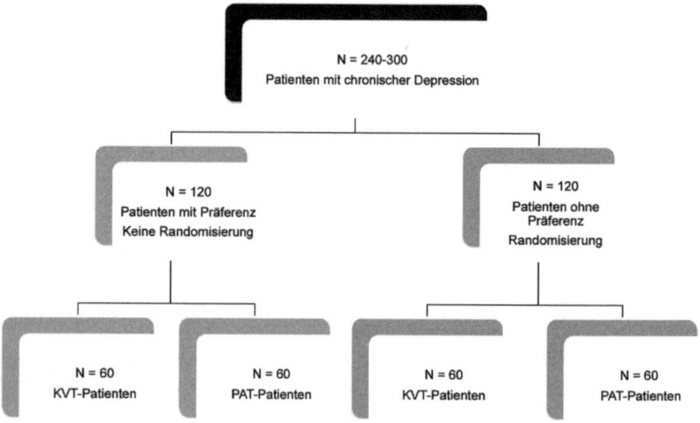

Abbildung 1: Studiendesign (KVT = Kognitive Verhaltenstherapie; PAT = Psychoanalytische Therapie

In zweien der vier Studienarme rekrutieren wir randomisierungsbereite Patienten, wir beabsichtigen aber zugleich zu untersuchen, inwieweit die Ergebnisse der Behandlungen randomisierter Studienpatienten vergleichbar gegenüber denen ausfallen, die sich dezidiert von vorn herein klar für eine der Behandlungsformen entscheiden. Daher lautete der vollständige Titel des Studienantrags auch: »Wenn chronisch Depressive ihre Therapie wählen … Psychoanalytische und kognitiv-verhalrenstherapeutische Langzeittherapien bei chronischer Depression: Kurz- und Langzeitwirkungen präferierter beziehungsweise randomisierter Therapien (LAC)«.

Die so konzipierte Studie ist unserer Kenntnis nach die erste prospektive Studie, in der bei chronisch Depressiven psychoanalytische mit kognitiv-behavioralen Langzeittherapien verglichen werden und darüber hinaus der Einfluss von Randomisierung und Präferierung untersucht wird. Sie kann als eine Kombination einer naturalistischen und einer experimentellen Untersuchung charakterisiert werden (Beutel et al., 2012).

Ziele und Hypothesen

Ziel der Studie ist, bei Patienten mit einer chronischen Depression zwei bewährte Psychotherapien (PAT = Psychoanalytische Therapie und KVT = Kognitive Verhaltenstherapie) hinsichtlich deren kurz- und längerfristiger Wirksamkeit bezogen auf verschiedene Zielgrößen zu vergleichen. Es sollen ferner die Gesundheitskosten (Arbeitsfehltage, Krankenhausaufenthaltstage etc.) vor, während und nach der Behandlung untersucht werden.

Bezogen auf das Haupterfolgsmaß (Fremd- und Selbstbeurteilung der Depressionssymptome) erwarten wir, dass beide psychotherapeutischen Behandlungen sowohl kurz- als auch langfristig zu positiven Behandlungsergebnissen führen und den Verzicht auf eine Dauermedikation ermöglichen. Die *konkreten Hypothesen* lauten wie folgt:

A) Wirksamkeit der Therapieansätze bei chronisch Depressiven

1. Beide Psychotherapien (ggf. anfangs in Kombination mit medikamentöser Therapie) führen zu positiven Veränderungen bezüglich
   a) der Reduktion depressiver Symptomatik,
   b) des Anteils an remittierten Patienten,
   c) eines verbesserten sozialen Funktionsniveaus,
   d) des Verzichts auf eine Dauermedikation.
2. Diese Effekte zeigen sich zu allen Hauptmesszeitpunkten über die Studienjahre.

3. Die Besserungsverläufe unterscheiden sich insofern, als
   a) KVT zu einer rascheren Symptomreduktion führt,
   b) PAT langsamer startet, doch dafür
   c) stabilere Effekte erzielt.
   Dies zeigt sich in den Verlaufsbeurteilungen während der Therapien, in den Responder-Raten und der Symptomausprägung während der Nachuntersuchungen.

B) Vergleich der Wirkungen präferierter und randomisierter Therapien
   Es wird erwartet, dass präferierte Therapien zu einem besseren Ergebnis führen als randomisierte Therapien.
   Die Wahl des Therapieverfahrens ist besonders bei psychoanalytischen Therapien entscheidend. Daher wird erwartet, dass die Ergebnisse bei den PAT deutlicher ausfallen als bei der KVT.

C) Gesundheitskosten
   Es wird erwartet, dass die Anzahl der Arbeitsfehltage und der Krankenhaustage durch beide Psychotherapien signifikant gesenkt werden kann.
   Diese Reduktion fällt bei PAT deutlicher und nachhaltiger aus als bei der KVT. (Diese Unterschiede werden vor allem im 5-Jahres-Follow-up deutlich werden.)

Rekrutierung, Erhebungsdesign und Messinstrumente

Die Studie wird multizentrisch in Frankfurt a. M., Mainz, Berlin und Hamburg durchgeführt. In den dortigen Zentren begann die Rekrutierung der Patienten am 1. Juli 2007, und sie wurde noch bis zum Sommer 2012 fortgesetzt.

Patienten, die sich in einem der beteiligten Zentren melden und ein Interesse an einer Behandlung innerhalb der LAC-Studie äußern, werden nach einem telefonischen Screening von therapieunabhängigen Studiendiagnostikern hinsichtlich der Ein- und Ausschlusskriterien mit Hilfe des SKID-I und -II (Wittchen, Wunderlich, Gruschwitz u. Zaudig, 1997) untersucht.

Soweit dies nicht bereits nach einem vorangegangenen Erstinterview erfolgte, entscheiden sich die Patienten spätestens am

Beginn dieser Untersuchung nach einer entsprechenden Aufklärung (Studieninformation und standardisierte Informationen über die beiden unterschiedlichen Therapieformen) und Einwilligung entweder für eine zufällige Zuteilung oder für eines der beiden Verfahren.

Als *Einschlusskriterien* wurden festgelegt: Frauen und Männer zwischen 21 und 60 Jahren mit einer Major Depression, Dysthymie oder Double Depression seit mindestens zwölf beziehungsweise 24 Monaten und depressiven Beschwerden, die im Quick Inventar Depressiver Symptome (QIDS; Rush, Trivedi u. Ibrahim, 2003) nach der Einschätzung des Diagnostikers den Wert > 9 und im Beck-Depressions-Inventar (BDI-II; Hautzinger, Keller u. Kühner, 2006) den Selbsteinschätzungswert > 17 aufweisen. Neben der Einwilligung zum Studienprotokoll mit der entsprechenden Schweigepflichtentbindung müssen ausreichende Deutschkenntnisse und dürfen keine relevanten Einschränkungen der kognitiven Leistungsfähigkeit bestehen.

Ausschlusskriterien sind: aktuelle beziehungsweise in der Vorgeschichte psychotische Symptomatik, schizoaffektive, schizophrene beziehungsweise bipolare affektive Störung, Substanzabhängigkeit (aktuell bzw. während der letzten drei Jahre), Demenz, Borderline-, schizotype, schizoide, paranoide oder antisoziale Persönlichkeitsstörungen, schwere akute oder chronische körperliche Erkrankungen sowie eine akute Suizidalität.

Insofern diese Kriterien erfüllt sind, werden weitere *Selbst- und Fremdeinschätzungen* testdiagnostisch erfasst. Da die unterschiedlichen Vorstellungen von der Entstehung psychischer Krankheiten auch die Wahl der Messinstrumente beeinflussen, werden aus beiden Psychotherapietraditionen stammende Testinstrumente eingesetzt: SCL-90-R (Symptom Checkliste; Franke, 2002), DEQ (Depressive Experience Questionnaire; Blatt, D'Afflitti u. Quinlan, 1976; Beutel, Wiltink, Hafner, Bleichner u. Blatt, 2004), DAS (Skala dysfunktionaler Einstellungen; Hautzinger, Joormann u. Keller, 2005), SOFAS (Skala zur Erfassung des sozialen und beruflichen Funktionsniveaus; Sass, Wittchen u. Zaudig, 1996), CTQ (Childhood Trauma Questionnaire; Gast, Rodewald, Benecke u. Driessen, 2001) und das IIP (Inventar zur

Erfassung interpersoneller Probleme; Horowitz, Strauß u. Kordy, 1994).

Erfasst werden neben soziodemografischen Daten auch stationäre und ambulante psychotherapeutische und psychiatrische Vorbehandlungen, Arbeitsfehltage im letzten Jahr sowie die aktuelle Medikamenteneinnahme.

Vor der sich anschließenden Therapievermittlung erfolgt zu einem weiteren Termin ein videoaufgezeichnetes Interview, das eine Auswertung hinsichtlich der bestimmenden inneren Konflikte (Achse 3) und des Strukturniveaus (Achse 4) der Operationalisierten Psychodynamischen Diagnostik (Arbeitskreis OPD, 2006) zulassen soll, sowie Kernfragen des Interviews zur Self Reflective Functioning Scale (Fonagy, Target, H. Steele u. M. Steele, 1998; deutsch: Skala des Reflexiven Selbst, SRS, Daudert, 2002) enthält.

Im Anschluss an dieses Interview wird den Patienten ein Therapeut der von ihnen gewählten Behandlungsform beziehungsweise den Patienten, die keine Präferenz hinsichtlich der Psychotherapieart äußerten, ein Therapeut entsprechend der Randomisierung vermittelt.

Die Studie ist auch insofern versorgungs- und praxisrelevant, als die Therapien im üblichen Versorgungssystem durchgeführt werden. Für die sich beteiligenden Psychotherapeuten fordern wir jedoch eine Berufserfahrung von mindestens drei Jahren und erwarten die Bereitschaft, sich an Schulungen zur spezifischen Behandlungstechnik chronisch depressiver Patienten und an Supervisionen/Intervisionen zu beteiligen. Die Verhaltenstherapeuten erhielten eine Schulung zur spezifischen Behandlungstechnik bei chronisch Depressiven beziehungsweise ein Vertiefungstraining zu aktuellen Weiterentwicklungen als Fortbildungskurs angeboten. Die psychoanalytischen Studientherapeuten wurden vor Beginn ihrer Therapien im Treatment Manual for Tavistock Adult Depression Study geschult. Das damals noch nicht publizierte Manual – eine Zusammenfassung des Manuals wurde von David Taylor (2010) inzwischen veröffentlicht – beschreibt die Grundzüge der psychoanalytischen Behandlungstechnik bei chronisch Depressiven und wurde den Studientherapeuten in einer übersetzten Fassung zur Verfügung gestellt.

Die Kontrolle der Eingangskriterien und aller Daten, die Randomisierung sowie das Datenmanagement und die Auswertungen liegen in Händen eines von den klinischen Zentren unabhängigen, im Studienvorstand vertretenen, mit Stimme und vor allem Vetorecht ausgestatteten Methodenzentrums (Prof. Rüger, Ludwig-Maximilians-Universität München).

Vorgesehen ist, jeden Patienten über fünf Jahre in regelmäßigen Abständen entsprechend dem in Tabelle 1 dargestellten Ablauf zu untersuchen. Dabei nutzen wir Daten von Seiten der Patienten (Selbstbeurteilungen), von Seiten der Therapeuten (Fremdeinschätzungen) und die Beurteilungen durch unabhängige Diagnostiker, die hinsichtlich der Therapieform verblindet sind (Life-Interview: Keller u. Lavori, 1987), OPD-Diagnostik, SOFAS, QIDS-C, Medikamentendokumentation). Behandlungsbegleitend wird zur Untersuchung der Qualität der therapeutischen Beziehung insbesondere am Beginn der Therapie der HAQ (Helping Alliance Questionnaire; Bassler, Potratz u. Krauthauser, 1995) eingesetzt.

Zur Überprüfung der Verfahrenstreue verwenden wir die bereits in anderen Studien bewährte Adhärenzprüfungsskala Comparative Psychotherapy Process Scale (Hilsenroth, Blagys, Ackerman, Bonge u. Blais, 2005). Die CPPS lässt es zu, den Grad einzuschätzen, mit dem in einer bestimmten Therapiestunde die jeweils charakteristischen Behandlungstechniken angewendet werden, die diese Behandlung als psychoanalytisch oder verhaltenstherapeutisch klassifiziert. Dazu werden mindestens die zehnte bis vierzigste Therapiesitzung auf Tonband aufgezeichnet, daraus jeweils drei Sitzungen zufällig ausgewählt und von schulenunabhängigen Ratern ausgewertet.

Aus der Praxisnähe der Studie resultiert, dass die Dosis der angebotenen Therapien nur bedingt miteinander vergleichbar ist; eine KVT umfasst in der Regel weniger Therapiesitzungen als eine PAT. Als Kompromiss versuchen wir, die Dosis im ersten Behandlungsjahr vergleichbar zu halten, ohne den Therapeuten ihr Vorgehen vorzuschreiben. Da als ein wichtiges Outcome-Maß die Symptomatik nach einem Jahr Behandlung festgelegt wurde, soll die psychoanalytische Therapie im ersten Behandlungsjahr achtzig Sitzungen nicht überschreiten. Da jedoch auch die Psy-

Tabelle 1: Messzeitpunkte

Messzeitpunkte		Patienten (Selbsteinschätzung)	Therapeuten (Fremdeinschätzung)	Diagnostiker (unabhängig)
T0	Monat 0 Eingangsdiagnostik vor Therapiebeginn 1. Hauptmesszeitpunkt	BDI, SCL-90, DAS, DEQ, CTQ, IIP Medikamentendokumentation		PEI, SKID-I / -II, QIDS-C, OPD, SRS, SOFAS Medikamentendokumentation
T1	Therapiebeginn (6 Wochen)	QIDS-S, HAQ	QIDS-C, HAQ	
T2	Monat 3	QIDS-S, HAQ	QIDS-C, HAQ	
T3	Monat 6	QIDS-S, HAQ	QIDS-C, HAQ	
T4	Monat 12 2. Hauptmesszeitpunkt	BDI, SCL-90, DAS, DEQ, IIP, HAQ Medikamentendokumentation	QIDS-C, HAQ	LIFE, QIDS-C, OPD, SRS, SOFAS Medikamentendokumentation
T5	Monat 18	QIDS-S, HAQ	QIDS-C, HAQ	
T6	Monat 24 3. Hauptmesszeitpunkt	BDI, SCL-90, DAS, DEQ, IIP, HAQ Medikamentendokumentation	QIDS-C, HAQ	LIFE, QIDS-C, SOFAS Medikamentendokumentation
T7	Monat 30	QIDS-S, HAQ	QIDS-C, HAQ	
T8	Monat 36 4. Hauptmesszeitpunkt	BDI, SCL-90, DAS, DEQ, IIP, HAQ Medikamentendokumentation	QIDS-C, HAQ	LIFE, QIDS-C, OPD, SRS, SOFAS Medikamentendokumentation

Tabelle 1: *(Fortsetzung)*

Messzeitpunkte		Patienten (Selbsteinschätzung)	Therapeuten (Fremdeinschätzung)	Diagnostiker (unabhängig)
T9	Monat 48	BDI, SCL-90, DAS, DEQ, IIP, HAQ Medikamentendokumentation	QIDS-C, HAQ	LIFE, QIDS-C, SOFAS Medikamentendokumentation
T10	Monat 60 5. Hauptmesszeitpunkt	BDI, SCL-90, DAS, DEQ, IIP, HAQ Medikamentendokumentation	QIDS-C, HAQ	LIFE, QIDS-C, OPD, SRS, SOFAS Medikamentendokumentation

OPD-2: Operationalisierte Psychodynamische Diagnostik
SRS: Kernfragen des Interviews zur »Self Reflective Functioning Scale«
HUS: Heidelberger Umstrukturierungsskala
SOFAS: Soziales Funktionsniveau, Arbeitsfähigkeit, Lebensqualität und Alltagsbewältigung
BDI-II: Beck-Depressions-Inventar
SCL-90: Symptom-Checkliste (Globaler Belastungswert)
DAS: Dysfunktionale Einstellungen
CTQ: Childhood Trauma Questionnaire
DEQ: Depressive Experience Questionnaire
HAQ: Helping Alliance Questionnaire
IIP: Inventar interpersoneller Probleme
QIDS: Quick Inventar Depressiver Symptome, Selbst- (QIDS-S) und Fremdbeurteilung (QIDS-C)

choanalytiker depressive Patienten mit sehr beeinträchtigender Symptomatik zunächst oft im Sitzen und niederfrequent behandeln, ist dies häufig der Fall. In der anschließenden Behandlungsperiode kann die Frequenz den Bedürfnissen des Patienten angepasst werden, ebenso die Gesamtdauer, die aber in beiden Verfahren ähnlich lang sein kann. Die Spezifika der einzelnen Behandlungen werden sorgfältig dokumentiert und können bei der Analyse der erhobenen Daten später berücksichtigt werden.

Vorläufige Stichprobenbeschreibung

Bis zum 1. März 2012 konnten insgesamt 382 Patienten (ITT, intention-to-treat-sample) in die Studie eingeschlossen werden, 156 mit einer Präferenz für die Psychoanalyse, 106 mit einer für die Verhaltenstherapie und 120 mit einer Randomisierungsbereitschaft. Bei unserer Patientengruppe chronisch Depressiver bestanden mitunter überraschend wenig, mitunter aber auch große Schwierigkeiten, sie nach der Diagnostik erfolgreich in eine Therapie zu vermitteln. Teilweise gelang dies nur nach mehrfachen Therapeutenwechseln; mehrfach standen in den einzelnen Zentren auch nicht zeitgerecht freie Therapieplätze des jeweiligen Verfahrens zur Verfügung. Dies betraf insbesondere die Mitarbeit von Verhaltenstherapeuten, so dass in einigen Zentren vorübergehend oder schließlich ganz die Rekrutierung eingestellt werden musste. Diese mitunter unbefriedigende Situation, den Patienten nicht zeitnah entsprechende Therapieplätze anbieten zu können, könnte sich gelegentlich ungünstigerweise mit der ohnehin häufig starken Ambivalenz dieser Patienten, ob sie sich (wirklich) (erneut) in Therapie begeben sollten, verbunden haben. Dies mag teilweise begründen, warum es bis zum 1. März 2012 nach Abschluss der Diagnostik und meist auch probatorischen Sitzungen bei einem oder mehreren Therapeuten bei 126 Patienten nicht zu einer Therapievereinbarung gekommen war (Gruppe der Non-Starter, zur Verteilung der Patienten auf die Studienarme s. Abbildung 2). Daneben könnten auch eine nachträglich sich verstärkende Ambivalenz gegen die Studie mit ihren Anforderungen beziehungsweise aufkommende Schamängste vor dem videoaufgezeichneten Interview eine Rolle gespielt haben.

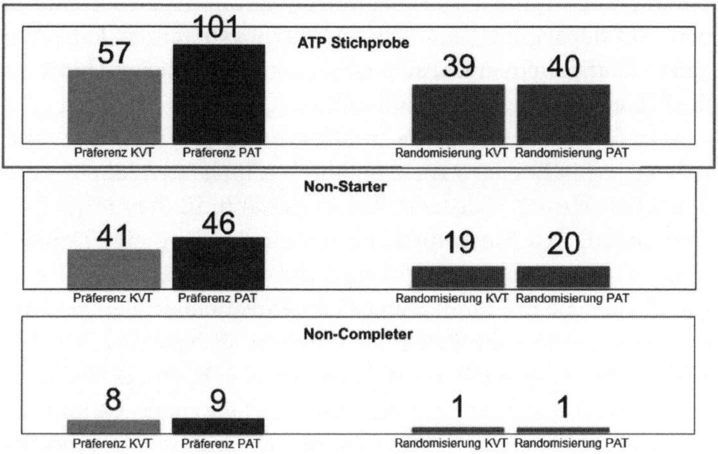

Abbildung 2: Verteilung der Patienten auf die Studienarme

Weitere 18 Patienten hatten ihre Therapie in den ersten drei Monaten abgebrochen. (Dies ist unsere Definition für Non-Completer.) Wer allerdings mehr als drei Monate in Therapie war, setzte diese in aller Regel auch weiter fort und gilt uns als Completer beziehungsweise Patient des ATP-Kollektivs (according to protocoll): Am 1. März 2012 waren es 237 Patienten, die in Therapie waren oder diese bereits abgeschlossen hatten, von diesen waren 141 in psychoanalytischer und 96 in Verhaltenstherapie.

Soziodemografische Daten (Stand vom 1. März 2012): Wie bei Psychotherapiepatienten üblich, haben wir auch in der LAC-Studie eine Geschlechterverteilung von zwei Dritteln Frauen. Das Alter der Patienten entspricht dem Einschluss zwischen 21 und 60 Jahren in einer ausgewogenen Verteilung und ohne signifikante Unterschiede zwischen den Studienarmen. 55 % sind ledig, 26 % verheiratet und 15 % geschieden beziehungsweise getrennt lebend. Verglichen mit Gesamtdeutschland sind unsere Patienten damit überdurchschnittlich oft ledig; und sie haben seltener

Kinder: 59 % sind kinderlos, 20 % haben ein Kind, die weiteren Patienten zwei oder mehr Kinder. Ein hoher Prozentsatz von 35 % verfügt über einen universitären Berufsabschluss. 66 % haben als Schulabschluss das Abitur erworben. Bei den genannten Daten gibt es nur hier einen signifikanten Unterschied zwischen den Studienarmen: Die randomisierungsbereiten Patienten haben häufiger einen Realschulabschluss und seltener Abitur als die Präferenz-Patienten ($p = 0.033$).

Signifikante Unterschiede zwischen den Studienarmen zeigen sich weiterhin bei der Arbeitsunfähigkeit im letzten Jahr vor der Rekrutierung: 42 % unserer Patienten waren in diesem Jahr, in dem gemäß den Einschlusskriterien durchgängig eine Depression vorlag, nicht arbeitsunfähig geschrieben gewesen. Zu 35,8 % galt das für die randomiserungsbereiten Patienten; bei den Psychoanalyse-Präferenz-Patienten waren es 45,4 % und bei den Verhaltenstherapie-Präferenz-Patienten 42,2 %, von denen keine Arbeitsunfähigkeitsschreibung im letzten Jahr angegeben wurde.

Stationäre psychiatrische oder psychosomatisch-psychotherapeutische Vorbehandlungen gaben über ein Drittel unserer Patienten an: 19 % bis zu zehn Wochen, 10 % bis zu zwanzig Wochen und 8 % von mehr als zwanzig Wochen. In ambulanter psychotherapeutischer oder psychiatrischer Behandlung waren zuvor bereits 75 % unserer Patienten: 30 % gaben eine, 21 % zwei, 13 % drei und 11 % vier oder mehr solcher ambulanter Vorbehandlungen an.

Tabelle 2: Übersicht über Fragebogendaten (t0)

	N	Min	Max	MW	SD
BDI	354	18,00	57,00	32,49	8,15
QIDS-C	355	10,00	23,00	14,22	3,16
CTQ	335	29,00	122,00	57,16	18,18
DEQ Dependency	337	-2,87	2,18	-,00	,90
DEQ Self-criticism	337	-1,68	4,21	1,77	,91
DEQ Efficacy	337	-4,05	2,48	-,55	1,12
IIP	336	,41	3,67	1,82	,43
SCL-90 GSI	335	,14	3,29	1,30	,54
SOFAS	323	31,00	90,00	63,65	10,80
DAS	335	58,00	258,00	150,97	35,99

Zu den Testergebnissen des ITT-Kollektivs zum Messzeitpunkt t 0 (Stand vom 1. März 2012): Der Schweregrad der Depression in der Selbsteinschätzung bewegt sich in der Gesamtstichprobe vor Behandlungsbeginn in einer annähernd gleichen Verteilung in allen Armen von leichteren (BDI bis 25) bis zu sehr schweren Formen (BDI > 40). Der Mittelwert (s. Tabelle 2) von 32,5 liegt über dem Stichprobenwert depressiver Patienten und fällt in den Cut-off-Bereich schwerer Depressionen (> 28). Die Fremdeinschätzung der Depression mit dem QIDS-C zeigt eine ähnliche Verteilung von milder über eine moderate bis hin zu einer schweren Ausprägung, ebenfalls ohne Signifikanzunterschiede zwischen den Studienarmen. Der Mittelwert bei 14 liegt im höheren Bereich einer moderaten Ausprägung.

Die der verhaltenstherapeutischen Forschung entstammende Skala dysfunktionaler Einstellungen (DAS) erfasst deren Art und Ausprägung, wie sie charakteristisch für depressive Erkrankungen sind. Als klinisch relevanter Grenzwert gilt 130; mit dem Mittelwert von 151 bestätigt auch dieser Ausgangswert die Schwere der Depressivität der von uns eingeschlossenen Patienten.

Der Depressive Experience Questionnaire (DEQ) entstammt demgegenüber der psychoanalytischen Forschungstradition (Blatt et al., 1976), unterscheidet zwischen einer abhängigen und einer selbstkritischen Depression und misst mit 66 Items die Faktoren Abhängigkeit, Selbstkritik und Selbstwirksamkeit. Relevant sind die Standardabweichungen in Bezug auf eine gesunde Normstichprobe von 304 Personen. Dieser gegenüber beurteilen sich einzelne unserer Patienten beispielsweise bis zu vier Standardabweichungen selbstkritischer, auch hier zeigen sich aber keine Unterschiede zwischen den vier Studienarmen.

Die mit der SCL-90-R gemessene subjektiv empfundene Beeinträchtigung durch körperliche und psychische Symptome bewegt sich von leichteren bis zu sehr schweren Ausprägungen und mit einem Mittelwert von 1,3 im Bereich von Patienten einer psychosomatischen Akutstation. (Der Mittelwert einer Stichprobe von Gesunden liegt bei 0,37.)

Der Childhood Trauma Questionnaire (CTQ) wird zur retrospektiven Erfassung von Missbrauch und Vernachlässigung im Kindes- und Jugendalter eingesetzt. Die deutsche Fassung besteht aus 31 Items mit einer fünfstufigen Skala. Bemerkenswert ist hier, dass Patienten mit einem höheren Gesamtwert, also häufigeren und schwereren Erinnerungen an Traumatisierungen, signifikant häufiger eine Psychoanalyse-Präferenz hatten.

Die Skala zur Erfassung des sozialen und beruflichen Funktionsniveaus (SOFAS) ist ein Fremdeinschätzungsinstrument mit einem Wertebereich von 0 (niedrig) bis 100 (hervorragende Funktionsleistungen). Der Mittelwert unserer Patienten liegt bei 64 und damit im Bereich »einige Schwierigkeiten«.

Das Inventar zur Erfassung Interpersonaler Probleme (IIP) erfragt auf acht Subskalen mit 127 Items auf einer fünfstufigen Skala nach dem Ausmaß von charakteristischen Beziehungsproblemen. Es können die einzelnen Skalensummen als auch ein Gesamtscore ermittelt werden. Der Mittelwert bei unseren Patienten mit 1,82 liegt über dem der Normalbevölkerung von 1,28.

Alle diese Daten dieser Ausgangsstichprobe t0 (mit Stand vom 1. März 2012) wurden mit dem Chi^2-Test auf Signifikanzunterschiede geprüft: Zwischen den randomisierten Patienten und denen mit einer Präferenz insgesamt, zwischen randomisierten Patienten und den beiden einzelnen Präferenzarmen und zwischen dem ATP-Kollektiv und der Non-Starter / Non-Completer-Gruppe (ATP-ITT-Analyse) ergaben diese Testungen mit Ausnahme der bereits genannten Signifikanzabweichung beim CTQ keine signifikanten Unterschiede und zeigten insofern eine hohe Homogenität unserer Stichprobe. (Anhand des $Chi\text{-}^2$-Homogenitätstest wird die Nullhypothese H0 geprüft: Die Verteilungen der Teilstichproben stimmen überein für die beobachteten, gruppierten Werte in der Stichprobe auf einem Signifikanzniveau von 5 %. Bei $p < 0.05$ wird H0 verworfen und es kann angenommen werden, dass sich die Verteilungen signifikant unterscheiden.)

Bisheriger Studienverlauf und Diskussion erster Ergebnisse

Nach Beginn der Rekrutierung stellten wir sehr bald fest, dass die Patienten mit einer Therapiepräferenz deutlich in der Überzahl waren. Das hatte zur Folge, dass Ende 2009 bereits der Präferenz-Psychoanalyse-Arm und Ende 2010 auch der Präferenz-Verhaltenstherapie-Arm geschlossen werden konnten. Wir erklären uns diese Tatsache insbesondere daraus, dass bei diesen chronisch depressiven Patienten 75 % wenigstens eine, mehr als 45 % sogar zwei oder mehr psychotherapeutische ambulante Vorbehandlungen hatten und dass sie deshalb eine *Präferenz* mitbrachten: Genau eine solche Therapie wieder oder nicht wieder zu wünschen.

Dies ist ein erster wichtiger Befund. Er hinterfragt von Seiten der Patienten die wissenschaftliche Priorisierung von randomisierten Studien vor allem bei chronischen Verläufen und Langzeitbehandlungen, wie dies auch kritisch von verschiedenen Forschern erfolgt (Fonagy, 2010; Rawlins, 2008). Da jedoch bislang die Belege für deren Argumentation nicht ausreichen, war es für uns wichtig, das geplante Design mit der Vergleichsmöglichkeit von Ergebnissen der Behandlungen randomisierter Studienpatienten mit denen der präferierenden Studienpatienten aufrechtzuerhalten.

Besondere Anstrengungen galten deshalb seit 2011 der weiteren Rekrutierung randomisierungsbereiter Patienten, um sowohl aus dem Vergleich mit den Präferenz-Patienten als auch aus dem zwischen den Patienten der beiden Randomisierungsarme ein aussagekräftiges statistisches Ergebnis erzielen zu können. Da dabei das methodische Prozedere aufrechterhalten bleiben musste, war dies mit einem erheblichen Aufwand verbunden, da ja auch den Patienten, die sich mit einer Präferenz weiterhin an die Studie wandten, außerhalb derselben ein Behandlungsplatz zu vermitteln war.

Ein zweiter Befund ist die überzufällig häufigere Wahl des psychoanalytischen Verfahrens durch Patienten mit der Erinnerung an im CTQ abgefragte *Traumatisierungen in der Kind-*

heit. Es kann angenommen werden, dass die Beschreibung der Therapieform, mit der die Patienten aufgeklärt werden, dazu beigetragen hat. Dort heißt es: »Die psychoanalytische Therapie bleibt nicht, wie oft angenommen wird, bei der Aufarbeitung unbewältigter Kindheitserlebnisse stehen, sondern deckt deren unbewusste wie bewusste Wirkung im Zusammenhang mit lebensgeschichtlichen Erfahrungen auch im Hinblick auf die Zukunftsgestaltung auf.« Es kann vermutet werden, dass die Patienten, die sich an kindliche Traumata erinnern, also die eine diesbezügliche Abwehrschranke durchbrechen können und sich deren Bearbeitung zu stellen bereit sind, vielleicht häufiger ahnen, dass dafür der Rahmen einer psychoanalytischen Therapie angemessener ist. Zu untersuchen wäre auch, inwiefern die erwähnten häufigen Vorbehandlungen zur Bewusstwerdung kindlicher Traumatisierungen beigetragen hatten, dann aber in diesen Therapien keine ausreichende Behandlung fanden.

Als drittes kann festgehalten werden, dass ein Unterschied zwischen den Studienarmen ansonsten nur beim Bildungsabschluss in der Form besteht, dass die randomisierungsbereiten Patienten tendenziell über einen weniger hohen Schulabschluss verfügten. Nach allen anderen Testungen bestehen keine Signifikanzunterschiede, so dass diese hohe *Homogenität unserer Stichprobe* gute Voraussetzungen für die weiteren statistischen Auswertungen bietet.

Eine selbstverständliche, aber durchaus nicht selbstverständlich zu gewährleistende Voraussetzung für diese künftigen statistischen Berechnungen ist deren *Datengrundlage*, und das heißt auch, die Anzahl der Missings und die Drop-out-Rate möglichst gering zu halten. Dies ist insbesondere bei einer solchen Langzeitstudie eine nicht einfache Herausforderung: Es gilt, sowohl das ursprünglich von den Patienten gegebene Einverständnis zur Mitarbeit – und dies auch nach Beendigung ihrer Therapie – dauerhaft aufrechtzuerhalten als auch die Motivation der beteiligten Studientherapeuten. Und dies wiederum erfordert vor allem eine nicht nachlassende Motivation und gegenseitige Unterstützung aller an der *Organisation der Studie* Beteiligten, sowohl in den einzelnen Zentren als auch zwischen diesen einschließlich des Methodenzentrums. Aufgrund der verschiedenen an der Studie beteiligten Netzwerke ist ein hoher Abstimmungsbedarf innerhalb der Studie und zwischen den Netzwerken vorhanden. Dies betrifft das Datenmanagement in den Zentren und mit dem Methodenzentrum, die reibungsverlustarme Weitergabe von Aufgaben bei in Langzeitstudien nicht vermeidbaren personellen Veränderungen, beispielsweise die Aufrechterhaltung beziehungsweise Neugewinnung und Neuschulung von Studiendiagnostikern in den Zentren, die Verständigung zwischen den OPD-Ratern der verschiedenen Studienzentren, die Netzwerke der Studientherapeuten in den Zentren und die Abstimmung mit den Therapeuten der beiden Behandlungsrichtungen mit ihrem unterschiedlichen, in ihre jeweilige Sprache hineinwirkenden Selbstverständnis.

Ein weiteres Ziel der Studie ist es, das dabei akkumulierte Erfahrungswissen zur Weiterentwicklung der *Behandlungstechnik* chronisch Depressiver zu nutzen: Erfreulicherweise stößt die Studie bei vielen niedergelassenen Psychoanalytikern auf großes Interesse. So finden an allen Zentren wöchentliche beziehungsweise monatliche klinische Konferenzen statt, primär um dem intensiven Interesse der Kliniker zu begegnen, ihre laufenden Behandlungen zu besprechen. Viele nehmen ihre Behandlungen auch nach den für die Adhärenzprüfung vorgeschriebenen Stunden weiter auf Band, so dass auch aufgezeichnetes Stundenmaterial vorliegt. Ebenso werden die Falldiskussionen auf Tonband aufgezeichnet, was helfen soll, die dabei entwickelten Gedanken und Erkenntnisse zur Psychodynamik und Behandlungstechnik der unterschiedlichen psychodynamischen Typen chronischer Depressionen zusammenzutragen und zukünftig als Beitrag psychoanalytischer Konzeptforschung in ein zu entwickelndes Manual einfließen zu lassen.

Dabei beschäftigt uns auch die Rolle und Bedeutung der fast immer vorhandenen *Vorbehandlungen.* Bewusst sprechen wir nicht von »Falschbehandlungen« (failed treatment, vgl. den Beitrag von Taylor u.a. in diesem Band) oder »gescheiterten Behandlungen«, obgleich das sehr oft zutreffen mag. Wir wählen diesen neutralen Begriff, weil wir uns dafür offen halten wollen, inwiefern möglicherweise auch mehrere Schritte mit unterschiedlichen Beziehungserfahrungen hilfreich oder notwendig waren, Patienten aus schweren depressiven Verfasstheiten herauszuhelfen. Da wir zudem den Schulendialog zwischen Psychoanalyse und Verhaltenstherapeuten anstreben, können sich auch daraus modifizierende Diskussionsansätze ergeben, zum Beispiel bezogen auf die psychoanalytischen Behandlungen insbesondere hinsichtlich der Aktivität des Analytikers bei schweren Zuständen sozialen Rückzugs. Eine noch größere Herausforderung dürfte die begründete Darlegung von *Kriterien für die Differentialindikation* zwischen den Verfahren sein.

Bisherige Erfahrungen weisen weiterhin darauf hin, dass eine *antidepressive Medikation* sehr unterschiedlich bewertet werden muss. Wir können beobachten, wie medikalisierte Patienten in schweren depressiven Zuständen in die Studie kommen und nach Beginn der Analyse sehr bald meinen, ihre Medikamente nicht mehr zu benötigen. Wir können aber auch von Patienten nach einem Jahr Analyse hören, dass sie sehr von ihr profitiert hätten, sie aber erst durch die zusätzliche Einnahme eines antriebssteigernden Medikaments zur Umsetzung ihrer in der Analyse gewonnenen Einsichten in der Lage gewesen seien. Wir sind sehr bemüht, all diese Erfahrungen zu dokumentieren und sie auch hinsichtlich der Langzeitwirkung und -einschätzung auszuwerten. An dieser Stelle soll nur deutlich gemacht werden, dass wir uns im Sinne einer *multiperspektivischen Ergebnisannäherung* auch für solche Fragen und ihre Antworten offen halten wollen.

Für all diese Fragen ist ein intensiver Austausch mit anderen nationalen und internationalen Studien erforderlich, wie wir ihn beispielsweise mit der im Oktober 2011 stattgefundenen Tagung »Chronische Depression« erfolgreich anstrebten und zur Förderung unseres Anliegens, zu einer verbesserten nachhaltigen Behandlung chronisch depressiver Patienten beizutragen, weiter fortsetzen werden.

Literatur

Arbeitskreis OPD (2006). Operationalisierte Psychodynamische Diagnostik OPD-2: Manual für Diagnostik und Therapieplanung. Bern: Huber.

Bassler, M., Potratz, B., Krauthauser, H. (1995). Helping Alliance Questionnaire (HAQ). Psychotherapeut, 40, 23 – 32.

Beutel, M., Leuzinger-Bohleber, M., Rüger, B., Bahrke, U., Negele, A., Haselbacher, A., Fiedler, G., Keller, W., Hautzinger, M. (2012). Psychoanalytic and cognitive-behavior therapy of chronic depression: study protocol for a randomized controlled trial. Trials, 13, 117.

Beutel, M., Wiltink, J., Hafner, C., Bleichner, F., Blatt, S. (2004). Abhängigkeit und Selbstkritik als psychologische Dimensionen der Depression – Validierung der deutschsprachigen Version des Depressive Experience Questionnaire (DEQ). Zeitschrift für Klinische Psychologie, Psychotherapie und Psychiatrie, 52, 1 – 14.

Blatt, S. J., D'Afflitti, J. P., Quinlan, D. M. (1976). Depressive Experiences Questionnaire. New Haven: Yale University Press.

Blatt, S. J., Zuroff, D. C. (2004). Empirical evaluation of the assumption in identifying evidence-based treatments for seriously disturbed young adults: A reply to Bein. Psychotherapy Research, 8, 42 – 53.

Cuijpers, P., van Straten, A., Andersson, G., van Oppen, P. (2008). Psychotherapy for depression in adults. A meta-analysis of comparative outcome studies. Journal of Consulting and Clinical Psychology, 76, 909 – 922.

Daudert, E. (2002). Die Reflective Self Functioning Scale. In: B. Strauß, A. Buchheim, H. Kächele (Hrsg.), Klinische Bindungsforschung. Theorien – Methoden – Ergebnisse (S. 54 – 67). Stuttgart: Schattauer.

Fonagy, P. (2010). Veränderungen der klinischen Praxis: Wissenschaftlich oder pragmatisch begründet? In: K. Münch, D. Munz, A. Springer (Hrsg.), Die Psychoanalyse im Pluralismus der Wissenschaften (S. 33 – 81). Gießen: Psychosozial-Verlag.

Fonagy, P., Target, M., Steele, H., Steele, M. (1998). Reflective Functioning Manual. London: Unveröffentliches Manuskript.

Franke, G. H. (2002). Revised Symptom Checklist of Derogatis (SCL-90-R). Göttingen: Hogrefe.

Gast, U., Rodewald, F., Benecke, H.-H., Driessen, M. (2001). Deutsche Bearbeitung des Childhood Trauma Questionnaire (unautorisiert). Unveröffentlichtes Manuskript, Medizinische Hochschule Hannover.

Hautzinger, M. (2003). Kognitive Verhaltenstherapie bei Depressionen). Weinheim: Beltz.

Hautzinger, M. (2010). Akute Depression. Göttingen: Hogrefe.

Hautzinger, M., Joormann, J., Keller, F. (2005). Skala dysfunktionaler Einstellungen. Göttingen: Hogrefe.

Hautzinger, M., Keller, F., Kühner, C. (2006). Beck-Depressions-Inventar (BDI-II). Frankfurt a. M: Harcourt Test Service.

Hilsenroth, M. J., Blagys, M. D., Ackerman, S. J., Bonge, D. R., Blais, M. A. (2005). Measuring psychodynamic-interpersonal and cognitive-behavioral techniques: Development of the Comparative Psychotherapy Process Scale. Psychotherapy: Theory, Research, Practice, Training, 42, 340 – 356.

Horowitz L. M., Strauß, B., Kordy, H. (1994). Inventar zur Erfassung interpersonaler Probleme – Deutsche Version. Göttingen: Beltz Test GmbH.

Keller, M. B., Lavori, P. W. (1987). The LIFE. A comprehensive method for assessing outcome in prospective longitudinal studies. Archives of General Psychiatry, 44, 540 – 548.

Keller, M. B., McCullough, J. P., Klein, D. N., Arnow, B., Dunner, D. L., Gelenberg, A. J., Markowitz, J.C., Nemeroff, C. B., Russell, J. M., Thase, M. E., Trivedi, M. H., Zajecka, J. (2000). A comparison of nefazodone, the cognitive behavioral-analysis system of psychotherapy, and their combination for the treatment of chronic depression. New England Journal of Medicine, 342 (20), 1462 – 1470.

Leichsenring, F., Rüger, U. (2004). Psychotherapeutische Behandlungsverfahren auf dem Prüfstand der Evidence Based Medicine (EBM). Randomisierte kontrollierte Studien vs. naturalistische Studien – Gibt es nur einen Goldstandard? Zeitschrift für Psychosomatische Medizin und Psychotherapie, 50, 203 – 217.

Leuzinger-Bohleber, M., Bahrke, U., Beutel, M., Deserno, H., Edinger, J., Fiedler, G., Haselbacher, A., Hautzinger, M., Kallenbach, L., Keller, W., Negele, A., Pfenning-Meerkötter, N., Prestele, H., Strecker-von Kannen, T., Stuhr, U., Will, A. (2010). Psychoanalytische und kognitiv-verhaltenstherapeutische Langzeittherapien bei chronischer Depression: Die LAC-Depressionsstudie. Zeitschrift für Psychoanalyse und ihre Anwendungen, 64, 782 – 832.

Leuzinger-Bohleber, M., Bruns, G. (2004). Präambel. In: Y. Brandl, G. Bruns, A. Gerlach, S. Hau, P. L. Janssen, H. Kächele, F. Leichsenring, M. Leuzinger-Bohleber, W. Mertens, G. Rudolf, A.-M. Schlösser, A. Springer, U. Stuhr, E. Windaus (Hrsg.), Psychoanalytische Therapie. Eine Stellungnahme für die wissenschaftliche Öffentlichkeit und für den Wissenschaftlichen Beirat Psychotherapie. Forum der Psychoanalyse, 20, 13 – 18.

Leuzinger-Bohleber, M., Rüger, B., Stuhr, U., Beutel, M. (2002). »Forschen und Heilen« in der Psychoanalyse. Ergebnisse und Berichte aus Forschung und Praxis. Stuttgart: Kohlhammer.

Leuzinger-Bohleber, M., Stuhr, U., Rüger, B., Beutel, M. (2003). How to study the »quality of psychoanalytic treatments« and their long-term effects on patient's well-being. A representative, multi-perspective follow-up study. The International Journal of Psychoanalysis, 84, 263 – 290.

Markowitz, J. C. (1994). Psychotherapy of dysthymia. American Journal of Psychiatry, 151, 1114–1121.

Rawlins, M. (2008). De testimonio: On the evidence for decisions about the use of therapeutic interventions. The Lancet, 372 (9656), 2152–2161.

Rush, A. J, Trivedi, M. H., Ibrahim, H. M. (2003). The 16-tem Quick Inventory of Depressive Symptomatology (QIDS). Clinical rating (QIDS-C) and self report (QIDS-SR). A psychometric evaluation in patients with chronic major depression. Biological Psychiatry, 54, 573–583.

Sass, H., Wittchen, H. U., Zaudig, M. (1996). Diagnostisches und statistisches Manual Psychischer Störungen DSM-IV. Göttingen: Hogrefe.

Segal, Z. V., Kennedy, S. H., Cohen, N. L., The CANMAT Depression Work Group (2001). Clinical guidelines for the treatment of depressive disorders. V. Combining psychotherapy and pharmacotherapy. Canadian Journal of Psychiatry, 46 (Suppl 1), 59S–62S.

Taylor, D. (2010). Tavistock-Manual der Psychoanalytischen Psychotherapie. Zeitschrift für Psychoanalyse und ihre Anwendungen, 64, 833–861.

Wittchen, H. U., Wunderlich, U., Gruschwitz, S., Zaudig, M. (1997). Strukturiertes klinisches Interview (SKID). Göttingen: Hogrefe.

Steven P. Roose

Diskussion der LAC-Depressionsstudie

Die LAC-Depressionsstudie hat ein exzellentes Studiendesign, auf dessen Grundlage die Studienergebnisse es erlauben werden, einige hoch interessante Fragen zu erörtern. Beispielsweise ist der Vergleich einer Gruppe von Patienten, die selbst ihr Therapieverfahren wählen (Präferenz), mit einer Gruppe von Patienten mit den gleichen Ausgangscharakteristika, die zufällig (Randomisierung) einem Verfahren zugewiesen werden, hoch innovativ und dient insbesondere der Beantwortung einer zentralen klinischen Frage: Wirkt sich eine Präferenz auf das Therapieergebnis aus oder nicht? Die Überzeugung, dass sich Patientenpräferenzen auf das Behandlungsergebnis auswirken, basiert auf der Annahme, dass die Erfolgserwartung durch die Wahl einer Behandlung, an deren Wirkung ein Patient glaubt, erhöht wird, das heißt: Je höher die Erwartung, dass die Behandlung anspricht, desto größer deren Wirkung.

Patientenerwartungen werden auch als der Wirkmechanismus bei Placebogabe angenommen. Diese Überzeugung entspricht Befunden aus Antidepressiva-Studien, die zeigen, dass die Behandlung bei Patienten, die wissen, dass sie medikamentös behandelt werden, häufiger anschlägt als in Placebo-kontrollierten Studien, in welchen die Wahrscheinlichkeit, überhaupt ein Medikament verabreicht zu bekommen, lediglich bei 50 % liegt, also die Wirkerwartung reduziert ist. Empirisch unterstützt wird dieses Konstrukt weiterhin durch Placebo-kontrollierte Blindstudien, die zeigen, dass das Ansprechen auf Placebo-Behandlungen mit der Anzahl medikamentöser Behandlungsbedingungen steigt und damit mit der Wahrscheinlichkeit, tatsächlich eine medikamentöse Behandlung zu erhalten.

Die Hypothese hier ist, dass die Behandlungswahl eine Bedingung erhöhter Wirkerwartung herstellt, was sich wiederum in ein erhöhtes Ansprechen auf die Behandlung übersetzen lässt. Das Aufregende an der LAC-Studie ist nun, dass die Ergebnisse diese Hypothese prüfen lassen werden. Dies wird die wissenschaftliche Diskussion von einer Debatte über mit Nachdruck vertretenen, jedoch empirisch nicht untermauerten Meinungen auf das höhere Niveau der Dateninterpretation heben.

Natürlich werden wir auf die endgültigen Ergebnisse der Studie warten müssen, um diese Hypothesen zu testen, aber die vorläufigen deskriptiven Daten weisen schon jetzt auf einige sehr überraschende Befunde hin: So wählte die Mehrheit der Patienten mit einer Behandlungspräferenz erstaunlicherweise eine analytische Psychotherapie. Zwischen der Gruppe der Präferenz-Patienten und der Gruppe der Randomisierungs-Patienten gibt es keine signifikanten Unterschiede in demografischen oder anderen erhobenen Dimensionen. Dies gibt Anlass zur Annahme, dass die Daten die Hypothese, dass präferierte Behandlungen zu besseren Ergebnissen führen, nicht stützen werden.

Eine zweite Besonderheit des Designs der LAC-Studie sind die geplanten Follow-up-Untersuchungen nicht nur nach 12 und 24, sondern auch nach 36, 48 und 60 Monaten. Langfristige Erhebungen sind absolut notwendig, obwohl sie häufig vernachlässigt werden, da bei Patienten mit einer chronischen Erkrankung wie einer chronischen Depression nicht nur das Ansprechen auf die Behandlung vorrangig ist, sondern insbesondere deren Nachhaltigkeit.

Patienten unter dreißig Jahren suchen häufig bei der ersten oder sogar zweiten depressiven Episode keine Behandlung auf. Längsschnittdaten zeigen aber deutlich (z. B. Dawson et al., 1998; Kupfer, 1991), dass bei Patienten, die bereits zwei depressive Episoden hatten, eine Wahrscheinlichkeit von 78 % für weitere Episoden besteht. Nach einer dritten Episode beträgt die Wahrscheinlichkeit sogar nahezu 99 %, an einer lebenslang rezidivierenden depressiven Störung zu erkranken, wobei sich die Frequenz, mit der die Episoden aufeinander folgen, mit dem

Alter erhöht. Folglich ist es bei der Charakterisierung der Patientenkohorte einer Studie zur Behandlung von Depressionen wie der der LAC-Studie wichtig, zu differenzieren, ob die Patienten eine rezidivierende unipolare depressive Störung haben oder eine Dysthymia und Major Depression, eine sogenannte »Double Depression«. Gleichermaßen ist die Anzahl der bisherigen Episoden festzuhalten, denn die Frage, die die Studie beantworten muss, ist, ob die Intervention den Verlauf der Krankheit verändert. Bei der Behandlung von Depression und chronischer Depression geht es also nicht nur um die Behandlung der akuten Episode. Es geht darum, den Verlauf der Störung zu verändern und zukünftige Episoden zu verhindern.

Ein wichtiger Aspekt, der meines Wissens bei der Präsentation der LAC-Studie nicht diskutiert wurde, ist, ob die Behandlung mit Antidepressiva während der psychotherapeutischen Behandlung zulässig ist und falls dies der Fall ist, ob Veränderungen der Medikation erlaubt sind. Falls dem so ist, erhalten Patienten, die Medikamente einnehmen, gleichzeitig zwei potenziell wirksame Behandlungen, weshalb die statistische Analyse die Medikation als Kovariante beinhalten muss. Darüber hinaus besteht die Möglichkeit, dass die Wirkung der Medikation über das hauptsächliche Ergebnismaß, der Schweregrad der Depression, weitere Auswirkungen hat. In einer randomisiert-kontrollierten Studie, in der ein SSRI mit KVT und Placebo bei der Behandlung einer unipolaren depressiven Episode verglichen wurden, waren KVT und SSRI gleichermaßen wirksam und der Placebo-Bedingung überlegen (DeRubeis et al., 2005). Allerdings wiesen nur die mit dem SSRI behandelten Patienten eine signifikante Verringerung in Neurotizismus-Werten auf sowie eine Normalisierung des Bias bei negativen Gesichtsausdrücken in einem fMRI-Paradigma, in dem die Amygdala-Aktivierung untersucht wurde. Demzufolge können zwei Behandlungen, die gleichermaßen wirksam den Schweregrad der Symptome reduzieren, bedeutend unterschiedlich hinsichtlich anderer Effekte sein, die dann aber langfristig entscheidend das Ergebnis beeinflussen.

Abschließend würde ich gern ein beliebtes Thema kommentieren, nämlich die unterschiedliche Kultur der psychoanalytischen Gemeinschaft in Amerika und Europa. Ich glaube nicht an ein Aufeinanderprallen der Kulturen zwischen zwei Kontinenten, sondern vielmehr an ein Aufeinanderprallen von Kulturen innerhalb unseres Fachgebiets. Am besten lässt sich dieser Aspekt illustrieren, indem ich Marianne Leuzinger-Bohleber nenne, denn sie lebt, versteht und lernt von vielen Welten. Mit einer randomisiert-kontrollierten Studie lässt sich sehr viel über Behandlungen lernen, und unser Feld braucht Ergebnisse vieler gut durchgeführter randomisiert-kontrollierter Studien, die psychoanalytische Behandlungen zum Gegenstand nehmen. Die Resultate dieser Studien geben uns die Sprache, die wir brauchen, um mit der wissenschaftlichen Gemeinschaft in den Dialog treten zu können, um die Gesundheitspolitik beeinflussen zu können oder um gegenüber unseren Patienten vertreten zu können, dass unsere Behandlungsempfehlungen evidenzbasiert sind.

Klinische Studien sind jedoch nicht die einzige Art und Weise zu kommunizieren. Als Analytiker mögen wir innere Dialoge, wir reden gern mit uns selbst und sprechen mit unseren psychoanalytischen Kollegen. Wir reden über unsere Gegenübertragung und mit Freunden über klinische Fälle, den Rahmen und die Metapsychologie. Wenn wir so miteinander reden heißt das jedoch nicht, dass wir einen offenen Dialog führen. Während meiner psychoanalytischen Ausbildung habe ich schnell herausgefunden, welcher Supervisor etwas über Objektbeziehungen und welcher etwas über Ich-Psychologie hören wollte und wem gegenüber ich niemals Melanie Klein erwähnen sollte. Ich glaube, dass unsere Diskussionen untereinander wertvolle soziale und intellektuelle Funktionen erfüllen, aber wir können uns damit nicht in der akademischen medizinischen Welt einbringen. Unsere Gespräche sind eine Quelle der Hypothesengenerierung, doch keine dieser Diskussionen kann die Funktion der Überprüfung unserer Hypothesen erfüllen.

Ich glaube also nicht, dass die Schwierigkeit darin besteht, dass es zwei Kulturen oder zwei Welten gibt, die Welt der klinischen Studien und die der subjektiven Diskussionen über Theorie, Patienten und klinische Erfahrung. Ein Problem besteht vielmehr dann, wenn wir nur in einer der beiden Welten leben, beispielsweise wenn wir nur Patienten behandeln und nicht die Ergebnisse klinischer Studien betrachten und uns dafür nicht interessieren. Als Analytiker können wir über Theorien, klinische Erfahrung und unsere Patienten diskutieren, aber als Kliniker, die Patienten behandeln, müssen wir auch mit der Welt der klinischen Studien kommunizieren und zum Teil auch in dieser Welt leben. Mir macht es nichts aus, mich zwischen diesen zwei Welten zu bewegen, und Marianne Leuzinger-Bohleber ist das beste Beispiel für jemanden, der dies auf höchstem Niveau vermag. Wir sollten ihrem Beispiel folgen und Grenzen überwinden, anstatt uns für eine Seite zu entscheiden.

Vortrag, anlässlich der Tagung »Chronische Depression« im Oktober 2011 in Frankfurt a. M.

Übersetzung: Mareike Ernst und Alexa Negele

Literatur

Dawson, R., Lavori, P. W., Coryell, W. H., Endicott, J., Keller, M. B. (1998). Maintenance strategies for unipolar depression: an observational study of levels of treatment and recurrence. Journal of Affective Disorders, 49 (1), 31–44.

DeRubeis, R. J., Hollon, S. D., Amsterdam, J. D., Shelton, R. C., Young, P. R., Salomon, R. M., O'Reardon, J. P., Lovett, M. L., Gladis, M. M., Brown, L. L., Gallop, R. (2005). Cognitive therapy vs medications in the treatment of moderate to severe depression. Archives of General Psychiatry, 62, 409–416.

Kupfer, D. J. (1991). Long-term treatment of depression. Journal of Clinical Psychiatry, 52 (5), 28–34.

Heinz Böker

Emotion und Kognition

Die Züricher Depressionsstudien

Die Verknüpfung von Grundlagenforschung und klinischer Forschung

Um die Wirksamkeit von Psychotherapie bei depressiv Erkrankten nachzuweisen, bedarf es keiner neurowissenschaftlichen Studien. Zur Wirksamkeit von Psychotherapie bei Depressionen liegt inzwischen ein großer und stetig wachsender Korpus an empirischen Befunden vor, die zeigen, wie wirksam und insbesondere auch nachhaltig wirksam Psychotherapie bei depressiv Erkrankten ist. Dies gilt für die drei etablierten Psychotherapieverfahren im Bereich der Depressionsbehandlung (Kognitiv-Behaviorale Therapie, Interpersonelle Therapie, Psychodynamische Psychotherapie). Während in den 1990er-Jahren die Wirksamkeitsnachweise insbesondere für die Kognitiv-Behaviorale Therapie und die Interpersonelle Therapie überwogen (Elkin, 1994; Elkin et al., 1989), sind die empirischen Belege auch für die psychodynamische Psychotherapie/psychoanalytische Psychotherapie der Depression in den vergangenen zehn Jahren stetig angewachsen (Leichsenring u. Rabung, 2011; Shedler, 2011).

Angesichts der vorliegenden empirischen Befunde hinsichtlich der Wirksamkeit von Psychotherapie bei Depressionen wird beispielsweise in der S3/NVL-Leitlinie »Unipolare Depression« der Einsatz spezifischer Psychotherapie (Kognitive Verhaltenstherapie, Interpersonelle Psychotherapie oder psychoanalytisch orientierte Psychotherapie) insbesondere bei leichten und mittelgradigen unipolaren Depressionen empfohlen; bei diesem

Schweregrad der Depression wird Psychotherapie der medikamentösen Therapie als gleichwertig eingeschätzt. Bei einer schweren Depression steht hingegen in der Regel zunächst die medikamentöse Behandlung im Vordergrund, während sich im weiteren Verlauf eine Kombinationsbehandlung aus medikamentöser und psychotherapeutischer Therapie als effizienter und nachhaltiger im Vergleich mit der jeweiligen Monotherapie erweist.

Angesichts der Datenlage überrascht die immer wieder anzutreffende Tendenz einer doch nur selektiven Wahrnehmung der empirischen Nachweise der Wirksamkeit der Psychotherapie der drei etablierten Verfahren. Hierzu bemerkt Shedler:

> »In gewissen Kreisen besteht die Ansicht, dass psychodynamische Konzepte und Behandlungen nicht ausreichend empirisch gestützt sind oder dass wissenschaftliche Daten zeigen, andere Behandlungsformen seien wirksamer. Diese Ansicht scheint sich verselbstständigt zu haben. Akademiker genau wie Administratoren und Entscheidungsträger im Gesundheitswesen erzählen es sich gegenseitig weiter. Mit jeder Wiederholung wächst die scheinbare Glaubwürdigkeit. An irgendeinem Punkt scheint es kaum noch notwendig, es zu bezweifeln oder nochmals darauf zurückzukommen, weil ›alle‹ wissen, dass es so ist« (Shedler, 2011, S. 265).

Abgesehen von solchen wohl eher wissenschaftspolitisch und/oder gesundheitspolitisch bedingten Verzerrungen der Diskussion um die Behandlung der Depressionen wurden in den vergangenen zehn Jahren erhebliche Forschungsanstrengungen unternommen, um die ätiopathogenetischen Zusammenhänge der Depression zu erforschen und über deren verbessertes Verständnis zu einer Optimierung der Depressionstherapie beizutragen. Besondere Herausforderungen ergeben sich dabei im Zusammenhang mit der Häufigkeit depressiver Erkrankungen (DALY/WHO, 2008), der Rezidivierungs- und Chronifizierungsrate und vielfältigen Probleme in der Behandlung depressiv Erkrankter.

Translationale Forschungsansätze charakterisieren insbesondere die Entwicklung in der biologischen Depressionsforschung. Diese zielen auf die Verknüpfung präklinischer und klinischer

Forschung und die Charakterisierung sogenannter Endophänotypen zur genaueren mehrdimensionalen Definition homogenerer Untergruppen der Depression. Dabei besteht die Hoffnung, dass multimodale Imaging-Ansätze neue Möglichkeiten für die Entwicklung einer verbesserten Behandlung depressiver Erkrankungen innerhalb eines individualisierten Behandlungsrahmens ermöglichen. Molekulare Imaging-Studien zielen auf die für Depressionen charakteristischen Veränderungen der neuronalen Aktivität und der Neurotransmission, auf die Beziehungen zwischen diesen Veränderungen und der Psychopathologie der Major Depression und auf die neuronalen und psychologischen Reaktionsmuster bei spezifischen therapeutischen Interventionen.

Die in den vergangenen zehn Jahren in Zürich durchgeführten Depressionsstudien gingen davon aus, dass es sich bei der Depression nicht um ein einheitliches Krankheitsbild handelt, sondern Subgruppen von Patienten unterschieden werden müssen, bei denen jeweils spezifische Symptome wie Anhedonie, kognitive Defizite, Antriebsstörungen, psychomotorische Störungen oder weitere somatische Symptome im Vordergrund stehen. Es lässt sich ferner annehmen, dass diese Subtypen der Depression vermutlich nicht nur keine einheitliche Pathogenese aufweisen, sondern sich auch in Verlauf, Therapie und Prognose unterscheiden. Diese Züricher Studien zielten auf die Erforschung grundlegender pathophysiologischer und neurochemischer Prozesse der Depression. Sie werden als eine wesentliche Grundlage für das Verständnis funktioneller Mechanismen der Depression und insbesondere der Wirkmechanismen von Therapie und Psychotherapie aufgefasst.

Auf die Bedeutung dieser empirischen Befunde für das Verständnis der Hemmungsphänomene der Depression (Böker u. Northoff, 2005), für die Entwicklung neuropsychodynamischer Hypothesen zu den Abwehrmechanismen in der Depression (Böker u. Northoff, 2010a, 2010b) und die Einsicht in die selbstreferenziellen Störungen der Depression (Böker u. Northoff, 2010b) wurde in früheren Publikationen hingewiesen. Dieser Beitrag zielt auf neuere empirische Befunde zur emotional-kognitiven Interaktion und zum Belohnungssystem bei depressiv Erkrankten und unterstreicht deren Bedeutung im Rahmen aktueller Depressionsstudien. Ein besonderes Augenmerk gilt dabei der Entwicklung individueller Paradigmata in der multimodalen neurowissenschaftlichen Psychotherapieforschung bei depressiv Erkrankten. Diese individualisierten Untersuchungsparadigmata ermöglichen es beispielsweise, die Veränderung des Beziehungserlebens im Verlauf psychodynamischer Psychotherapie bei jedem einzelnen Patienten in operationalisierter Weise zu erfassen.

Emotional-kognitive Interaktion bei depressiv Erkrankten: Aktuelle Befunde

Im Hinblick auf die Erforschung der emotional-kognitiven Interaktion bei depressiv Erkrankten sind neuropsychologische Beeinträchtigungen bei Depressionen zu berücksichtigen. Kognitive Störungen sind ein häufiges Symptom depressiv Erkrankter und beziehen sich insbesondere auf Teilbereiche der Aufmerksamkeitsleistungen (Informationsverarbeitungsgeschwindigkeit, Daueraufmerksamkeit), exekutive Funktionen (kognitive Flexibilität, Aufmerksamkeitswechsel) und Gedächtnisleistung (verbale und visuelle Lern- und Merkfähigkeit, vgl. Austin et al., 1999; Brodaty, Luscombe, Peisah, Anstey u. Andrews, 2001; Übersicht in Böker u. Grimm, 2012). So berichten viele Studien von deutlichen Defiziten im Bereich der visuell-räumlichen Lern- und Merkfähigkeit, während die verbale Lern- und Merkfähigkeit nicht wesentlich beeinträchtigt ist. In einer eigenen Studie konnten wir zeigen, dass sich die Leistungen einer Stichprobe von depressiv Erkrankten mit hohem Schweregrad der Depression in der Remission normalisiert (Böker et al., im Druck). Von besonderer Bedeutung sind möglicherweise Defizite in der Daueraufmerksamkeit, die auch bei remittierten Patienten nachweisbar sind und deshalb als Vulnerabilitätsmarker für eine Major Depression diskutiert werden (Böker et al., im Druck). Leistungen in längerfristiger Aufmerksamkeit, exekutiven Funktionen und Arbeitsgedächtnis waren bei depressiv Erkrankten auch in der Remission beeinträchtigt.

Funktionelle Studien an depressiv Erkrankten unterstützen die Annahmen gestörter präfrontaler und subkortikaler Strukturen bei der emotionalen Verarbeitung. Bei den Züricher Depressionsstudien wurde die emotionale Stimulation bei Gesunden und depressiv Erkrankten im fMRT mittels visueller Stimulation (Bilder aus dem International Affective Pictures System / IAPS; Lang et al., 1998) durchgeführt (siehe Abbildung 1).

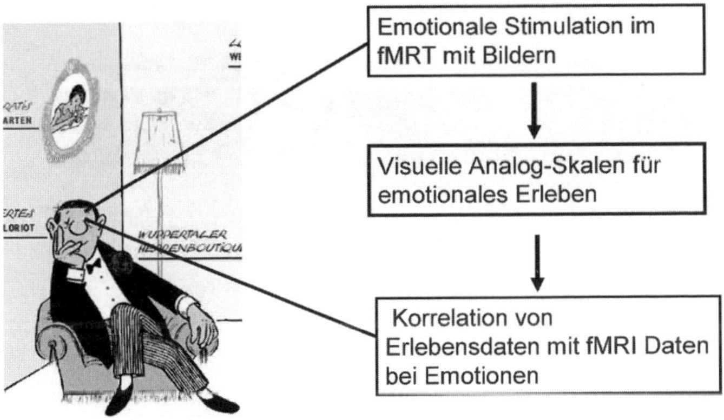

Abbildung 1: Die Erforschung subjektiven Erlebens von Emotionen mittels funktioneller Bildgebung

Befunde an gesunden Kontrollen zeigten, dass Emotionen von mehreren miteinander interagierenden Hirnregionen verarbeitet werden und das Frontalhirn wesentlich an der Induktion und Modulation von Gefühlen beteiligt ist (Übersicht in Böker u. Grimm, 2012).

Die generierten empirischen Befunde können als Grundlage einer Pathophysiologie der Anhedonie, des negativen affektiven Bias beziehungsweise der dysfunktionalen kognitiven Schemata in der Depression aufgefasst werden: Depressionen sind durch eine verminderte Aktivität im linken dorsolateralen präfrontalen Kortex und eine gesteigerte Aktivität im rechten dorsolateralen präfrontalen Kortex gekennzeichnet (vgl. Abbildung 3).

Die Aktivität im linken dorsolateralen präfrontalen Kortex

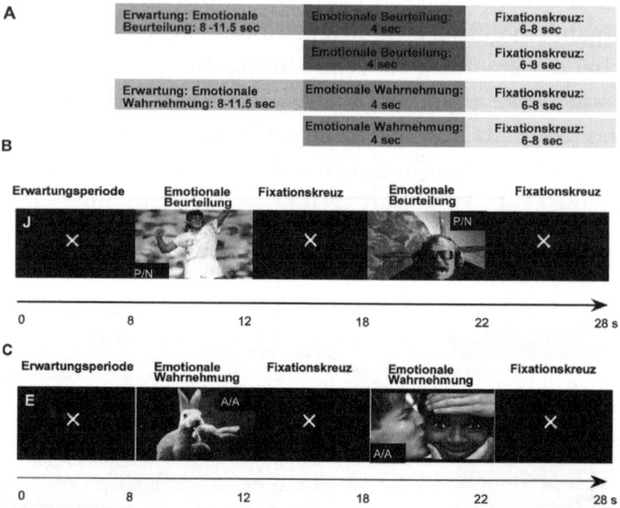

Abbildung 2: Untersuchung der Hirnaktivierung während »Erleben« und »Beurteilung«

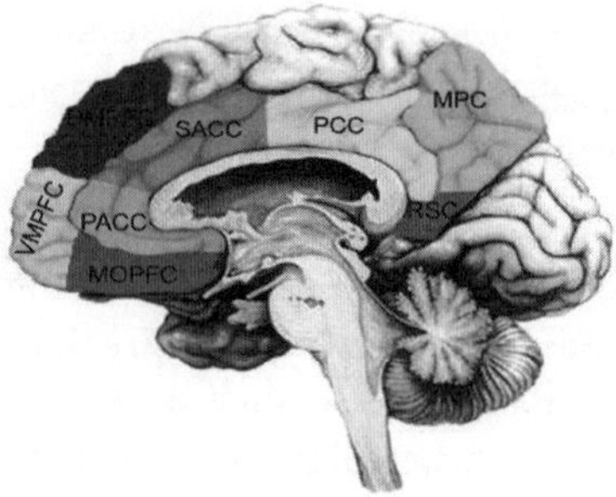

Trends in Cognitive Sciences, 98-102, 2004

Abbildung 3: Kortikale Mittellinie-Regionen

wird bei depressiv Erkrankten nicht moduliert durch emotionale Valenz. Bei emotionaler Verarbeitung aktivieren Gesunde verstärkt den linken, Depressive den rechten dorso-lateralen präfrontalen Kortex (DLPFC). Signalveränderungen im linken

DLPFC bei Depressiven weisen bei der Beurteilung positiver/negativer Bilder einen entgegengesetzten beziehungsweise keinen Zusammenhang auf (vgl. Abbildung 4). Die Schwere der Depression korreliert dabei mit der Aktivität im rechten dorsolateralen präfrontalen Kortex (Grimm et al., 2008).

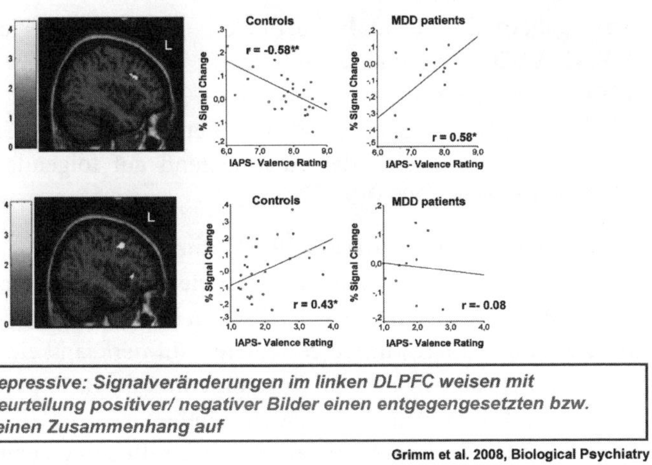

Abbildung 4: Neurophysiologische Korrelate der emotionalen Verarbeitung bei Gesunden und depressiv Erkrankten

Dementsprechend ergibt sich folgendes pathophysiologisches Modell des negativen affektiven Bias in der Depression:

- Verminderte Aktivität im linken DLPFC, gesteigerte Aktivität im rechten DLPFC.
- Die neuronale Aktivität im linken DLPFC wird nicht bzw. gegenläufig moduliert durch emotionale Valenz → Hirnaktivität kann nicht entsprechend dem Grad negativer Emotionen moduliert werden → negativer Bias.
- Die neuronale Aktivität im rechten DLPFC korreliert mit der Schwere der Depression.

Es ist davon auszugehen, dass Depressive – im Zusammenhang mit der verminderten Deaktivierung im prägenualen ACC (anteriorer cingulärer Kortex als Komponente des Default Mode

Network) – ihre Aufmerksamkeit nicht von sich auf die Umwelt verlagern (Grimm et al., 2008). Das Default Mode Network reguliert die neuronale Aktivität des Gehirns über verschiedene Hirnregionen. Depressive wiesen eine signifikant höhere Selbstbezogenheit bei negativen emotionalen Reizen (operationalisiert durch das Ausmaß selbstbezogener Konnotationen bei den gezeigten Bildern) auf. Die Signalintensitäten in verschiedenen subkortikalen und kortikalen Mittellinie-Regionen (DMPFC, SACC, Präcuneus, ventrales Striatum, DMT) waren signifikant vermindert.

Ein neurophysiologisches Modell der depressiven Hoffnungslosigkeit stützt sich dementsprechend auf folgende Befunde (Grimm et al., 2008):

- Verminderte Deaktivierung im PACC und PCC.
- Deaktivierung nur in medialen Regionen, andere Regionen zeigen Aktivierung (regionsspezifisch!).
- Aktivierung bei nach innen gerichteter Aufmerksamkeit.
- Bei Depressiven besteht kein Zusammenhang von Deaktivierungen und negativen emotionalen Inhalten.
- Je weniger Deaktivierung in den Mittellinie-Regionen eintritt, desto ausgeprägter ist die Hoffnungslosigkeit und depressive Symptomatik.

Auf der Grundlage der Ergebnisse dieser kombinierten neuropsychologischen und Neuroimaging-Studien kann die Schlussfolgerung gezogen werden, dass die vermehrten negativen Selbst-Attributionen – als typisches Zeichen für einen erhöhten Selbstfokus bei Depressiven – möglicherweise durch veränderte neuronale Aktivität in den subkortikal-kortikalen Mittellinie-Strukturen ausgelöst werden (Grimm et al., 2009a, 2009b).

Zusammenfassend kann hypothetisch angenommen werden, dass die Depression durch eine Hyperaktivität im Ruhe-Zustand (in den kortikal-subkortikalen Mittellinie-Regionen) und eine Hypoaktivität in lateralen Regionen charakterisiert ist (vgl. Abbildung 5). Die Befunde der Züricher Depressionsstudien weisen in Übereinstimmung mit dem Netzwerkmodell der Depression von Mayberg (2003) und den Ergebnissen von Alcaro, Panksepp, Witczak, Hayes und Northoff (2010) auf eine abnorme affektive

Evaluation positiver Emotionen im ventralen Striatum und ventromedialen präfrontalen Kortex bei depressiv Erkrankten hin.

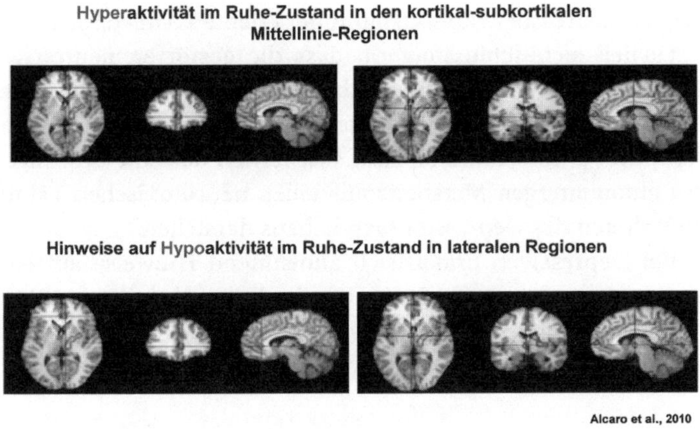

Abbildung 5: Neurophysiologie der Depression: Hyperaktivität im Ruhe-Zustand in den kortikal-subkortikalen Mittellinie-Regionen und Hypoaktivität in den lateralen Regionen

Im weiteren Verlauf der Züricher Depressionsstudien wurde neben der neuronalen Physiologie auch die Neurochemie des emotionalen Prozessing (mittels Spektroskopie / MRS) erforscht. Es fanden sich Hinweise auf eine durch den Neurotransmitter GABA vermittelte Deaktivierung bei emotionaler Stimulation bei Gesunden: Je mehr GABA im anterioren cingulären Kortex (ACC) vorhanden war, umso ausgeprägter war die Deaktivierung in dieser Region während emotionaler Stimulation (Northoff et al., 2007). Bei depressiv Erkrankten ließ sich die Annahme einer durch Glutamat vermittelten erhöhten Ruhe-Aktivität (im PACC) durch eine weitere Studie unterstützen (Walter et al., 2009). Es zeigte sich, dass die Patienten mit einer Major Depression, bei denen eine ausgeprägte Anhedonie bestand, eine Verminderung des Glutamins aufwiesen im Gegensatz zu normalen Glutamat- und GABA-Konzentrationen. Glutamat- und N-Acetylaspartat-Konzentrationen im pgACC korrelierten mit negativen BOLD-

Antworten, die durch emotionale Stimulation bei den depressiv Erkrankten ausgelöst wurden. Im Gegensatz dazu korrelierten bei Gesunden die negativen BOLD-Reaktionen mit der GABA-Konzentration. Die negativen BOLD-Reaktionen ebenso wie die Glutamat- und N-Acetylaspartat-Konzentrationen korrelierten bei den depressiv Erkrankten mit der erlebten Anhedonie.

Es ließ sich schlussfolgern, dass die gestörten neuronalen Aktivierungsmuster des pgACC bei Patienten mit anhedonischer Depression mit den Defiziten des glutamatergen Metabolismus verknüpft sind. Vermuten lässt sich ferner, dass die Störungen des glutamatergen Metabolismus einen neurotoxischen Faktor im Rahmen des Depressionsgeschehens darstellen.

Bei Depressiven finden sich zunehmend Hinweise auf eine glutamaterge neuronale Excitation der Ruhe-Aktivität im PACC bei gleichzeitiger Entkopplung von der durch GABA vermittelten neuronalen Inhibition (vgl. Alcaro et al., 2010).

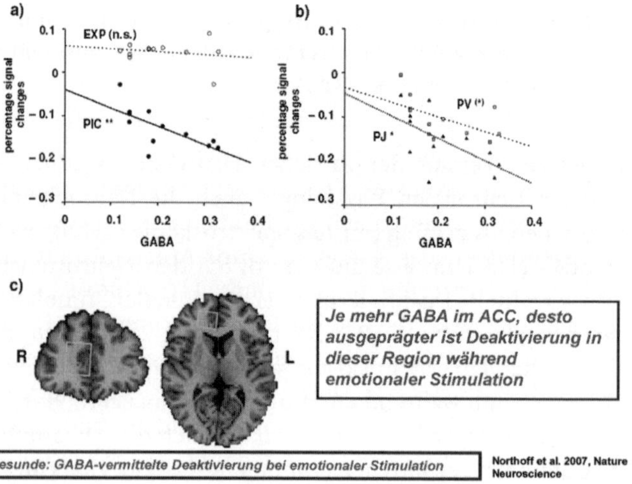

Abbildung 6: Physiologie und Neurochemie des emotionalen Prozessing bei Gesunden

Zusammenfassend besteht eine zunehmende empirische Evidenz für die Bedeutung der Dysfunktionen der glutamatergen Neurotransmission im Hinblick auf die Störungen der neuronalen

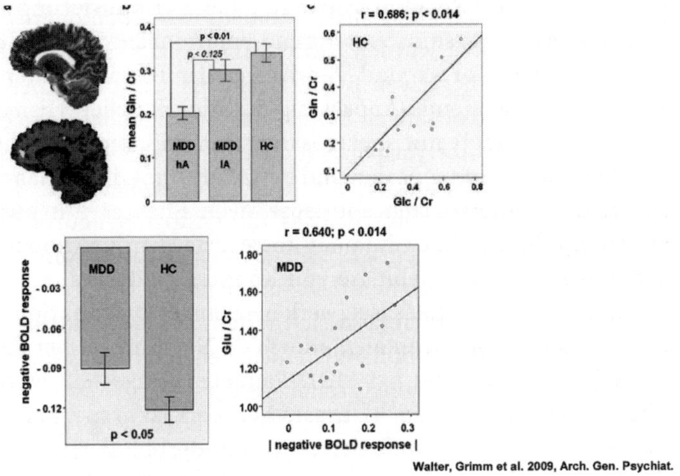

Abbildung 7: Pathophysiologie und Neurochemie des emotionalen Prozessing bei Depressiven

Aktivierungsmuster bei depressiv Erkrankten (MDD). Diese Annahme wird auch unterstrichen durch die antidepressive Wirksamkeit pharmakologischer Beeinflussung des N-Methyl-D-Aspartat (NMDA)-Rezeptors und der metabotrophen Gruppe-I-mGluR1-5-Rezeptoren. Diese Untersuchungen wurden mit dem NMDA-Antagonisten Ketamin mittels multimodaler Neuroimaging-Studien durchgeführt, die auf die regionsspezifischen neuronalen Effekte des NMDA-Rezeptor-Antagonismus (mittels IH-MRS), die Neurorezeptor-Dynamik (11C-ABP-PET), die Gehirnperfusion (ASL), die neuronale Aktivierung (fMRI) und die Hirnkonnektivität (RSfMRI) zielten. Diese Untersuchungen mittels subanästhetischer Dosen intravenös applizierten Ketamins (bzw. Plazebo) werden in doppelblinden, randomisierten und Cross-over-Designs an Gesunden und depressiv Erkrankten durchgeführt.

Die bisherigen multimodalen Neuroimaging-Befunde stimmen überein mit präklinischen Studien, die den therapeutischen Effekt des NMDA-Rezeptor-Antagonisten Ketamin auf die glutamaterge Neurotransmission und die damit verknüpften Effekte auf die Neuroneogenese und Neurodynamik bestätigen. Die

Verabreichung von Ketamin führte zu einer Normalisierung cerebraler Aktivierungsmuster während emotionaler Stimulation im präfrontalen Kortex und der Amygdala. Die im weiteren Verlauf zu beobachtende Anpassung der funktionellen Hirnaktivität war verknüpft mit spektroskopischen Markern der glutamatergen Neurotransmission und bestätigt somit die Annahme eines Ketamin-induzierten antidepressiven Effektes mit kurzzeitigem Einfluss auf die Glutamat-korrelierte Hirnfunktion und -Metabolismus. Die Ergebnisse von Konnektivitätsstudien weisen ferner auf ein zentrales Netzwerk neuronaler Dysfunktion im Bereich des mediopräfrontalen »dorsalen Nexus« hin, bei dem eine Hyperkonnektivität bei MDD-Patienten festgestellt wurde (Scheidegger et al., im Druck). Dieses Netzwerk ist in spezifischer Weise bei der Ketamin-induzierten Verminderung der funktionellen Konnektivität beteiligt. Derzeit wird die Beziehung zwischen Ketamin-induzierten Veränderungen der glutamatergen Neurotransmission (MRS) mit den dadurch induzierten Veränderungen der mGluR5-Neurorezeptordichte (PET) bei Gesunden untersucht. Translationale Ketamin-Challenge-Studien bei Tieren in einem präklinischen Laboratorium dienen dazu, die bei den depressiv Erkrankten gefundenen Ergebnisse der bisherigen Neuroimaging-Studien zu erhärten.

Das Belohnungssystem bei depressiv Erkrankten

Neben den geschilderten neuronalen Dysfunktionen in den ventralen kortikalen Mittellinie-Stukturen bestehen auch in anderen Hirnregionen bei depressiv Erkrankten Störungen, insbesondere im Bereich des Belohnungssystems (zentrales Striatum, Nervus accumbens, rechte / linke Amygdala) während positiver und / oder negativer emotionaler Stimulation (Surguladze et al., 2005). Diese Befunde unterstreichen, dass Veränderungen in beiden Regionen bei der verstärkten negativen emotionalen Prozessierung und der verminderten positiven emotionalen Prozessierung beteiligt sind. Bemerkenswert ist die gestörte Stimulus-induzierte Aktivität in gerade denjenigen Regionen, die ebenfalls eine gestörte und vermehrte Ruhe-Aktivität aufweisen, den ventralen anterioren subkortikalen-kortikalen Mittellinie-Regionen (Grimm et al., 2009a, 2009b).

Die reduzierte Stimulus-Ruhe-Interaktion manifestiert sich bei Depressionen auf drei unterschiedlichen Wegen:

1. Exterozeptive Stimuli beeinflussen nicht mehr die Ruhe-Zustands- bzw. Baseline-Aktivität des Gehirns.
2. Exterozeptive Stimuli werden nicht mehr mit Wert oder Belohnung assoziiert.
3. Exterozeptive Stimuli induzieren und konstituieren nicht länger das kognitive Prozessing (vgl. Böker u. Northoff, 2010a, 2010b).

Diese Annahmen hinsichtlich der Abnahme des Umweltfokus und der Zunahme des Selbstfokus im Zusammenhang mit der reduzierten Stimulus-Ruhe-Interaktion wird auch gestützt durch die Ergebnisse der Untersuchung von Wiebking et al. (2010) zur neuronalen Aktivität während exterozeptiver und interozeptiver Wahrnehmung (Herztöne und Zählen der Herzfrequenz) in Verbindung mit der Ruhe-Aktivität des Gehirns. Exterozeptive Stimuli (Herztöne) trugen zu einer Hirnaktivierung in der bilateralen anterioren Insula bei depressiv Erkrankten bei. Die erhöhte Ruhe-Aktivität in der bilateralen anterioren Insula trug zu einer reduzierten Interaktion des exterozeptiven Stimulus mit der zuvor erhöhten Ruhe-Aktivität bei; analoge Ergebnisse fanden sich bei den interozeptiven Stimuli (Zählen des Herzschlags) nicht. Depressive Patienten zeigten ferner erhöhte Werte für Körperwahrnehmung und Stress (Body Perception Questionnaire / BPQ). Dieser Befund ist konsistent mit der vermehrten Wahrnehmung und Aufmerksamkeit für den eigenen Körper und die unspezifischen somatischen Symptome, die für die Depression charakteristisch sind.

Der zweite Bestandteil der reduzierten Stimulus-Ruhe-Interaktion zielt auf die Prozessierung von Wert und Belohnung. Das Belohnungsnetzwerk schließt zentrale Regionen wie die ventrale tegmentale Area (VTA), das ventrale Striatum (VS) und den ventromedialen präfrontalen Kortex (VMPFC) ein. Eine verminderte Aktivität während der Prozessierung von Belohnungsaufgaben mittels exterozeptiver Stimuli wird gerade in diesen Regionen bei depressiv Erkrankten durch eine Anzahl von weiteren Studien belegt (vgl. Pizzagalli et al., 2009).

Es lässt sich davon ausgehen, dass die neuronale Aktivität des Belohnungssystems – als Grundlage der Wertzuschreibung von Stimuli – bei Depressionen erheblich reduziert ist. Dementsprechend wird das Erleben der sozialen Umwelt, insbesondere der signifikanten aktuellen Bezugspersonen und der damit verbundenen möglichen Identifikationsprozesse, zunehmend erschwert. In der therapeutischen Begegnung beschreiben sich die Betroffenen letztlich oftmals als leblos, entleert, wie abgeschnitten von der sozialen Umwelt. Anstelle der externen Objekte der Umwelt nimmt der Depressive zunehmend seinen Körper und seine eigenen Kognitionen als seine Umwelt wahr (vgl. Böker u. Northoff, 2010a, 2010b). Ein spezielles Problem der Depression besteht dementsprechend darin, dass die vorhandenen neuronalen, psychologischen und psychodynamischen Mechanismen auch unter Bedingungen der veränderten Affektlage und der damit verknüpften pathophysiologischen und neurochemischen Prozesse weiterhin ablaufen. Bei Depressiven kehrt sich die Funktionalität der Bewältigungsmechanismen zunehmend in Dysfunktionalität um. Der Mechanismus-basierte psychodynamische Ansatz, den bereits Freud bei der Melancholie voraussetzte, findet hier seine Entsprechung auf der neuronalen Ebene des Gehirns (Böker u. Northoff, 2010a).

Die aktuelle Züricher Depression-Psychotherapie-Neuroimaging-Studie

Auf der Grundlage der bisherigen generierten empirischen Befunde wurde eine aktuelle Depression-Psychotherapie-Neuroimaging-Studie entwickelt. Bevor deren Design dargestellt wird, sollen die für multimodale Psychotherapiestudien relevanten Vorbefunde zusammengefasst werden:

- Kortikale und subkortikale Mittellinie-Regionen weisen eine Beziehung auf zu emotionaler Wahrnehmung und subjektivem Erleben.

- Kortikale Mittellinie-Strukturen (CNS) weisen bei depressiv Erkrankten ein kontinuierlich hohes Niveau neuronaler Aktivität auch unter Ruhebedingungen auf.
- Die Hemmung bei Depressiven beruht auf einem erhöhten Prozessing der internen körperlichen Stimuli und einem verminderten Prozessing der emotionalen Stimuli. Die Dysbalance interner körperlicher und emotionaler Stimuli trägt zu einer Fokussierung des Körpererlebens und des kognitiven Binnenfokus (mit zunehmender Ich-Leere) bei.
- Die dysfunktionale Aktivierung in den kortikalen Mittellinie-Regionen ist involviert in der Störung des selbstreferenziellen Prozessing.
- Die Störung der funktionellen Konnektivität zwischen orbitofrontalem Kortex, medialem präfrontalem und prämotorischem/motorischem Kortex führt zur Umwandlung emotionaler in motorische Symptome (symptomatische Überlappung von Stupor und Konversion).
- Die Störung von Wahrnehmung und Erleben positiver Emotionen korreliert mit einer verringerten Desaktivierung der neuronalen Aktivität im ventromedialen präfrontalen Kortex.
- Die Störung der Beurteilung und Perzeption negativer Emotionen korreliert mit dysfunktionaler neuronaler Aktivität im linken und rechten dorsolateralen präfrontalen Kortex.
- Die Anhedonie depressiv Erkrankter beruht auf einer dysfunktionalen affektiven Evaluation positiver Emotionen im ventralen Striatum und ventromedialen präfrontalen Kortex.
- Die Störungen der neuronalen Netzwerke gehen einher mit Störungen der Neurotransmission (insbesondere des GABAergen und glutamatergen Systems); bei anhaltenden Störungen sind neurotoxische Effekte zu vermuten.

Vor dem Hintergrund dieser Befunde ist zu vermuten, dass ein wesentliches Ziel der Psychotherapie bei depressiv Erkrankten im Hinblick auf die neurobiologischen Dimensionen der Depression darin besteht, die erhöhte Ruhe-Aktivität durch Psychotherapie zu modulieren. Die aktuelle Züricher-Depressionsstudie zielt dementsprechend auf die Veränderungen in der funktionellen Neuroanatomie depressiv Erkrankter vor und nach Behandlung mit psychodynamischer Psychotherapie. Störungen des Belohnungssystems (Reward / Aversion) und deren Beeinflussung durch verschiedene Formen der Psychotherapie werden als abhängige Variablen aufgefasst.

Damit einher geht die Ermittlung neurobiologischer Korrelate von Stimuli, die auf die eigene Person bezogen, psychodynamisch relevant (interpersonelle Beziehungsthemen) und auf die Verarbeitung aversiver Reize bezogen sind. Ferner zielt die Studie auf die Untersuchung der psychologischen und psychodynamischen Dimensionen bei Depressiven (Konflikte, psychische Struktur, Abwehr / Bewältigung). Die depressiv Erkrankten werden mit einer gesunden Kontrollgruppe verglichen. Folgende Übersicht zeigt das Design der Züricher Psychotherapie-Neuroimaging-Studie):

1. Phase:	Untersuchung psychisch Gesunder ($n \geq 20-30$) Einschlusskriterien: Keine Diagnose nach ICD-10 Fx, HAMD < 8 Fragebogeninstrumente: BDI, BAI, BHI, FKBS, IIP, IMI Psychodynamische Diagnostik: OPD-2, OPD-SF Neuroimaging: fMRI → Evaluation von 2 fMRI-Paradigmen
2. Phase:	Untersuchung depressiver Patienten ($n \geq 40-60$) Einschlusskriterien: Diagnose nach ICD-10: F32, F33, F34, F4, HAMD > 8 Fragebogeninstrumente: BDI, BAI, BHI, FKBS, IIP, IMI Psychodynamische Diagnostik: OPD-2 (HSCS incl.), OPD-SF Neuroimaging: fMRI (2 fMRI-Paradigmen) 2 Therapiebedingungen ($n \geq 20-30$ pro Gruppe): – Psychodynamische Psychotherapie (nach Taylor et al., 2010) – Körperzentrierte Psychotherapie (nach Maurer, 2009) T1: vor Beginn der Therapie T2: nach Abschluss der Therapie oder spätestens 6 – 7 Monate nach Beginn T3: 1 Jahr nach Beginn der Therapie T4: follow-up

Neurobiologische Veränderungen und die Veränderungen des Beziehungserlebens bei depressiven Patienten werden vor, während und nach psychodynamischer Psychotherapie untersucht.

Ferner wird eine gesunde Kontrollgruppe und eine Vergleichsgruppe von depressiv Erkrankten, die mittels körperzentrierter Psychotherapie (nach Maurer, 2010) behandelt wurden, verglichen.

Angesichts der Bedeutung der Störungen des Belohnungssystems und im Hinblick auf die Bedeutung des Beziehungserlebens und seiner Veränderungen im Verlauf psychodynamischer Psychotherapie kommen zwei sehr unterschiedliche Neuro-imaging-Paradigmen zur Anwendung:

1. das fMRI-Aversions-Paradigma und
2. das Core-Relationship-Theme(CRT)-Rating-Paradigma.

Ad 1: Das fMRI-Aversions-Paradigma basiert auf der Evidenz dafür, dass bestimmte Gehirnregionen in aversionsbezogenes Prozessing involviert sind (Amygdala, anteriore Insula, ACC, PFC und Striatum), und darauf, dass Veränderungen im aversionsbezogenen Prozessing mit großer Wahrscheinlichkeit in die Pathophysiologie der Depression involviert sind. Das Ziel des Paradigmas besteht darin, aversive (unangenehme) Töne einzusetzen, um die aversionsbezogenen neuronalen Netzwerke zu aktivieren und die Relation zwischen subjektiver Erwartung und objektiver Erfahrung und Reaktion zu untersuchen. Die fMRI-Untersuchung erfolgt während einer Reaktionszeit-Aufgabe (RTT) unter fünf verschiedenen Bedingungen:

a) Passives Hören, aversiver Ton, Fixations-Kreuz
b) Passives Hören, nonaversiver Ton, Fixations-Kreuz
c) »Du kannst den Ton kontrollieren«, aversiver Ton, Fixations-Kreuz
d) »Du kannst den Ton nicht kontrollieren«, aversiver Ton, Fixations-Kreuz
e) »Du kannst den Ton nicht kontrollieren«, nonaversiver Ton, Fixations-Kreuz (vgl. Abbildung 8).

Ad 2: Beim Core-Relationship-Theme(CRT)-Paradigma handelt es sich um ein individualisiertes Neuroimaging-Paradigma, das auf die operationalisierte Erfassung des Beziehungserlebens und

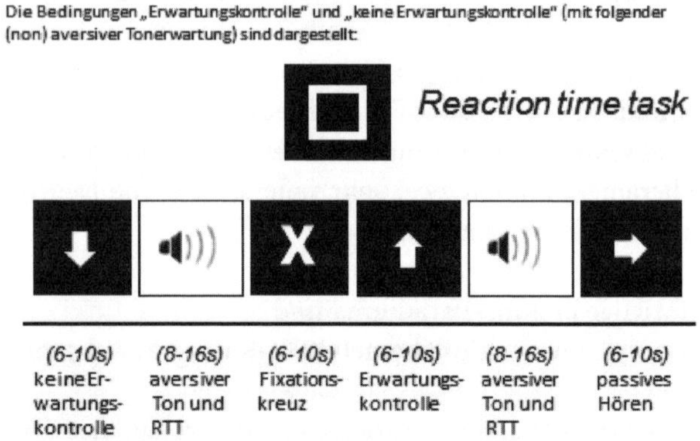

Abbildung 8: fMRI-Aversions-Paradigma

dessen Veränderungen durch psychodynamische Psychotherapie und deren neuronale Mechanismen zielt.

Vor den fMRT-Experimenten wird der Beziehungsmuster-Q-Sort (OPD-BQS) durchgeführt. Dieser Selbsteinschätzungstest wurde aus der Beziehungsskala der Operationalisierten Psychodynamischen Diagnostik (OPD) entwickelt. Mit ihm können auf hohem Skalenniveau signifikante Beziehungsthemen isoliert und beschrieben werden. Im Experiment werden die Items in entsprechende Gruppen eingeteilt: (i) wie der Untersuchte sich selbst und (ii) wie der Untersuchte andere erlebt. Dazu wurden 32 Konstellationen aus Linienfiguren entwickelt, die den Elementen des OPD-BQS entsprechen. Mit diesen Abbildungen können der Einfluss von Sprachverarbeitung oder anderen höheren kognitiven Anforderungen gering gehalten und gleichzeitig eine affektive Reaktion ausgelöst werden. Während der Ablauf des Experimentes stets gleich bleibt, erfolgt die Individualisierung mit visuellen Analogskalen (VAS), welche nach jeder Abbildung erscheinen und vom Teilnehmenden über eine Eingabeeinheit bedient werden. Es wird auf einer Skala zwischen eins und neun evaluiert, inwieweit sich der

Teilnehmende emotional angesprochen fühlt. Als Kontrollbedingung dienen Linienfragmente.

Dieses Experiment ermöglicht die Untersuchung emotionaler Beziehungsaspekte auf einem präverbalen Niveau. Die Reduktion komplexer Sachverhalte in Einzelstücke ist eine in der Psychoanalyse etablierte Methode. Die Individualisierung des Experimentes erfolgt mit VAS und bedarf keiner Veränderung des experimentellen Ablaufs. Der nonverbale Aufbau ermöglicht interkulturelle Validierungen.

Es wird hypothetisch angenommen, dass aversive Stimuli die Ruhe-Aktivität in den kortikalen Mittellinie-Strukturen bei depressiven Patienten – im Vergleich mit psychisch Gesunden – in spezifischer Weise modulieren und dass sich die – bei Beginn der Behandlung erhöhte – regionale Gehirnaktivierung bei depressiven Patienten nach psychodynamischer Psychotherapie normalisiert.

Es wird ferner angenommen, dass die Exposition gegenüber Stimuli in Verbindung mit positiven und negativen interpersonellen Erfahrungen unterschiedliche hämodynamische Aktivierungsmuster im Gehirn bei depressiv Erkrankten (im Vergleich mit Gesunden) bewirkt und dass diese Unterschiede im Verlauf der Behandlung nivelliert werden.

Aktueller Stand und Blick in die Zukunft

Die Erforschung und Behandlung depressiver Erkrankungen stellt eine zentrale Herausforderung an die klinische Psychiatrie, die Psychotherapie und die Psychoanalyse dar. Die in den vergangenen 14 Jahren in Zürich durchgeführten Depressionsstudien unternahmen den Versuch, Therapie- und Grundlagenforschung miteinander zu verknüpften. Durch die Anwendung kombinierter mehrdimensionaler Untersuchungsdesigns wurde die neurophysiologische und neurochemische Basis wesentlicher Dimensionen der Depression systematisch erforscht. Hierzu zählen insbesondere die neurophysiologischen und neurochemischen Substrate der depressiven Hemmung, des negativen affektiven Bias und der Störung der selbstreferenziellen Bezüge in der Depression. Die bei Depressiven vorhandenen dysfunktionalen Mechanismen beruhen auf neuronaler Ebene insbesondere auf einer erhöhten, volatilen Ruhe-Aktivität des Gehirns und einer reduzierten Stimulus-Ruhe-Interaktion.

Die erhöhte Ruhe-Aktivität Depressiver ist von zentraler Bedeutung nicht zuletzt auch im Rahmen der therapeutischen Beziehung und im Hinblick auf die jeweiligen therapeutischen Interventionen. Sie unterstreicht im Zusammenhang mit der Netzwerkdynamik des Gehirns und der Genexpression bei Depressionen die Notwendigkeit einer ausreichend langen Dauer der Depressionsbehandlung.

In den aktuellen Züricher Depressionsstudien werden die neuronalen Effekte von Psychotherapie mit denen somatotherapeutischer Interventionen (Pharmakotherapie, u. a. Ketamin als Glutamatantagonist, Elektrokrampftherapie zur Induktion neurophysiologischer-neurochemischer Prozesse und Nervenwachstumsfaktoren) verglichen.

Die Einsicht in die neuronalen Grundlagen der Störungen der emotional-kognitiven Interaktion bei depressiv Erkrankten wird vermutlich in den jeweiligen Therapieschulen zu unterschiedlichen Konsequenzen führen. Die Anwendung der vorliegenden neurowissenschaftlichen Befunde hinsichtlich einer auch neurowissenschaftlich basierten, zumindest teilweise modifizierten psychotherapeutischen Behandlungspraxis stellt eine besondere Herausforderung dar. Weitere Forschungsschwerpunkte ergeben sich aus der Rezidivierungsgefahr und Chronifizierungstendenz depressiver Erkrankungen, insbesondere im Hinblick auf die Frage, inwieweit die Non-Response behandlungsspezifisch ist und welche neuronalen Charakteristika sie aufweist. In diesem Zusammenhang werden sich wichtige Einblicke in die funktionalen Subtypen der Depression ergeben. Dabei wird auch die Unterscheidung von State- und Trait-Markern der Depression (unter Berücksichtigung bio-psycho-sozialer Wechselwirkungen) von Bedeutung sein. In neuropsychoanalytischer Perspektive ergibt sich die Notwendigkeit der Erforschung der selbstreferenziellen Bezüge und deren Störungen in der Depression. In diesem Zusammenhang sollten in Zukunft insbesondere individualisierte Untersuchungsparadigma im Rahmen mehrdimensionaler Depressionsstudien entwickelt werden.

Literatur

Alcaro, A., Panksepp, J. Witczak, J., Hayes, D.J., Northoff, G. (2010). Is subcortical-cortical midline activity in depression mediated by glutamate und GABA? A cross-species translational approach. Neuroscience and Biobehavioral Reviews, 34 (4), 592–605.

Austin, M.B., Mitchell, P., Wilhelm, K., Parker, G:, Hickey, I., Brodaty, H., Chan, J., Eyers, K., Milic, M., Hadzi-Pavlovic, D. (1999). Cognitive function in depression: a distinct pattern of frontal impairment in melancholia? Psychological Medicine, 29, 73–85.

Böker, H., Grimm, S. (2012). Emotion und Kognition bei depressiv Erkrankten. In: H. Böker, E. Seifritz (Hrsg.), Psychotherapie und Neurowissenschaften: Integration – Kritik – Zukunftsaussichten (S. 309–351). Bern: Huber.

Böker, H., Northoff, G. (2005). Desymbolisierung in der schweren Depression und das Problem der Hemmung: Ein neuropsychoanalytisches Modell der Störung des emotionalen Selbstbezuges Depressiver. Psyche – Zeitschrift für Psychoanalyse und ihre Anwendungen, 59, 964–989.

Böker, H., Northoff, G. (2010a). Die Entkopplung des Selbst in der Depression: Empirische Befunde und neuropsychodynamische Hypothesen. Psyche – Zeitschrift für Psychoanalyse und ihre Anwendungen, 64, 934–976.

Böker, H., Northoff, G. (2010b). Emotion, Kognition und Handlung bei depressiv Erkrankten: Grundlagen neuropsychodynamischer Hypothesen zu den Abwehrmechanismen bei Depressionen. In: M. Leuzinger-Bohleber, K. Röckerath, L.V. Strauss (Hrsg.), Depression und Neuroplastizität. Psychoanalytische Klinik und Forschung (S. 137–151). Frankfurt a.M.: Brandes & Apsel.

Böker, H., Schulze, J., Richter, A., Schüpbach, G., Nikisch, G., Grimm, G. (im Druck). Sustained cognitive impairments after clinical recovery of severe depression. Journal of Nervous and Mental Disease.

Brodaty, H., Luscombe, G., Peisah, C., Anstey, K., Andrews, G. (2001). 25-year longitudinal, comparison study of the outcome of depression. American Psychologist, 31, 1347–1359.

DGPPN, BÄK, KBV, AWMF, AkdÄ, BPtK, BApK, DAGSHG, DEGAM, DGPs, DGRW für die Leitliniengruppe Unipolare Depression (Hrsg.) (2009). S3-Leitlinie/Nationale VersorgungsLeitlinie Unipolare Depression-Langfassung (1. Aufl.). Berlin u. Düsseldorf: DGPPN, ÄZQ, AWMF. Internet: www.dgppn.de, www.versorgungsleitlinien.de, www.awmf-leitlinien.de.

Disability Adjusted Life Years (DALY), WHO (2008). Zugriff am 9.6.2012 unter http://www.who.int/healthinfo/global_burden_disease/en/index.html.

Elkin, I. (1994). The NIMH Treatment of Depression Collaborative Research Programme: Where we began and where we are. In: A.E. Bergin, S.L.Garthy (Eds.), Handbook of psychotherapy and behaviour change (pp. 114–139). New York: Wiley.

Elkin, I., Sher, T., Watkins, J.G., Imber, S.S., Sosky, S.M., Collins, J.F., Glass, D.R., Pekonis, P.A., Leber, W.R., Docherty, J.B., Pfiester, S.J., Paloff, M.B. (1989). National Institute of Mental Health Treatment of Depression Collaborative Research Programme: General effectiveness of treatment. Archives of General Psychiatry, 46, 971–982.

Grimm, S., Beck, J., Schüpbach, D., Hell, D., Boesiger, P., Bermphol, F., Niehaus, L., Böker, H., Northoff, G. (2008). Imbalance between left and right dorsolateral prefrontal cortex in major depression is linked to negative emotional judgment. An fMRI study in severe major depressive disorder. Biological Psychiatry, 63, 369–376.

Grimm, S., Boesiger, P., Beck, J., Schuepbach, D., Bermpohl, F., Walter, M., Ernst, J., Hell, D., Böker, H., Northoff, G. (2009a). Altered negative BOLD responses in the default-mode network during emotion processing in depressed subjects. Neuropsychopharmacology, 34 (4), 932–943.

Grimm, S., Ernst, J., Boesiger, P., Schuepbach, D., Hell, D., Böker, H., Northoff, G. (2009b). Increased self-focus in major depressive disorder is related to neural abnormalities in subcortical midline structures. Human Brain Mapping, 30 (8), 2617–2627.

Lang, P.J., Bradley, M.M., Fitzsimmons, J.R., Cuthbert, B.N., Scott, J.D., Moulder, B. (1998). Emotional arousal and activation of the visual cortex: an fMRI analysis. Psychophysiology, 35 (2), 199–210.

Leichsenring, F., Rabung, S. (2011). Long-term psychodynamic psychotherapy in complex mental disorders. Update of a meta-analysis. British Journal of Psychiatry, 199 (1), 15–22.

Maurer, Y. (2010). Von der Psychotherapie zur Körperzentrierten Psychotherapie. In: A. Künzler, B.C. Böttcher, R. Hartmann, M.-H. Nussbaum (Hrsg.), Körperzentrierte Psychotherapie im Dialog. Grundlagen, Anwendungen, Integration. Der IKP-Ansatz von Yvonne Maurer (S. 3–15). Heidelberg: Springer.

Mayberg, H.S. (2003). Modulating dysfunctional limbic-cortical circuits in depression: towards development of brain-based algorithms for diagnosis and optimized treatment. British Medical Bulletin, 65, 193–207.

Northoff, G., Walter, M., Schulte, R.F., Beck, J., Dydak, U., Henning, A., Böker, H., Grimm, S., Boesiger, P. (2007). Gaba concentrations in the human anterior cingulate cortex predict negative BOLD responses in fMRI. Nature Neuroscience, 10 (12), 1515 – 1517.

Pizzagalli, D. A., Holmes, A. J., Dylan, D. G., Götz, E. L., Birg, J. L., Bogdan, R., Dougherty, D. D., Iosifescu, D. V., Rauch, S. L., Fava, M. (2009). Reduced cortic and nucleus accumbens response to rewards in unmedicated individuals with major depressive disorder. American Journal of Psychiatry, 166 (6), 702 – 710.

Scheidegger, M., Walter, M., Lehmann, M., Metzger, C., Grimm, S., Böker, H., Boesiger, P., Henning, A., Seifritz, E. (im Druck). Ketamine decreases resting state functional connectivity between networks via the dorsal nexus: implications for major depression. Public Library of Science PLoS ONE.

Shedler, J. (2011). Die Wirksamkeit psychodynamischer Psychotherapie. Psychotherapeut, 56, 265 – 277.

Surguladze, S., Brammer, M. J., Keatwell, P., Jeanpietreau, V., Young, A. B., Travis, M. J., Williams, S. C. R., Phillips, M. J. (2005). A differential pattern of neural response towards sad versus happy facial expressions in major depressive disorder. Biological Psychiatry, 57, 201 – 209.

Walter, M., Henning, A., Grimm, S., Schulte, R. F., Beck, J., Dydak, U., Schnepf, B., Böker, H., Boesiger, P., Northoff, G. (2009). The relationship between aberrant neuronal activation in the pregenual anterior cingulate, altered glutamatergic metabolism and anhedonia in major depression. Archives of General Psychiatry, 66 (5), 478 – 486.

Wiebking, C., Bauer, A., Degrec, M., Duncen, M. W., Tempelmann, C., Northoff, G. (2010). Abnormal body perception and neural activity in the insula in depression: an fMRI of the depressed »material me«. World Journal of Biological Psychiatry, 11 (3), 538 – 549.

David Taylor, Jo-anne Carlyle, Susan McPherson,
Felicitas Rost, Rachel Thomas und Peter Fonagy

Die Tavistock Adult Depression Study (TADS)

Eine randomisiert kontrollierte Studie zur analytischen Psychotherapie therapieresistenter / therapierefraktärer Depressionen

Hintergrund

Einige Publikationen haben darauf hingewiesen, dass depressive Störungen zu den Hauptursachen der globalen Krankheitslast gehören (Moussavi et al., 2007; Main, Kaplan u. Cassidy, 1985). Diese Tatsache ist damit verbunden, dass Depressionen häufig chronisch oder rezidivierend verlaufen. In England erleiden 25 % bis 40 % der Patienten mit der Diagnose »Depression« in allgemeinmedizinischen System mindestens eine weitere depressive Episode innerhalb von zwei Jahren; innerhalb von fünf Jahren sogar 60 % (Boland, Keller, Gotlib u. Hammen, 2002). Im Durchschnitt kommt es bei drei Viertel der Patienten, die einmal eine depressive Episode erlitten haben, zu vier weiteren Episoden. Während die meisten depressiven Episoden etwa drei Monate andauern, findet sich bei 12 % der Patienten eine Dauer von mehr als zwei Jahren. Diese Zahlen führen zu der Annahme, dass etwa 0,7 % bis 1,0 % der erwachsenen Bevölkerung in England an langfristigen Beeinträchtigungen durch Depressionen leidet. Zudem haben wir festgestellt, dass gerade depressive Patienten nur teilweise auf Behandlungen ansprechen oder diese vorzeitig abbrechen. Von den Patienten, die suboptimal auf eine therapeutische Behandlung ansprechen, erleben nach den Schätzungen von Stimpson (Stimpson, Agrawal u. Lewis, 2002) mindestens 30 % wiederholte Behandlungsfehlschläge. Die dadurch entstehenden klinischen Schwierigkeiten in der Behandlung führten zu dem Vorschlag, von einer gesonderten »therapieresistenten« oder »therapierefraktären« Depression auszugehen. Allerdings gibt es keine Befunde, die eine spezifische pathogene

Entwicklung dieser Form der Depression annehmen lassen, deren Behandlung sich als so schwer herausstellt. Wir benutzen diesen Terminus also im Folgenden als Kürzel um damit eine intern definierte, klinisch signifikante, jedoch dynamisch sehr heterogene Gruppe von Patienten zu beschreiben.

Empirische Evidenz

Diese unvollständig remittierenden und langfristigen Formen der Depression haben sich zunehmend als bedeutsames Problem psychischer Gesundheit herausgestellt, sowohl in der allgemeinärztlichen (primary care) als auch in der fachärztlichen (secondary care) Versorgung (Buszewicz M, Griffin M, McMahon EM, Beecham J, King, 2010; Angst u. Merikangas, 1988; Scott, 1988; Lee u. Murray, 1988; Paykel et al., 2005; Piccinelli u. Wilkinson, 1994). Es liegen nur wenige Forschungsergebnisse vor, die Kliniker in ihrer Arbeit mit diesen Patienten leiten können (Stimpson, Agrawal u. Lewis, 2002; McPherson et al., 2005). Das Fehlen empirischer Studien lässt sich auch direkt damit verbinden, dass diese Formen der Depression chronisch, rezidivierend und komplex verlaufen (Kessler, Zhao, Blazer u. Swartz, 1997). Komorbiditäten mit anderen psychischen Störungen sind eher die Regel als die Ausnahme (Angst u. Dobler-Mikola, 1984, 1985). Ein niedrigeres psychosoziales Funktionsniveau schränkt wichtige krankheitsbekämpfende Verhaltensmuster ein: Darüber hinaus kann die Störung des Patienten sogar negative Auswirkungen auf Ärzte und Pflegekräfte haben (Andrews, 2008; McPherson u. Armstrong, 2009). Die Datenlage bestätigt immer häufiger, dass wirksame Behandlungen dieser Depressionen komplexer und langfristiger sein müssen als diejenigen zur Behandlung einfacherer Störungen (Hollon u. Ponniah, 2010).

Diese vielschichtigen Charakteristika und Anforderungen prüfen die Tragfähigkeit von randomisiert-kontrollierten psychotherapeutischen Studien. Um die Wirkung einer Behandlung für eine Störung zu testen, die sowohl chronisch als auch rezidivierend verläuft, ist es notwendig, die Untersuchungen über einen langen katamnestischen Zeitraum fortzuführen. Dies ist ein teures und schwieriges Unterfangen (Rawlins, 2008). Trotz dieser Schwierigkeiten haben sich einige aktuelle empirische Studien den Bedürfnissen dieser Patientengruppe angenommen und untersuchen die notwendige Versorgung und Behandlung (Paykel, 2005; Bower, Gilbody, Richards, Fletcher u. Sutton, 2006; Abbass, Hancock, Henderson u. Kisely, 2006; Morriss, 2010). Idealiter sollten empirische Studien ein pragmatisches randomisiertes Kontrollstudiendesign mit den explorativen Möglichkeiten qualitativer Forschungsmethoden verbinden (Anderson, 2008; Byng, 2005; Craig et al., 2008; Board MHSaPHR, 2000).

Psychoanalytische Psychotherapie

Psychoanalytische Psychotherapie ist eine komplexe Intervention. Basierend auf psychoanalytischen Theorien über das Wesen und die Ursprünge von Depression (Freud, 1917; Klein, 1940), zielt das Verfahren darauf ab, Patienten dabei zu helfen, grundlegende Aspekte ihrer individuellen Funktionsweise zu verändern, die häufig mit frühen Verlusterfahrungen zusammenhängen. Das Ziel ist es, den zugrunde liegenden depressiven Zustand zu reduzieren (Taylor, 2009). Nach Stiles, Shapiro und Firth-Cozens (1989) unterscheidet sich die Wirkungsweise dieser Form der Gesprächstherapie fundamental von dem physischer Interventionen wie zum Beispiel dem Verabreichen von Medikamenten, für deren Überprüfung randomisiert-kontrollierte Kontrollstudien ursprünglich entwickelt wurden. Nicht zuletzt lassen sich auch die üblichen Algorithmen von Dosis und Wirkung nicht anwenden.

Trotz aller Störvariablen unterstützen empirische Ergebnisse die Wirksamkeit psychoanalytisch begründeter Verfahren bei depressiven Störungen. Ergebnisse anspruchsvoller randomisiert-kontrollierter Studien zeigen, dass psychodynamische Kurzzeittherapien genauso effektiv depressive Symptome reduzieren wie medikamentöse Behandlungen oder andere Formen von Kurzzeittherapien (z. B. kognitive Verhaltenstherapie [KVT]) (Abbass et al., 2006; Gerber et al., 2011; Leichsenring, 2001; Fonagy, Roth u. Higgitt, 2005; Shedler, 2010).

Zudem weisen Kohorten- und Beobachtungsstudien darauf hin, dass durch eine psychoanalytische beziehungsweise intensive Langzeittherapie zusätzlich nachhaltige Effekte erreicht werden können (Leichsenring, Biskup, Kreische u. Staats, 2005; Leichsenring u. Rabung, 2011; Sandell, Blomberg, Lazar, Carlsson, Broberg u. Schubert, 2008; Beutel, Rasting, Leuzinger-Bohleber u. Target, 2002). Solche Langzeittherapien basieren auf der Annahme, dass Patienten allmählich psychologische Fähigkeiten internalisieren, was ihnen ermöglicht, sich auf ihre pathogenen persönlichen Erfahrungen, Erinnerungen, Gefühle, Überzeugungen und Beziehungen reflektierter und somit aktiver zu beziehen (Milton, 2001). Auch Ergebnisse aus entwicklungspsychologischen Studien, Beobachtungsstudien, genetischen sowie neurowissenschaftlichen Studien unterstützen einige der Hauptthesen der psychoanalytischen Konzeptualisierungen depressiver Störungen (Goldberg, 2009; Hill, 2009).

In Großbritannien fand in den letzten fünfzig Jahren sukzessiv eine Adaptation psychoanalytischer Ideen für deren Nutzung im öffentlichen Gesundheitssystem statt. Versionen dieses einstündigen Therapieformats (eine Sitzung pro Woche) wurden von vielen öffentlich finanzierten psychodynamischen Psychotherapieinstituten in England angewendet. Obwohl sich diese Behandlungsform in großem Umfang durchgesetzt hat, ist ihre Wirksamkeit noch nicht formal untersucht worden, genauso wenig bei allen anderen Langzeittherapieformen (Chiesa, Fonagy, Bateman u. Mace, 2009).

Design und Methode der »Tavistock Adult Depression Study« (TADS)

Die Hypothesen

Wie im Folgenden im Detail dargestellt, lautet die Haupthypothese der TADS-Studie, dass PPD einer ambulanten »treatment as usual«-Kontrollgruppe (TAU) hinsichtlich ihrer Wirksamkeit überlegen ist. Das Hauptergebnismaß ist die »Hamilton Rating Scale of Depression« (HRSD). Die Studie untersucht die Wirksamkeit psychoanalytischer Psychotherapien anhand einer Stichprobe von Patienten mit therapieresistenter Depression (TRD) als anspruchsvolle Überprüfung der symptomreduzierenden Wirkung des Verfahrens und um zudem eine signifikante Abnahme der langfristigen Anfälligkeit für Depressionen zu erreichen. Die Studie ist darauf ausgelegt, die Wirksamkeit einer analytischen Psychotherapie zu überprüfen, wie sie modellhaft im Kontext einer gewöhnlichen psychotherapeutischen Klinik Patienten angeboten werden kann, die unter chronischen psychischen Störungen einschließlich einer Major Depression leiden. Daher war es das Ziel, so weit möglich dem Setting zu entsprechen, dem Patienten mit TRD zugewiesen werden, und die Behandlung in einer so wenig wie nötig modifizierten Form anzubieten, dabei jedoch gleichzeitig den methodisch-methodologischen Anforderungen einer kontrollierten Studie zu entsprechen. Eine Pilotstudie über zwei Fälle wurde vor Studienbeginn durchgeführt, um Informationen zu der Durchführbarkeit des therapeutischen und empirischen Vorhabens zu gewinnen.

Wir wenden eine »Intention to treat«-Methodologie an, die alle geeigneten Patienten umfasst, die einer Studienteilnahme zustimmten. Die Teilnehmer werden zufällig zwei Gruppen zugeordnet. Eine Gruppe erhält sechzig Sitzungen einstündiger psychoanalytischer Psychotherapie (PP) über einen Zeitraum von 18 Monaten (in der Praxis kann die tatsächliche Anzahl von Sitzungen aufgrund unterschiedlicher Faktoren wie der Ferienplanung leichten Schwankungen unterliegen), die andere Gruppe stellt eine »treatment as usual« (TAU)-Kontrollgruppe dar. Die PP-Gruppe wird über die Intervention hinweg sowie katamnestisch zwei Jahre nach der Intervention untersucht. Die TAU-Kontrollgruppe wird über den gleichen 3,5-Jahreszeitraum beobachtet.

Das Studienzentrum

Alle Patienten besuchten das Adult Department des »Tavistock and Portman NHS Foundation Trust« in Nordlondon, entweder nur für die Erhebungen, sofern sie der TAU-Gruppe zugewiesen waren, oder für die Behandlung und die Erhebungen im Fall der

Zuweisung zu der PP-Gruppe. Diese Abteilung (und die gesamte Tavistock-Klinik) ist ein zentraler Anbieter psychoanalytischer Psychotherapien im Rahmen des öffentlich geförderten National Health Service in Großbritannien. Die Klinik hat herausragende Erfahrungen in der Bereitstellung von therapeutischen Beziehungen und angewandter analytischer Psychotherapie im öffentlichen Gesundheitssystem. Das Forscherteam besteht aus Mitarbeitern des »Tavistock and Portman's Psychotherapy Evaluation Research Units« (PERU). Die Erhebungen finden in einem dafür zur Verfügung gestellten Büro der Tavistock-Klinik statt.

Die Stichprobe

Definition von TRD: Ein Patient hat eine TRD, wenn er seit mindestens zwei Jahren an einer klinisch bedeutsamen depressiven Symptomatik leidet, die mit dem SKID-I diagnostiziert wird und wenn zudem mindestens zwei Behandlungsversuche fehlgeschlagen sind (eruiert in einem Interview und bestätigt durch medizinische Aufzeichnungen). Mindestens eine davon muss die Behandlung mit einer antidepressiven Medikation (ADM) enthalten haben, die andere(n) sollte(n) entweder eine medikamentöse Behandlung (ADM) oder eine psychologische Intervention darstellen. Die meisten Patienten erfüllen zudem Achse-II-Kriterien für andere Diagnosen. Diese werden mittels klinischem Interviewmaterial erhoben – dem »Tavistock Dynamic Interview« (TDI) – einem Instrument, das sich vornehmlich auf Selbstrepräsentanzen und interpersonelle Beziehungen bezieht. Das Material eignet sich für den Westen-Shedler Q-sort (Shedler u. Westen, 2004) sowie für die Anwendung von DSM-V-Kriterien (Skodol et al., 2011).

Stichprobengröße, Power-Analyse und Hauptergebnismaß: Da die Analyse des erwarteten Haupteffekts darauf ausgelegt ist, die Überlegenheit der PPD gegenüber einer regulär behandelten Kontrollgruppe (TAU) zu überprüfen, verwenden wir ein einseitiges Konfidenzintervall (K.I.) von 80 %, um eine potenzielle Nicht-Unterlegenheit zu prüfen. Die Poweranalyse erlaubt der Studie, einen Unterschied von 35 % der PPD- und TAU-Bedingung in der Hamilton Depression Rating Scale HRSD-17 (Hamilton, 1967) mit einem Alpha von 0.05 und einem Beta von 0.9 festzustellen. Das Hauptergebnismaß für die Behandlungswirkung ist die Einschätzung der depressiven Symptomatik, die von unabhängigen Ratern verblindet durchgeführt wird. Die Effektstärke, ermittelt auf der Basis von Metaanalysen zu vorausgehenden Studien, die den HRSD-17 mit oder ohne medikamentöser Behandlung (z. B. Cuipers, van Straten, Andersson u. van Oppen, 2008) verwendeten, konnten wir mit dem erwünschten Alpha und Beta in achtzig Fällen, gleichverteilt randomisiert in zwei Studienarme, erreichen.

Dies berücksichtigt allerdings noch nicht Korrelationen innerhalb der Therapeuten. Auf der Grundlage statistischer Analysen der Daten einer weiteren Studie zu psychodynamischen Lanzeittherapien mit einer ähnlich heterogenen Stichprobe Bateman u. Fonagy, 2009), nehmen wir konservativ einen Intra-Cluster-Korrelations-Koeffizienten von 0.05 für die Therapeuten an. Mit einem Minimum von zehn Therapeuten, die jeweils die Therapien anbieten und im Durchschnitt fünf Patienten behandeln, beträgt die Power der Studie 80 % um eine Unterlegenheit zu verwerfen, mit einer Effektstärke von 0.5 bei einem 80 %igen einseitigen Konfidenzintervall, basierend auf einer 90 %igen Follow-up-Rate bis sechs Monate. Unter Berücksichtigung des pragmatischen Fokus der Studie ist die Adhärenzprüfung der Behandlungsprotokolle von beträchtlichem Interesse. Die Hauptanalyse wird auf einer »intention-to-treat«- sowie ergänzender »as treated«-Basis erfolgen.

Rekrutierung und Festlegung der Auswahlkriterien: Die Rekrutierung der Teilnehmer erfolgt über Allgemeinarztpraxen (GPs), die dem Primary Care Trust (PCTs) Zentral- und Nordlondons angehören (inklusive einiger PCTs außerhalb dieser Zonen). Insgesamt wandten wir uns an 425 Praxen, von denen 119 einer Überweisung zustimmten. Jeder Praxis kam ein Paket zu, das Informationsblätter für Überweisende und Teilnehmer, Auswahlkriterien, Überweisungsformulare, Broschüren und Poster für den Wartebereich enthielt. Außerdem besuchten Studienmitarbeiter die Praxen, um die Studie, TRD und die Behandlung zu diskutieren. Die teilnehmenden Praxen überwiesen dann potenzielle Teilnehmer, die nach ihren Einschätzungen die Auswahlkriterien erfüllen (siehe Tabelle 1).

Tabelle 1: TADS Auswahlkriterien

Auswahlkriterien Patienten
Einschlusskriterien:
Major Depression oder Dysthymia
Symptomatik seit mindestens zwei Jahren
Mindestens zwei fehlgeschlagene Therapieversuche, mindestens eine davon mit Antidepressiva
18 bis 65 Jahre alt
Ausreichendes englisches Sprechvermögen und Konsultation in der Tavistock-Klinik in London
Einwilligung zum Studienprotokoll der randomisiert-kontrollierten TADS
Ausschlusskriterien:
Psychotische Symptomatik in der jüngeren Vorgeschichte (5 Jahre)
Bipolare Störung in der jüngeren Vorgeschichte (5 Jahre)
Mittlere bis schwere Lernstörung
Stationär-psychiatrische Unterbringung wegen Substanzabhängigkeit oder der Diagnose in der jüngeren Vorgeschichte (2 Jahre; Alkoholmissbrauch $\geq$21 Einheiten/Woche; Drogenmissbrauch $\geq$ 4/Woche)
Laufende psychotherapeutische Behandlung
Psychoanalytische Psychotherapie in den letzten zwei Jahren

Zwei Forschungsinterviews verifizieren die Auswahlkriterien und bestätigen die Diagnose anhand der DSM-IV-Kriterien für eine Major Depression (durchgeführt mit dem Strukturierten Klinischen Interview, SKID-I). Patienten erreichen einen Summenwert von mindestens 14 in der HRSD oder 21 im BDI.

Mit jedem Teilnehmer, der diese Kriterien erfüllt, wird dann von einem erfahrenen Kliniker, einem ausgebildeten psychoanalytischen Psychotherapeuten für Erwachsene, das »Tavistock Psychodynamic Interview« (TPI) geführt. Der empirische Ansatz des Instruments wird weiter unten im Detail beschrieben, aber das Interview wird bereits an dieser Stelle eingesetzt, um Suizidalität oder andere psychiatrische Notfälle einzuschätzen. Auch versucht der Interviewer die Teilnehmer auszumachen, die in Stresssituation (wie der einer Psychotherapie) psychotisch dekompensieren könnten. Ein jeder solcher Patient würde aus ethischen Gründen aus der Studie ausgeschlossen werden. Allerdings musste real kein Patient aus diesem Grund ausgeschlossen werden. Es wurde keine Auswahl bezüglich der Eignung der Patienten für psychoanalytische Behandlungen vorgenommen.

Randomisierung

Eine verlässliche und automatische telefonische Randomisierung wurde durch das »Clinical Trials Unit« des University Colleges London bereitgestellt. Die Minimierung ist notwendig, um den Einfluss moderierender Faktoren auf das Ansprechen der Behandlung einzuschränken. Ein Geschlechter-Bias wurde bei unipolaren Depressionen festgestellt: Die Prävalenzrate für Frauen wird auf 28/1000 geschätzt im Vergleich zu 24/1000 bei Männern in England (Statistics OfN, 2000); das Ausmaß der Vorbehandlungen beeinflusste den Behandlungserfolg (Elkin, Shea, Watkins u. Imber, 1989); eine antidepressive Medikation ist die am häufigsten eingesetzte Behandlung bei Depressionen. Deshalb wurde ein computergenerierter adaptiver Minimierungsalgorithmus, der ein zufälliges Element enthielt, angewendet, um Geschlecht, Symptomschwere (BDI von 29 – 39 oder 40+) und Medikation (vorhanden / nicht vorhanden) zu kontrollieren. Nur die für den Minimierungsalgorithmus erforderlichen Informationen wurden dem »Clinical Trials Unit« bereitgestellt.

Die Studienintervention – Psychoanalytische Psychotherapie

Wie beschrieben umfasst die PP-Intervention sechzig fünfzigminütige Einzelsitzungen mit einer Frequenz von einer Wochenstunde. Jede Behandlung nimmt dementsprechend eine Dauer von 18 Monaten in Anspruch. Die Therapeuten sind erfahrene Kliniker des »Adult Department« der Tavistock-Klinik. Sie sind qualifiziert in einer der Kerndisziplinen des Gesundheitswesens, Psychologie, soziale Arbeit, Krankenpflege oder Psychiatrie und absolvierten eine durch das »British Psychoanalytic Council« anerkannte Ausbildung in psychoanalytischer Psychotherapie oder Psychoanalyse. Die Mehrheit besteht aus Mitgliedern der Britischen Psychoanalytischen Gesellschaft. Alle Therapiesitzungen, Intervisionen und Supervisionen sind auf Tonband aufgezeichnet worden.

Das PP-Behandlungsmanual

Taylor (2010) hat ein psychoanalytisches Psychotherapiemanual verfasst, das die allgemeinen Prinzipien der psychoanalytischen Psychotherapie beschreibt und deren Anwendung bei der entsprechenden Patientengruppe. Das Manual führt die Prinzipien aus, die die Intervention leiten. Es ist in seinem Ansatz vielmehr offen-zulassend als vorschreibend. So befähigt es bereits ausgebildete Psychotherapeuten, den Erzählungen des Patienten zu folgen. Auf diese Weise repräsentiert das Manual psychoanalytische Prinzipien und die aktuelle psychodynamische klinische Praxis (Gabbard, 2005). Auf der Suche nach Evidenzbasierung von psychodynamischen Langzeittherapien verfolgen auch andere Studien eine ähnliche Herangehensweise (Clarkin, Fonagy u. Gabbard, 2010).

Neben einer Beschreibung der Ziele und Werte psychoanalytischer Behandlungen spezifiziert das Manual die Aufgaben und Ziele des Therapeuten in Bezug auf die TRD-Patientengruppe. Das Manual gibt einen Überblick über Probleme und Konflikte, die bei dieser Patientengruppe gefunden werden. Es betont die Bedeutung des Rahmens für die Behandlung und es stellt beispielhaft Sitzungsnarrative (klinisches Material) zur Verfügung, die typisch für depressive Patienten sind. Das Manual bietet darüber hinaus psychoanalytische Formulierungen für die Beschreibung der einzelnen Komponenten der Depression, einschließlich der Konfigurationen, die Chronifizierung und Renitenz untermauern. Es illustriert die therapeutischen Ansätze zu Beginn, während des Verlaufs sowie zum Ende der Behandlung. Ein spezifischer Abschnitt ist Fragen des Umgangs gewidmet, inklusive suizidaler Krisen, die bei dieser Patientengruppe aufkommen können. Im letzten Abschnitt des Manuals werden die Unterschiede zwischen analytischer Psychotherapie und anderen psychologischen Interventionen bei Depressionen wie der KVT identifiziert. Das Manual wird in der LAC-Depressionsstudie eingesetzt (Leuzinger-Bohleber u. Bahrke, 2011).

Die Beurteilung der Behandlungstreue

Die PP-Behandlungen werden mit 14-täglichen Fallkonferenzen und regelmäßigen Therapeutenworkshops begleitet. Diese werden auf Tonband aufgezeichnet. Die Evaluierung der Behandlungstreue erfolgt mit dem »Psychotherapy Process Q-Sort« (PQS) (Jones, 1985, 2000), ein 100 Items umfassendes Instrument, das Schlüsselkompetenzen, Verhalten und Therapeutenaussagen in verschiedenen Psychotherapieformen unterscheidet. Q-Sort Ratings erfolgen anhand einer zuvor festgelegten Normalverteilung. Diese Form der Adhärenzprüfung hat den Vorteil, dass sie unabhängig von den dem Verfahren zugrunde liegenden theoretischen Modellen ist. Der Grad der Übereinstimmung einer bestimmten Sitzung mit dem psychoanalytischen Prototyp lässt sich quantifizieren (Ablon u. Jones, 2005) und das Fehlen von Elementen, das die Behandlung verfälscht, kann bestätigt werden. Das Instrument ist valide. Es wird in vielen ähnlichen Studien verwendet (Ablon u. Jones, 1999, 2002). Geschulte Rater bewerten unabhängig voneinander zufällig ausgewähltes Sitzungsmaterial auf einer Skala von 1 bis 9 hinsichtlich ihrer Übereinstimmung mit verschiedenen Prototypen zu Psychotherapien. Es sind hohe Interraterreliabilitäten erreicht worden (Ablon u. Jones, 1999; Jones u. Pulos, 1993; Ablon, Levy u. Katzenstein, 2006). Wir erwarten, dass PP-Behandlungen hohe Werte bei unstrukturierten offenen Dialogen, Übertragungsdeutungen und der Identifizierung von unbewussten Prozessen erzielen. Für die Merkmale des KVT-Prototyps hingegen werden geringe Werte erwartet, wie beispielsweise das Aushandeln bestimmter Kategorien von Gedanken und Einstellungen, die Ermutigung, Hausaufgaben zu bestimmten Themen außerhalb der Therapie zu machen, und Verhaltensexperimente.

Die »treatment as usual«-Bedingung

Patienten, die zufällig der TAU-Kontrollgruppe zugeteilt wurden, erhalten die von ihrem Arzt vorgesehene Behandlung. Dies kann auch die Überweisung an andere Spezialisten einschließen. Im britischen NHS ist der Umfang solcher Behandlungen durch die Behandlungsrichtlinien des »National Institute for Clinical Excellence« definiert und in gewissem Maße spezifiziert (NICE NIfhace, 2010). Derzeit ist eine Überweisung in eine analytische Psychotherapie nicht in den Leitlinien enthalten. Die Behandlungen und Interventionen der TAU-Kontrollgruppe werden über die Studie hinweg mit dem »Client Service Receipt Inventory« (CSRI) (Beecham, Knapp, Thornicroft, Brewin u. Wing, 1992) und den ärztlichen Aufzeichnungen erfasst. Argumente für und gegen diese Form des Gruppenvergleichs werden in einer abschließenden Diskussion betrachtet. Am Ende der Studienteilnahme werden alle TAU-Fälle durch das »Tavistock Adult Department« überprüft und gegebenenfalls bei Indikation oder Anfrage eine analytische Psychotherapie empfohlen.

Die Ergebnismaße

Hauptergebnismaß

In der Ergebnisforschung zur Psychotherapie und antidepressiven Medikation ist die »Hamilton Rating Scale of Depression« (HRSD, Hamilton, 1967) das weitverbreitetste interview-basierte Instrument zur Erhebung des Schweregrads der depressiven Symptomatik. Die unabhängigen, zweifach gerateten HRSD-Werte bilden den Hauptindex für den Schweregrad der Symptomatik. Die HRSD ist ein strukturiertes Interview, das die Schwere depressiver Symptome bei Patienten mit einer klinisch relevanten Diagnose einer Depression quantifiziert. Die psychometrischen Eigenschaften des Instruments sind akzeptabel

(Bagby, Ryder, Schuller u. Marshall, 2004). Neben kategorialen depressiv/nichtdepressiv-Analysen (mit einem Cut-off-Wert von 14 für eine Remission) wollen wir eine Wertekurve über den dreieinhalbjährigen Untersuchungszeitraum entwickeln. Dies ermöglicht die Beurteilung des Schweregrads der Depression über die Zeit mit einem Fokus auf die 2-Jahres-Follow-up-Periode.

Sekundäre Ergebnismaße

a) *Selbsteinschätzung der Schwere der Depression* wird mit dem Beck-Depressions-Inventar (BDI-II) (Beck, Steer u. Brown, 1996), dem weitverbreitetsten Instrument zur Selbsteinschätzung der depressiven Symptomatik, erhoben. Der BDI-2 besteht aus 21 Items mit einem Wertebereich von 0 bis 63. Der Fragebogen weist exzellente Reliabilitäten (Alpha-Koeffizient von .92 für eine nichtstationäre Population) und diagnostische Effizienz (Nezu, Ronan, Meadows u. McClure, 2000; Beck et al., 1996) auf.
b) Achse-I-Störungen werden mit dem strukturierten klinischen Interview (SCID-I) (First, Spitzer, Gibbon u. Williams, 2001) des DSM-IV erfasst. Das halbstrukturierte klinische Interview beurteilt Patienten auf allen fünf Achsen der DSM-IV Diagnosen. Das SKID-I, das oft als Standard für klinische Diagnosen eingesetzt wird (Shear et al., 2000), weist akzeptable Interraterreliabilitäten auf (0.60 – 0.83) (Lobbestael, Leurgans u. Arntz, 2010). Die Diagnosen, die in der TADS-Studie erfasst wurden, sind Major Depression, Dysthymia, Alkoholmissbrauch und -abhängigkeit, Drogenmissbrauch und -abhängigkeit, Angststörungen, Zwangsstörungen und Essstörungen.
c) *Achse-II-Persönlichkeitsstörungen:* Der Fragebogen für Persönlichkeitsstörungen des strukturierten klinischen Interviews für DSM-IV (SCID-II-PQ) (First, Gibbon, Spitzer, Williams u. Benjamins, 1997) wird verwendet, um mögliche Persönlichkeitsstörungen bei den Patienten festzustellen. Es konnte eine 67 %ige Konkordanz dieses Selbstbeurteilungsinstruments mit dem SKID-II festgestellt werden. Zudem wurden deutliche Zusammenhänge in den diagnostischen Konzepten und Kategorien der Werte des SKID-II und des

SKID-II-Fragebogens für Persönlichkeitsstörungen berichtet (0.74 – 0.97 [nur drei unter 0.80]) (Farmer u. Chapman, 2002).

d) *Persönlichkeitsfunktion:* Die Informationen, die mit dem »Tavistock Psychodynamic Interview« (TPI) erhoben werden, erlauben eine Bewertung der Achse-II-Pathologie mit dem »Shedler-Westen Q-Sort« (Shedler u. Westen, 2004). Die Informationen ermöglichen darüber hinaus die Beurteilung der Persönlichkeitspathologie entsprechend den überarbeiteten Kriterien des angekündigten DSM-5. Das TPI wird nachfolgend näher beschrieben in dem Abschnitt, der dem qualitativen Teil der Studie gewidmet ist.

e) *Objektbeziehungen:* Der »Person's Relating to Other Questionnaire« (PROQ2a) (Birtchnell, 1999) ist ein aus 96 Items bestehender Selbstbeurteilungsfragebogen, der den Stil des Sich-Beziehens in Bezug auf Nähe (einbinden) versus Distanz (Trennung suchen) und Ausrichtung, oben (von oben nach unten) versus unten (von unten nach oben), einschätzen lässt. Das Instrument besteht aus acht Skalen, die auf diese beiden Achsen ausgerichtet sind. Birtchnell und Evans (2004) haben eine hohe interne Validität für alle Skalen nachgewiesen (0.73 und höher).

f) *Soziales Funktionsniveau:* Die »Global Assessment of Functioning Scale« (GAF) (Hilsenroth et al., 2000) ist ein häufig benutztes Ratinginstrument, das das psychologische, soziale und berufliche Funktionsniveau auf einem hypothetischen Kontinuum von psychischer Gesundheit bis Krankheit mit Werten von 0 bis 100 einschätzt. Es schließt die Achse V des DSM-IV mit ein. Die Werte setzen sich aus der aggregierten Gesamtinformation, die über eine Person vorliegt, zusammen. Eine Psychotherapiestudie ähnlich der TADS berichtet eine hohe Interratereliabilität (0.92) (Hilsenroth et al., 2000).

g) *Subjektives Wohlbefinden* wird mit dem »Clinical Outcome in Routine Evaluation – Outcome Measure« (CORE-OM) (Evans et al., 2000) gemessen. Das aus 34 Items bestehende Selbstbeurteilungsinstrument umfasst Wohlbefinden, Funktionsfähigkeit, Symptome und Risiken. Es zeigen sich für alle Bereiche eine gute interne Reliabilität (von 0.75 – 0.95), Konvergenzvalidität und Veränderungssensitivität (Evans et al.,

2002). Das Instrument ist vielfach eingesetzt für Therapieevaluationen, die von dem »Psychotherapy Departments« des britischen NHS angeboten werden (Chiesa et al., 2009).

h) Lebensqualität: Der »Quality of Life Enjoyment and Satisfaction Questionnaire« (Q-LES-Q) (Endicott, Nee, Harrison u. Blumenthal, 1993) ist ein Selbstbeurteilungsinstrument mit 93 Items, die in acht Bereiche von Lebensqualität aufgeteilt sind: physische Gesundheit, subjektives Empfinden, Arbeit, Haushaltverpflichtungen, Schule, Freizeitaktivitäten, soziale Beziehungen und allgemeine Aktivitäten. Jedes Items wird auf einer fünfstufigen Skala zu Freude/Zufriedenheit innerhalb der letzten Woche eingeschätzt. Die Mittelwerte ergeben sich aus den acht Summenskalen mit einem Range von 0–100, wobei höhere Werte für eine bessere Lebensqualität stehen. Das Instrument erreicht akzeptable Test-Retest-Reliabilitäten (0.60–0.89). Die Subskalen haben eine gute internen Konsistenz (0.82–0.93) (Schechter, Endicott u. Nee, 2007).

i) *Anzahl depressionsfreier Tage:* Zu Studienbeginn und zu allen weiteren Messzeitpunkten und Follow-up-Untersuchungen werden die Patienten gebeten, die Anzahl erlebter depressionsfreier Tage des letzten Monats einzuschätzen.

Tabelle 2: Messzeitpunkte der Haupt- und Nebenergebnismaße der TADS

Messzeitpunkt	BDI	HRSD	CORE	PROQ2	QlesQ	SCID-I	SCID-II-PQ	CSRI
Baseline	X	X	X	X	X	X	X	X
Reviews:								
3 Monate	X	X	X	X	X			
6 Monate	X	X	X	X	X			X
9 Monate	X	X	X	X	X			
12 Monate	X	X	X	X	X			X
15 Monate	X	X	X	X	X			
18 Monate	X	X	X	X	X	X	X	X
Follow-up:								
6 Monate FU	X	X	X	X	X	X	X	X
12 Monate FU	X	X	X	X	X	X	X	X
24 Monate FU	X	X	X	X	X	X	X	X

Auswertung der Daten

Um eine neutrale Datenauswertung zu garantieren, werden bis zu dem Zeitpunkt, zu dem alle Teilnehmer die katamnestische Untersuchung nach sechs Monaten erreicht haben, keine Daten ausgewertet. (Dies sollte Mitte 2012 der Fall sein.) Zunächst wird dann eine Intention-to-Treat-Analyse mit STATA, Version 11.0 durchgeführt (d. h., alle vorhandenen Daten der randomisierten Teilnehmer werden analysiert). Die Zahlen und Prozente verlorengegangener Patienten zu den Messzeitpunkten 12, 18 und 24 Monate nach Randomisierung werden angegeben und zwischen den Behandlungsarmen mit einer absoluten Risikodifferenz (K.I. von 95 %) verglichen. Todesfälle und deren Ursachen werden separat berichtet. Um Power und Präzision des geschätzten Behandlungseffekts zu erhöhen, werden fehlende Baseline-Kovariaten für die Hauptanalyse entweder über Mittelwert- oder Regressionsimputationen geschätzt (White u. Thompson, 2005). Alle verfügbaren Ergebnisse werden ohne Imputation fehlender Werte verwendet. Die Hauptanalyse erfolgt auf der Annahme unerheblicher Drop-outs. In der Sekundäranalyse werden fehlende Werte über multiple Imputationen nach dem Markov-Chain-Monte-Carlo-Verfahren (Graham, 2009) ersetzt.

Bei kontinuierlichen Ergebnisvariablen werden Mittelwertunterschiede zwischen den zu jeweils einem Studienarm randomisierten Patienten über eine Kovarianzanalyse untersucht, die entweder über den Baseline-Ergebniswert oder den Baseline-Ergebnis-, Geschlechts- und Alterswert korrigiert wird. Die Annahme von Linearität wird über eine Fehleranalyse überprüft; falls notwendig werden hierfür Bootstrapping-Techniken angewendet. Um fehlende Daten über multiple Imputationen mit einzubeziehen, wird eine Sensitivitätsanalyse durchgeführt; die setzt die Annahme der Daten als »missing at random« voraus. Die statistische Analyse der kontinuierlichen Antwortvariablen basiert auf der Verwendung von linear gemischten Modellen (Rabe-Hesketh u. Skrondal, 2008).

Für binäre Antworten werden gemischte Modelle nach logistischen Regressionsmodellen und verallgemeinerte Schätzungsgleichungen verwendet (Liang u. Zeger, 1986). Um die Patienten proportional zu vergleichen, die während der Therapie und der katamnestischen Phase ihre Diagnose »verloren« haben, werden über die zwei Gruppen logistische Regressionen berechnet, wobei hier ein Grenzwert von 14 auf der HRSD als Kriterium verwendet wird. Analysen der »Zeit zur ersten Erholung« und der »Zeit zum ersten Rückfall« (time to first relapse) geschehen über Methoden der Survival-Analyse, einen log-rank-Test für bivariate Vergleiche und Cox-Proportional-Hazard-Funktionen, um eine Anpassung an Geschlecht, Stratifizierungsvariablen und an die Zeit, die die Patienten vor der Randomisierung in Therapie verbrachten, vorzunehmen. Die Abhängigkeiten zwischen den Auslegungspunkten im gemischten linearen Modell werden berücksichtigt, indem eine unstrukturierte Korrelationsstruktur angenommen wird.

Die statistische Signifikanz wird über den Waldtest erhoben, und K.I.s werden über die Delta-Methode erstellt (Mignon u. Gamerman, 1999). Die Zeit wird als kategoriale Variable mit fünf möglichen Werten (0, 6, 12, 18 und 24 Monate) behandelt. Das Basismodell umfasst die Haupteffekte von Zeit, Behandlungsgruppe, die Differenz zwischen geplanter und realer Messung und die Interaktion erster Ordnung zwischen Zeit und Behandlungsgruppe. Ein vollständiges Modell wird potenzielle Störfaktoren beinhalten (z. B. Altersgruppe, Geschlecht etc.). Um eine Korrektur der Baseline-Werte über die Zielkriterien vorzunehmen, werden zusätzliche Analysen durchgeführt. Zudem werden »as treated«-Modelle berechnet, indem Variablen eingeschlossen werden, die Einwilligung (z. B. die Wartezeit von der Randomisierung bis zum Beginn der Behandlung, Ausmaß der Partizipation, Einschluss eines Indikators, ob ein Patient die Studienbehandlung erfahren hat) und zusätzliche Behandlungen wie Medikation berücksichtigen.

Ökonomische Evaluation

Die genaue Anzahl der Therapiesitzungen wird aufgezeichnet. Die Kosten werden anhand von Daten über Gehälter, indirekte Kosten und Aktivitätsaufwfendungen geschätzt. Inanspruchnahmen von anderen Dienstleistungen während der zwölfmonatigen Phase vor Baseline und während der Follow-up-Erhebungen (eingeteilt in Sechs-Monats-Zeiträume) werden mit dem »Client Service Receipt Inventory« (CSRI) (Beecham et al., 1992) erhoben. Das CSRI erhebt Informationen über Anzahl und Dauer von Kontakten zu primären und sekundären Gesundheits- und Sozialfürsorge-Diensten und erfasst die Anzahl der Arbeitsunfähigkeitstage. Die Dienstleistungskosten berechnen sich über die Kombination der Daten zur Inanspruchnahme von Dienstleistungen mit Standardeinheiten zu Kosten (Beecham et al., 1992; Drummond, O'Brien u. Stoddart, 1997). Die Kosten durch Arbeitsplatzverlust errechnen sich durch die Kombination der Dauer der Arbeitslosigkeit mit durchschnittlichen Einkünften. Der Erhebung medizinischer Daten wurde zugestimmt. Diese werden in Ergänzung zum CSRI verwendet. Da eher zu wenig als zu viel medizinisch dokumentiert wird und die Wahrscheinlichkeit einer Unterschätzung daher größer ist, werden, sollten die Quellen voneinander abweichen, die höheren Angaben verwendet. Die Wirtschaftlichkeit wird durch die Kombination der Kosten mit der Veränderung den HRSD bewertet: Inkrementelle Kosten-Nutzen-Verhältnisse werden berechnet, um zusätzlich anfallende Kosten für eine einseitige Verbesserung im HRSD aufzuzeigen. Unsicherheiten zu diesen Schätzungen werden in entsprechenden Kosten-Nutzen-Plänen aufgegriffen. Diese Analysen werden zuerst für die Gesundheitskosten und dann für die Gesamtkosten (d.h. die Inanspruchnahme von anderen Dienstleistungen und Arbeitslosigkeit) durchgeführt. Sensitivitätsanalysen werden durch eine Erhöhung/Verringerung der Versorgungskosten um 25 % und unter Verwendung von Mindesteinkünften zur Abschätzung der Arbeitslosigkeit durchgeführt.

Qualitative und psychoanalytische Fallbeschreibung

1) Die privaten Theorien der Teilnehmer und Therapeuten

Um die individuellen Krankheitsmodelle und Vorstellungen der Therapeuten zu identifizieren, wurde das »Private Theories Interview« (PTI) (Ginner, Werbart, Levander u. Sahlberg, 2001) angewandt (Lilliengren u. Werbart, 2005; Werbart u. Levander, 2005; Werbart u. Levander, 2006). Die Vorgaben des Interviewers werden in diesem Verfahren möglichst gering gehalten, damit sich die Sichtweisen des Interviewten möglichst deutlich entfalten. Wir haben hier mit diesem halbstrukturierten Interview gearbeitet, um narratives Material zu den persönlichen Theorien der Teilnehmer zu ihrer Depression, zu ihren Erfahrungen der Behandlung sowie ihrer Teilnahme an einer randomisierten Langzeitstudie zu sammeln. Diese Erhebung wird anhand eines gezielt ausgewählten Subsamples aus beiden Patientengruppen durchgeführt, beim PPD-Arms auch mit den zugehörigen Therapeuten. Das Sample wurde zudem bezüglich Geschlecht, demografischer Daten und Ansprechen auf Behandlung (Completer vs. Drop-outs; Responder, Intermediate und Non-Responder) parallelisiert. Die Analyse geschieht systematisch und folgt einem Kodierungsmanual (Ginner et al., 2001), das auf Basis der phänomenologischen Prinzipien der »Kategorisierung von Bedeutung« und »Konzentration auf Bedeutung« organisiert ist (Kvale, 1994). Weitere Analysen werden sich mit den Sichtweisen des Subjekts auf Veränderung in der Therapie und auf Zusammenhänge dieser Perspektiven mit quantitativen Ergebnissen befassen.

2) Das »Tavistock Psychodynamic Interview« (TPI)

Das TPI ist ein speziell entwickeltes Instrument (Carlyle, 2002), das zur Anwendung von geschulten Psychoanalytikern bestimmt ist. Es bezieht sich auf gut validierte psychodynamische und Bindungsinterviews. Diese sind das »Adult Attachment Interview« (AAI) (Main et al., 1985), das »Current Relationships Interview« (CRI) (Crowell u. Owens, 1996), und die »Quality of Object Relating Scale« (QORS) (Piper, McCallum u. Joyce, 1993). Das AAI (Bakermans-Kranenburg u. van Ijzendoorn, 1993) basiert auf dem Befund, dass sich formale Charakteristika im Diskurs von Erwachsenen verlässlich auf in der frühen Kindheit entwickelte Bindungsmuster zurückführen lassen. Empirische Ergebnisse bestätigen, dass zwischen Narrativen, Träumen, frühen autobiografischen Erinnerungen und Bindungsmustern eine thematische Kontinuität besteht (Main, 1993). Das CRI sowie das QORS sind darauf ausgerichtet, die Qualität früher Objektbeziehungen zu erheben, und zeigen gute Ergebnisse in Bezug auf ihre Validität (Roisman, Collins, Sroufe u. Egeland, 2005).

Das Interview wird sowohl mit der Aufnahme der Teilnehmer in die Studie (TDI-Initial) durchgeführt sowie zwei Jahre danach wiederholt (z. B. im Fall der Patienten des PPD-Arms sechs Monate nach Beendigung der Therapie). Zusätzlich zu den klinischen Einschätzungen und Persönlichkeitstests, die schon beschrieben wurden, erhebt das TPI narrative Daten über die Beziehungserfahrungen der Probanden. Schlüsselelementen in der Entwicklung und den Übergangsphasen in der frühen Kindheit, der Adoleszenz und dem Erwachsenenalter kommt eine besondere Bedeutung zu. Die Teilnehmer werden zudem gebeten, einen kürzlich geträumten Traum mit ihrer frühesten Kindheitserinnerung in Verbindung zu bringen. Das Ziel ist es, die subjektiven Repräsentationen entscheidender interpersoneller Beziehungen zusammen mit psychodynamisch wichtigen Aspekten der kognitiven und emotionalen Verarbeitung zu erfassen, um so zu einer unabhängigen psychodynamischen Einschätzung der Krankheit des Patienten zu gelangen.

Die Endversion des TDI konzentriert sich auf Veränderungen in den psychologischen und interpersonellen Funktionen, die nach psychoanalytischer Auffassung eine Rolle in der Dynamik depressiver Erkrankungen spielen. Jegliche Veränderungen bezüglich der persönlichen Narrative und des Funktionsniveaus über die Bereiche früher und späterer Beziehungen, Arbeit, körperlicher Gesundheit usw. hinweg werden vermerkt. Außerdem wird das anfänglich geführte Interview mit der Bitte nach einem Traum jüngeren Datums und der frühesten Kindheitserinnerung wortwörtlich wiederholt, um so die Antworten des Teilnehmers zu unterschiedlichen Zeitpunkten vergleichen zu können. Mit Bezug auf diese psychodynamischen Variablen werden die Teilnehmer im Anschluss daran von unabhängigen Ratern in Responder, Intermediate und Non-Responder eingeteilt. Im Folgenden werden Korrelationen zwischen diesen Kategorien und der Behandlungszuweisung und den quantitativen Ergebnissen berechnet. Die Fallvignetten sollen gleichzeitig verschiedene Prototypen voneinander abgrenzen, um die Vielfältigkeit an Komorbiditätsmustern, Vulnerabilitäten und des Ansprechens beziehungsweise Nicht-Ansprechens auf therapeutische Intervention zu beschreiben.

3) Methoden der psychoanalytischen Fallbeschreibung

Im Folgenden sollen drei Substudien beschrieben werden, die, basierend auf psychoanalytischen Theorien, Methoden der Fallbeschreibung verwenden. Diese wurden entwickelt, um ein allgemeines Modell anzubieten, auf Basis dessen die Erkenntnisse von RCT-Studien erklärt werden und spezifische Fragen überprüft werden können.

a) Eine psychoanalytische Typologie verschiedener Ausprägungen chronischer Depression: Unter Verwendung des Ansatzes von Rosenfeld (1959), Blatt (1974), Blatt und Zuroff (1992) und Bleichmar (1966) konnte aus der klinischen Vorstudie, bestehend aus fünf Kasuistiken, eine vorläufige Typologie entwickelt werden, die aus sieben Komponenten / Dimensionen besteht (Taylor, 2005; Taylor u.Harris, 2005). Aus der Untergruppe der Patienten in PP (N = 67) wurde nun von Mitarbeitern des klinischen Forschungsteams eine zielgerichtete Teilstichprobe extrahiert, die nach Möglichkeit die volle Bandbreite der am häufigsten identifizierten Subformen von TRD enthielt, Ausnahmen, Ausreißer und andere für informativ erachtete Typen eingeschlossen (Pope u. Mays, 2006; Barbour, 2001). Diese umfasst zumindest 25 Fälle. Auf Basis ausgedehnter klinischer Fallbesprechungen anhand mündlicher Berichte der Therapeuten über den individuellen Therapieverlauf sowie Transkripten der Audioaufnahmen, wurde in einer therapeutischen Expertenvalidierung die Passung des Typologisierungsmodells erhoben und die Möglichkeit diskutiert, dieses Modell auf eine derart heterogene Stichprobe anzuwenden. Daraufhin wurde jeder Studienteilnehmer über ein Pro-Forma-»Rating« in eine der beschriebenen Kategorien eingeteilt. Die Konsensualität und Beschreibung in der Expertengruppe wurden mit dem Urteil der Therapeuten abgeglichen und wenn nötig entsprechend modifiziert (siehe Seitz, 1966; Leuzinger-Bohleber u. Target, 2002). Die ursprüngliche Beschreibung der Unterstichprobe und deren Typologisierung wurden nun mit der Einschätzung des gesamten PP-Samples durch die Therapeuten abgeglichen. Alle daraufhin notwendig erscheinenden Anpassungen des Modells wurden nun vorgenommen. Das Ziel während dieses gesamten Prozesses wird es sein, möglichst »dichte Beschreibungen« zu liefern, von denen jede einzelne auf andere Informationsquellen zurückgreift.

b) Die beobachtete Veränderung oder Nicht-Veränderung im PP-Sample: Um die Kategorisierung anhand der Reaktion auf die Therapie vorzunehmen – Responder, Non-Responder, Intermediate und Treatment Failure –, wurde, einem ähnlichen Vorgehen folgend, eine möglichst breitgefächerte Unterstichprobe des PP-Armes ausgewählt, die ebenso auf der Basis der Therapeutenurteile kategorisiert wurde. Daraufhin stellten die Therapeuten auch hier engmaschig angelegte Beschreibungen bereit – wiederum mit Bezug auf die jeweils verwendeten Informationsquellen –, um somit die Elemente der positiven und negativen Veränderungen zu umreißen. Diese Beschreibungen werden gemeinsam mit den quantitativen Daten und den Erkenntnissen der TPI in einer triangulierten Form zusammengetragen und helfen so, ein dreidimensionales Bild der Ergebnisse zu zeichnen.

c) Untersuchung der möglichen Rolle eines gesteigerten Gefühls der eigenen Handlungsmöglichkeiten (sense of personal agency) in der Gruppe der Responder für die PP und die anhaltende Passivität der Non-Responder-Gruppe: Empirische Ergebnisse zeigen, dass das subjektive Gefühl der eigenen Handlungsmöglichkeiten (Emirbayer u. Mische, 1998) als eine der ausführenden Funktionen der Persönlichkeitsorganisation (Jurado u. Rosselli, 2007) eine entscheidende Rolle für die psychische Gesundheit (Allen, Munich u. Rogan, 2005; Bandura, 1995), die Entwicklungs- und Sozialresilienz (Evans, 2002) sowie die Rekonvaleszenz von psychischen Störungen spielt. Im Fall der Depression korrelieren Unterschiede im psychosozialen Funktionsniveau nur geringfügig mit der Symptomschwere und auch Unterschiede in der Motivation können nicht allein auf Basis der korrespondierenden Stimmung erklärt werden. Psychoanalytische Erkenntnisse legen eher nahe, dass eine persistente Form der Passivität, die auch bei Patienten mit TRD beobachtet werden kann, die mangelnde Responsivität auf die Therapie beeinflusst (Laplanche u. Pontalis, 1973; Schafer, 1968). In diesem Teil der qualitativen Studie sollen die durch die Therapeuten, wie in b) beschrieben, in die Kategorien Responder, Intermediate und Treatment Failure eingeteilten Untergruppen, auf der Basis der psychoanalytischen Konzeptualisierung des subjektiven Gefühls der eigenen Handlungsmöglichkeiten, wie von Amino und Taylor (2008, unveröffentlicht) beschrieben, evaluiert werden.

Ethikkommission

Die Studie wurde anhand der Ethikrichtlinien des »NHS West Midlands Research Ethics Committee« vom 28. Mai 2002 – Referenznummer MREC02/07/035 – evaluiert. Änderungsanträgen wurde im Juli 2005, im Oktober 2009 und im Februar 2010 zugestimmt. Einige der ethischen Fragen, die sich im Verlauf dieser Langzeitstudie gestellt haben, werden im Rahmen der Diskussion erörtert.

Diskussion

Diese pragmatisch randomisierte, kontrollierte Studie zeichnet sich dadurch aus, dass sie mit hohem qualitativen Anspruch eine bisher wenig erforschte Psychotherapieform, psychoanalytische Therapien mit mittlerer oder langer Dauer, untersucht. Sie verfolgt das Ziel, die Passivität zu reduzieren, die der Depression von Patienten zugrunde liegt, die an einer besonders komplexen und

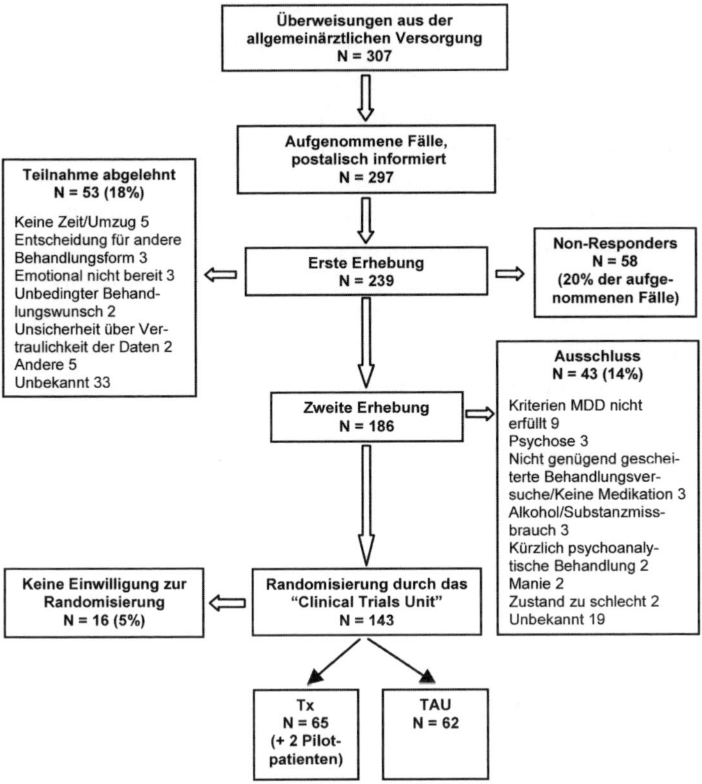

Abbildung 1: Studienverlauf und Rekrutierung der Teilnehmer

langfristigen Form der depressiven Erkrankung leiden. Bis dato liegt nur eine empirische Untersuchung vor, die eine ähnlich komplexe Patientenstichprobe vorweisen kann (Knekt, Laaksonen, Raitasalo, Haaramo u. Lindfors, 2010; Knekt u. Lindfors, 2004; Knekt, Lindfors u. Laaksonen, 2009; Knekt et al., 2011). Wir sind der Meinung, dass ein positives Ergebnis unserer Untersuchung zu einer signifikanten Erweiterung der Behandlungsoptionen für Patienten führen würde, die an dieser Erkrankung leiden, die große Kosten verursacht und eine weltweit ernstzunehmende Belastung darstellt. Zudem sind diese Patienten weitgehend unterversorgt (NICE NIfhace, 2010; WHO, 2001).

Wie wir bereits dargelegt haben, bringen allerdings sowohl die Charakteristika der Erkrankung als auch die der Therapieform den Erkenntnisgewinn, der aus der klassischen empirischen Methode der randomisierten klinischen Studie gezogen werden kann, an seine Grenzen. Wir haben uns deshalb für ein naturalistisches (ecological) Studiendesign entschieden, das Informationen zu aktuellen Behandlungsergebnissen von Therapien mit einer mittleren und längeren Dauer bei einer klinisch signifikanten Patientenstichprobe innerhalb des NHS liefern soll. Viele der Entscheidungen bezüglich des Studiendesigns ergaben sich im Weiteren aus dieser Entscheidung. In diesem Abschnitt werden wir diskutieren, auf welche Art und Weise wir versucht haben, unausweichliche Schwierigkeiten abzuschwächen und einige Grenzen der Studie zu explizieren.

Die Patientenstichprobe

In Zusammenhang mit der Vergabe von Diagnosen für depressive und andere geläufige psychische Erkrankungen wissen wir noch nicht genau, wie wir diese sinnvoll in ihre Einzelteile zerlegen können. Um ihr erstes Ziel, die ökologische Validität, zu erreichen, sollte die vorliegende Studie ihre ausgewählte Stichprobe unter Einbeziehung möglichst geringer Vorannahmen auswählen. Aus diesem Grund wurde unsere Stichprobe intern definiert und bezog sowohl Patienten mit komorbiden Störungen auf Achse I und Achse II als auch mit physischen Gesundheitsproblemen mit ein. Dieses Vorgehen führte unweigerlich zu einer sehr heterogenen Stichprobe, die viele unbekannte Faktoren enthält, die sowohl die Ergebnisse als auch deren Interpretation beeinflussen können. Auch wenn sich ein Vorteil der PP daraus ergibt, dass das Verfahren sehr individuell auf die jeweilige Psychopathologie des Patienten eingehen kann, so erwarten wir doch einen variablen Effekt der Behandlung auf unterschiedliche Patienten. Die Behandlung wird manchen Patienten mehr helfen als anderen. Es ist theoretisch denkbar, dass sich diese Effekte gegenseitig aufheben (Nukherjee, 2011). In diesem Zusammenhand kann beispielsweise die Auswertung nach Mittelwerten unzureichend sein, und auch wenn die Auswertung der Ergebnisverläufe anhand von Wachstumskurven für unterschiedliche

Effekte Aussagen über die verschiedenen Formen der Responsivität zulässt, so müssen die kritischen Moderatorenvariablen, die auf diese Verläufe einwirken, dennoch zuerst identifiziert und gemessen werden. Ohne die Zuhilfenahme von Prädiktoren, die aus fundierten psychopathologischen Theorien abgeleitet werden, gleicht diese Vorgehensweise einem Glücksspiel. Die geringen Erfolge, die empirische Studien in der Beantwortung der Frage »Was wirkt für wen?« aufweisen, könnte darauf hinweisen, dass dieser Ansatz radikal missverstanden wird (Wolpert u. Fonagy, 2009). Wenn wir die Ursachen der Variabilität im Ansprechen oder Nicht-Ansprechen auf bestimmte Behandlungen erfassen wollen, ist es notwendig, sich durch Gruppendaten hindurchzuarbeiten und hervorzuheben, welche Strukturen einem bestimmten Individuum oder einer kleinen Gruppe zugrunde liegen könnten. Aus diesem Grund haben wir unsere qualitativen Daten sowohl mit psychoanalytischen als auch phänomenologischen Methoden erhoben.

Die »Treatment as usual«-Bedingung

Wir haben uns für eine TAU-Kontrollgruppe entschieden, da diese einen ökologisch einwandfreien Vergleich darstellt. TAU-Kontrollbedingungen stellen im Bereich von Behandlungserfolgsstudien eine gängige Methode dar, auch wenn deren Grundlagen und die jeweiligen Inhalte der TAU-Bedingungen von Fall zu Fall variieren (Board MHSaPHR, 2000). Unsere TAU-Kontrollbedingung ist nur zum Teil über die »NICE«-Richtlinien der NHS (UK) zur Behandlung von eben diesen Patienten festgelegt. Die derzeitige Praxisrealität zeigt eine große Bandbreite an Ressourcen für Behandlung psychischer Erkrankungen, die von der Zugänglichkeit an geografisch unterschiedlichen Standpunkten determiniert wird (NHS-Atlas). Unseren Erfahrung zufolge kommt dieses Ungleichgewicht speziell in der Behandlung von TRD-Patienten zum Tragen. Einige erhalten so besonders mustergültige Betreuung durch ihren Allgemeinarzt, inklusive sozialer Unterstützung, kommunaler Teams für psychische Gesundheit, einer kurzen Beratung sowie eine in Dauer und Intensivität angemessene pharmakologische sowie psychologische Behandlung. Andere hingegen erhalten jenseits der psychopharmakologischen Behandlung wenig bis gar keine Unterstützung und nur geringfügige individuelle Fallbetreuung. Einige haben sich unter Umständen nach manchen gescheiterten Behandlungsversuchen völlig gegen weitere Therapien entschieden. Diese Patienten haben das Gefühl, alle Therapiemöglichkeiten ausgeschöpft zu haben und bleiben letztendlich vernachlässigt und depriviert zurück. Wie wir bereits hervorgehoben haben, scheinen einige Charakteristika psychosozialer Funktionen integraler Bestandteil der TRD zu sein. Diese Faktoren üben negative Effekte auf Dienstleister aus, indem sie hilfesuchende Verhaltensmuster der Patienten nachteilig beeinflussen. Diese Überlegungen haben unsere Entscheidung beeinflusst, diese naturalistische Kontroll- und Vergleichsbedingung zu untersuchen (Thase, Nolen, Zohar, Roose u. Amsterdam, 1994).

Eine longitudinal angelegte Studie, die mit Patienten mit schweren depressiven Störungen arbeitet, führt immer einen Kampf gegen einen psychischen Grundzustand mit einer kontinuierlich hohen Suizidalität, der punktuell zu Verschlimmerungen und Krisen führt. Unser Leitprinzip beinhaltet deshalb, dass die Bedürfnisse der TAU-Patienten immer an erster Stelle stehen. Die erfahrenen klinischen Forscher und die klinische Leitung der Studie übernehmen explizit Verantwortung für die Sicherheit der Patienten und sind autorisiert, in die Behandlung der Patienten einzugreifen und diese zu beeinflussen. In den meisten Fällen beeinträchtigt dies keines der wissenschaftlichen Ziele – zum Beispiel den Versuch, so viele Patienten wie möglich so lange wie möglich in der Untersuchungsgruppe zu halten. Allerdings folgt aus den explizierten Tatsachen, dass die TAU-Bedingung nicht immer und nicht ausschließlich eine sonst übliche Behandlung darstellt. Vielmehr führt der konsistente und verlässliche Kontakt, der aus der Betreuung der Studie durch einen Wissenschaftler hervorgeht, dazu, dass die Behandlungen den Charakter einer niederfrequenten, psychodynamisch begründeten, supportiven Intervention bekommen.

Randomisierung

TRD-Patienten zeigen bezüglich der Resilienz, die sie gegenüber dem durch die Untersuchung entstehenden Stress haben, eine große Varianz. Einer der mächtigsten dieser Stressfaktoren stellt die Randomisierung dar, die in hohem Maße Gefühle der Zurückweisung reaktualisieren kann, vor allem bei den Patienten, die eine Geschichte von schwerem Verlust oder Vernachlässigung aufweisen. Patienten, die eine starke Präferenz für PP zeigten, sind extrem enttäuscht, verletzt oder wütend, wenn die Zuweisung nicht in die von ihnen erhoffte Richtung ausfällt. Diese Teilnehmer brechen möglicherweise ab. Andere brechen möglicherweise ab, weil sie das fürchten, was ihnen die Behandlung ihrer Meinung nach abverlangen wird. Wenn die Probanden also ihre Behandlungszuweisung erfahren, ist es essenziell, dass die Mitarbeiter in dieser Situation hohe Sensibilität zeigen. Die psychoanalytisch ausgebildeten Mitarbeiter der TADS-Studie geben den Teilnehmern im klinischen Erstinterview den Raum auszudrücken, wie sie ihre Zuweisung erleben. Zudem muss der klinische Forscher ständig den Gefühlen Aufmerksamkeit schenken, die durch den langen Forschungsprozess explizit geworden sind und vor allem bei denjenigen Patienten auftreten, die der TAU-Kontrollgruppe zugewiesen wurden.

Die Notwendigkeit bestmöglicher Forschungspraxis

Durch die Dauer dieser Studie, die länger als gewöhnlich ist, könnte eine Tendenz zu erhöhtem Drop-out der Teilnehmer resultieren. Um dem entgegenzuwirken, muss Kontinuität und absolut beste Praxis im Forschungsteam garantiert sein. Die Forscher müssen also verlässlich, beharrlich, flexibel und verständnisvoll allen Teilnehmern gegenüber und für sie erreichbar sein. Newsletter über den Stand der Studie und andere Kommunikationsmittel können verwendet werden, um das Bewusstsein der Teilnehmer über die Tatsache aufrechtzuerhalten, dass sie eine Hilfe für ein wertvolles Unternehmen darstellen.

Wissenschaftliche Mitarbeiter sind überwiegend nicht klinisch ausgebildet und stehen oft am Anfang ihrer beruflichen Karriere. Es ist also wichtig, dass Forschungsmitarbeiter von ausgebildeten Klinikern ausreichende klinische Supervision erhalten. Diese Supervision hat drei Funktionen: Erstens gibt es dem Forschungspersonal die Möglichkeit, die erheblichen emotionalen Auswirkungen zu verarbeiten, die aus den von den Patienten vermittelten Gefühlen resultieren. Zweitens hilft es den Forschern dabei, die Bedürfnisse des Teilnehmers nach einer fortwährenden Kommunikation über ihren Zustand mit der ausgleichenden Aufgabe als Wissenschaftler in Einklang zu bringen – während dieser gleichzeitig dafür Sorge trägt, dem Teilnehmer zu helfen, in der Studie zu bleiben. Drittens gibt es den klinischen Forschern die Möglichkeit über den Zustand der einzelnen Patienten informiert zu bleiben.

Grenzen der TADS-Studie

Im Vergleich zu anderen longitudinalen Ergebnisstudien psychoanalytischer Psychotherapie (LTPP) kann unsere Stichprobe mit einem N von 130 als groß angesehen werden; statistisch betrachtet weist die TADS-Studie allerdings keine wirklich ausreichende Power auf. Leider sind die Ressourcen im Sinne einer solch langen und kostspieligen Behandlung, die für eine größere Stichprobe nötig wären, schlichtweg nicht verfügbar. Eine zweite Begrenzung bringt die Tatsache mit sich, dass es unmöglich ist, die Studieninterviewer in Bezug auf die Behandlungszuweisung zu verblinden. Wir versuchen diesem Problem entgegenzuarbeiten, indem die Hauptzielkriterien doppelt von unabhängigen Ratern über anonyme Aufnahmen ausgewertet werden. Eine weitere Einschränkung der Studie liegt in der Variabilität der Behandlungen, die als inhärente Merkmale, sowohl der Interventionsgruppe als auch der TAU-Kontrollgruppe, gelten. Obwohl unser Design ein Trainingsmanual, eine Adhärenzprüfung und sorgsam aufgezeichnete Daten der Behandlung, die die TAU-Kontrollgruppe erhält, mit einschließt, erlaubt es dennoch keine quasirexperimentelle Kontrolle der Einflussfaktoren, wie dies in physiologischen Behandlungen oder bei weniger komplexen

Therapieformen möglich ist. Schlussendlich kann die in Langzeitstudien mit diesem Patientenbild unvermeidlich hohe Abbruchquote leicht zu einem nicht akzeptablen Standardfehler des Mittelwerts führen (Sedgwick, 2010).

Wir haben in dieser Diskussion nur einen Bruchteil der Probleme angesprochen, mit denen wir in randomisierten Langzeitstudien konfrontiert sind, die mit komplexen Behandlungsansätzen an komplexen psychischen Störungsbildern arbeiten. Wir haben uns in der ersten Phase der Studie für dieses naturalistische Verbunddesign entschieden, in dem der Standard der RCT-Methode um evaluative Methoden ergänzt wird, um hiermit vertiefte Modelle zu erschaffen, die für zwei Dinge hilfreich sein können: zum einen, um die Erkrankung an sich besser zu verstehen, zum anderen, um verbesserte Therapieansätze und individuelle Fallbehandlungen zu entwickeln. Wir möchten damit die Relevanz von Forschungsverfahren hervorheben, die in der Lage sind, den hohen Ansprüchen der jeweiligen Störung gerecht zu werden. Zudem sind Wissen und Verständnis über die Komplexität einer Störung notwendig, um sowohl die Struktur des verwendeten Forschungsansatzes als auch seine Ergebnisse einschätzen zu können.

Danksagung: Die TADS-Studie wird gefördert von der »Tavistock Clinic Charitable Foundation« und dem »Tavistock & Portman NHS Foundation Trust«. Wir haben kleine, aber wichtige Fördermittel von der »International Psychoanalytic Association« erhalten. Wir sind sowohl dem Vorstand unseres unabhängigen »Steering Committees«, Prof. Sir David Goldberg, als auch dessen Mitgliedern, Frau Alison Faulkner, Dr. Sue Blake, Marta Buszewicz und John Cape und den Professoren Paul McCrone, Martin Knapp und Irwin Nazareth, zu großem Dank verpflichtet. Ohne das Engagement der Kliniker des »Tavistock Clinic's Adult Department« und einer Reihe von wissenschaftlichen und administrativen Mitarbeitern (in besonderem Maße Sharon Novara) unseres Teams wäre die Studie nicht möglich gewesen. In der ersten Phase der Studie stellte Prof. David Shapiro seine wertvolle, unabhängige Beratung zur Verfügung.

Autorenbeiträge: Peter Fonagy (PF). Felicitas Rost (FR), Rachel Thomas (RT) und David Taylor (DT) trugen zu gleichen Teilen zu diesem Kapitel bei. Phil Richardson (PHR), David Taylor und Jo-anne Carlyle (JC) trugen Verantwortung für das Konzept und das Design der Studie; DT schrieb das

PPD-Behandlungsmanual; PHR und JC sind für die Auswahl der Messinstrumente verantwortlich; JC erstellte das TPI und die erste PPD-Adhärenz-Studie; PHR und Susan McPherson waren für die Ethikanträge verantwortlich und SM gemeinsam mit JC für die anfängliche Rekrutierung, den Liasondienst, das Training, und SM für eine zwischenzeitliche Datenprüfung; JC und SM waren für Verwaltung des Tagesgeschäfts der Studie verantwortlich, ein Posten, der nun von FR übernommen wurde, der Verantwortung trägt für die zweite Phase der Rekrutierung, die Antragsänderung für die Forschungsethik und das Design sowie die Aushändigung der qualitativen Studien »Private Theories«; RT verwaltet die TPIs und ihre Daten, bietet private Konsultationen für alle Studienpatienten, Supervision der Forschungskräfte und Liaisondienste mit den Klinikern an; PF und DT sind gemeinsam verantwortlich für das Austragen der Studie. PF trägt als hauptverantwortlicher Wissenschaftler des TADS die Gesamtverantwortung für das Forschungsmanagement.

Interessenkonflikte: DT und PF sind Lehr- und Supervisionsanalytiker der »British Psychoanalytic Society«.

Die Autoren möchten Prof. Phil Richardson danken, der der Leiter der TADS-Studie war und sie 2002 auf den Weg gebracht hat. Tragischerweise ist er 2007 viel zu früh gestorben. Freundlicherweise war Prof. Peter Fonagy bereit, die Rolle des Hauptverantwortlichen für die Studie zu übernehmen.

Übersetzung: Lisa Kallenbach und Margerete Schött; überarbeitet von Alexa Negele und Marianne Leuzinger-Bohleber

Literatur

Abbass, A. A, Hancock, J. T, Henderson, J., Kisely, S. R. (2006). Short-term psychodynamic psychotherapies for common mental disorders. Cochrane Database of Systematic Reviews, 189 (4), 484–493.

Ablon, J. S., Jones, E. E. (1999). Psychotherapy process in the NIMH Collaborative Research Program. Journal of consulting and clinical psychology, 67 (1), 64–75.

Ablon, J. S., Jones, E. E. (2002). Validity of controlled clinical trials of psychotherapy: findings from the NIMH Treatment of Depression Collaborative Research Program. American Journal of Psychiatry, 159 (5), 775–783.

Ablon, J. S., Jones, E. E. (2005). On analytic process. Journal of the American Psychoanalytic Association, 53 (2), 541–68, discussion 69–78.

Ablon, J.S., Levy, R.A., Katzenstein, T. (2006). Beyond brand names of psychotherapy: identifying empirically supported change processes. Psychotherapy: Theory, Research, Practice, Training, 43, 216 – 231.

Allen, J.G., Munich, R.L., Rogan, A. (2004). Agency in illness and recovery. Houston, TX: The Menninger Clinic.

Anderson, R. (2008). New MRC guidance on evaluating complex interventions: clarifying what interventions work by researching how and why they are effective. BMJ: British Medical Journal (International Edition), 337 (7676), 944 – 945.

Andrews, G. (2008). Reducing the burden of depression. The Canadian Journal of Psychiatry / La revue canadienne de psychiatrie, 53 (7), 420 – 427.

Angst, J., Dobler-Mikola, A. (1984). The Zurich study. II. The continuum from normal to pathological depressive mood swings. European Archives Of Psychiatry And Neurological Sciences, 234 (1), 21 – 29.

Angst, J., Dobler-Mikola, A. (1985). The Zurich Study: VI. A continuum from depression to anxiety disorders? European Archives of Psychiatry & Neurological Sciences, 235 (3), 179 – 186.

Angst, J., Merikangas, K. (1997). The depressive spectrum: diagnostic classification and course. Journal of Affective Disorders, 45 (1), 31 – 40.

Bagby, R.M., Ryder, A.G., Schuller, D.R., Marshall, M.B. (2004). The Hamilton Depression Rating Scale: has the gold standard become a lead weight? American Journal of Psychiatry, 161 (12), 2163 – 2177.

Bakermans-Kranenburg, M.J., van Ijzendoorn, M.H. (2009). The first 10,000 Adult Attachment Interviews: distributions of adult attachment representations in clinical and non-clinical groups. Attachment & Human Development, 11 (3), 223 – 263.

Bandura, A. (1995). Self-efficacy in changing societies. New York, NY US: Cambridge University Press.

Barbour, R.S. (2001). Checklists for improving rigour in qualitative research: a case of the tail wagging the dog? BMJ: British Medical Journal (International Edition), 322 (7294), 1115 – 1117.

Bateman, A.W., Fonagy, P. (2009). Randomized controlled trial of outpatient Mentalization-based Treatment versus Structured Clinical Management for borderline personality disorder. American Journal of Psychiatry, 166 (12), 1355 – 1364.

Beck, A.T., Steer, R.A., Brown, G. (1996). Manual for the Beck Depression Inventory-II: San Antonio, TX: Psychological Corporation.

Beecham, J., Knapp, M., Thornicroft, G., Brewin, C.R., Wing, J. (1992). Costing psychiatric interventions. Measuring mental health needs. London England: Gaskell/Royal College of Psychiatrists.

Beutel, M., Rasting, M., Leuzinger-Bohleber, M., Target, M. (2002). Longterm treatments from the perspectives of the former patients. Outcomes of psychoanalytic treatment: perspectives for therapists and researchers. Philadelphia, PA US: Whurr Publishers.

Birtchnell, J. (1999). Relating in psychotherapy: The application of a new theory. Westport, CT US: Praeger Publishers/Greenwood Publishing Group.

Birtchnell, J., Evans. C. (2004). The Person's Relating to Others Questionnaire (PROQ2). Personality and Individual Differences, 36 (1), 125–140.

Blatt, S. J. (1974). Levels of object representation in anaclitic and introjective depression. The Psychoanalytic Study of the Child, 29 10, 7–157.

Blatt, S. J., Maroudas, C. (1992). Convergences among psychoanalytic and cognitive: behavioral theories of depression. Psychoanalytic Psychology, 9 (2), 157–190.

Bleichmar, H. B. (1996). Some subtypes of depression and their implications for psychoanalytic treatment. International Journal of Psycho-Analysis, 77, 935–961.

Board of MRC Health Services and Public Health Research (2000), A framework for the development and evaluation of RCTs for complex interventions to improve health. Zugriff am 04.11.2012 unter http://www.mrc.ac.uk/Utilities/Documentrecord/index.htm?d=MRC003372.

Boland, R. J., Keller, M. B., Gotlib, I. H., Hammen, C. L. (2002). Course and outcome of depression. Handbook of depression. New York, NY US: Guilford Press, 43–60.

Bower, P., Gilbody, S., Richards, D., Fletcher, J., Sutton, A. (2006). Collaborative care for depression in primary care. Making sense of a complex intervention: systematic review and meta-regression. The British Journal Of Psychiatry: The Journal Of Mental Science, 189, 484–493.

Buszewicz, M., Griffin, M., McMahon, E. M., Beecham, J., King, M. (2010). Evaluation of a system of structured, pro-active care for chronic depression in primary care: a randomised controlled trial. BMC Psychiatry, 10, 61.

Byng, R. (2005). Using antidepressants in primary care: keep talking! Healthcare Counselling & Psychotherapy Journal, 5 (2), 14–15.

Carlyle, J. (2002). The Tavistock Psychodynamic Interview. London: Tavistock Clinic.

Chiesa, M., Fonagy, P., Bateman, A. W., Mace, C. (2009). Psychiatric morbidity and treatment pathway outcomes of patients presenting to specialist NHS psychodynamic psychotherapy services: results from a multi-centre study. Psychology and psychotherapy, 82 (Pt 1), 83–98.

Clarkin, J. F., Fonagy, P., Gabbard, G. O. (2010). Psychodynamic psychotherapy for personality disorders: a clinical handbook. Arlington, VA US: American Psychiatric Publishing.

Craig, P., Dieppe, P., Macintyre, S., Michie, S., Nazareth, I., Petticrew, M.

(2008). Developing and evaluating complex interventions: the new Medical Research Council guidance. BMJ, 337, a1655.

Crowell, J. A., Owens, G. (1996). Current Relationship Interview and scoring system. Unpublished manuscript, State University of New York at Stony Brook. New York.

Cuijpers, P., van Straten, A., Andersson, G., van Oppen, P. (2008). Psychotherapy for depression in adults: a meta-analysis of comparative outcome studies. Journal of consulting and clinical psychology, 76 (6), 909–922.

Drummond, M., O'Brien, B., Stoddart, G. (1997). Methods for the evaluation of health care programmes. Oxford: Oxford University Press.

Elkin, I., Shea, M. T., Watkins, J. T., Imber, S. D. (1989). National Institute of Mental Health Treatment of Depression Collaborative Research Program: General effectiveness of treatments. Archives of General Psychiatry, 46 (11), 971–982.

Emirbayer, M., Mische, A. (1998). What is agency? American Journal of Sociology, 103 (4), 962–1023.

Endicott, J., Nee, J., Harrison, W., Blumenthal, R. (1993). Quality of life enjoyment and satisfaction questionnaire: A new measure. Psychopharmacology Bulletin, 29 (2), 321–326.

Evans, C., Connell, J., Barkham, M., Margison, F., McGrath, G., Mellor-Clark, J., Audin, K. (2002). Towards a standardised brief outcome measure: psychometric properties and utility of the CORE-OM. The British Journal Of Psychiatry: The Journal Of Mental Science, 180, 51–60.

Evans, C., Mellor-Clark, J., Margison, F., Barkham, M., Audin, K., Connell, J., McGrath, G. (2000). CORE: Clinical Outcomes in Routine Evaluation. Journal of Mental Health, 9 (3), 247–255.

Evans, K. (2002). Taking control of their lives? Agency in young adult transitions in England and the new Germany. Journal of Youth Studies, 5 (3), 245–268.

Farmer, R. F., Chapman, A. L. (2002). Evaluation of DSM-IV personality disorder criteria as assessed by the structured clinical interview for DSM-IV personality disorders. Comprehensive Psychiatry, 43 (4), 285–300.

First, M. B., Gibbon, M., Spitzer, R. L., Williams, J. B. W., Benjamins, L. S. (1997). Structured Clinical Interview for DSM-IV Axis II Personality Disorders (SCID-II). Washington, DC: American Psychiatric Press.

First, M. B., Spitzer, R. L., Gibbon, M., Williams, J. B. W. (2001). User's guide for the structured clinical interview for DSM-IV-TR Axis I Disorders – Research version. New York: Biometric Research, New York State Psychiatric Institute.

Fonagy, P., Roth, A., Higgitt, A. (2005). Psychodynamic psychotherapies:

Evidence-based practice and clinical wisdom. Bulletin of the Menninger Clinic, 69 (1), 1–58.

Freud, S. (1917). Mourning and melancholia. Standard Edition 14.

Gabbard, G. O. (2005). Psychodynamic psychiatry in clinical practice (4 h ed.). Arlington, VA: American Psychiatric Press.

Gerber, A. J., Kocsis, J. H., Milrod, B. L., Roose, S. P., Barber, J. P., Thase, M. E., Perkins, P., Leon, A. C. (2011). A quality-based review of randomized controlled trials of psychodynamic psychotherapy. American Journal of Psychiatry, 15, 168 (1), 19–28.

Ginner, H., Werbart, A., Levander, S., Sahlberg, B. (2001). Tillförlitlighet i studier av subjektiva förklaringssystem: Ett kodningssystem för privata teorier om patogenes och kur. Psykoterapi: Forskning och utveckling, rapport 19. Stockholm: Sektionen för psykoterapi och Psykoterapiinstitutet. [Reliability in studies of subjective explanatory systems: a coding system for private theories of pathogenesis and cure].

Goldberg, D. (2009). The interplay between biological and psychological factors in determining vulnerability to mental disorders. Psychoanalytic Psychotherapy, 23 (3), 236–247.

Graham, J. W. (2009). Missing data analysis: making it work in the real world. Annual Review of Psychology, 40, 549–576.

Hamilton, M. (1967). Development of a rating scale for primary depressive illness. The British Journal Of Social And Clinical Psychology, 6 (4), 278–296.

Hill, J. (2009). Developmental perspectives on adult depression. Psychoanalytic Psychotherapy, 23 (3), 200–212.

Hilsenroth, M. J., Ackerman, S. J., Blagys, M. D., Baumann, B. D., Baity, M. R., Smith, S. R., Holdwick, D. (2000). Reliability and validity of DSM-IV axis V. The American Journal of Psychiatry, 157 (11), 1858–1863.

Hollon, S. D., Ponniah, K. (2010). A review of empirically supported psychological therapies for mood disorders in adults. Depress Anxiety, 27 (10), 891–932.

Jones, E. E. (1985). Manual for the psychotherapy process q-set. Berkeley: University of California.

Jones, E. E. (2000). Therapeutic action: a guide to psychoanalytic therapy. Northvale, New Jersey, London: Jason Aronson.

Jones, E. E., Pulos, S. M. (1993). Comparing the process in psychodynamic and cognitive-behavioral therapies. Journal of consulting and clinical psychology, 61 (2), 306–316.

Jurado, M., Rosselli, M. (2007). The elusive nature of executive functions: a review of our current understanding. Neuropsychology Review, 17 (3), 213–233.

Kessler, R. C., Zhao, S., Blazer, D. G., Swartz, M. (1997). Prevalence, correlates, and course of minor depression and major depression in the national comorbidity survey. Journal of Affective Disorders, 45 (1–2), 19–30.

Klein, M. (1940). Mourning and its relation to manic-depressive states. International Journal of Psycho-Analysis, 21, 125–153.

Knekt, P., Laaksonen, M. A., Raitasalo, R., Haaramo, P., Lindfors, O. (2010). Changes in lifestyle for psychiatric patients three years after the start of short- and long-term psychodynamic psychotherapy and solution-focused therapy. Eur Psychiatry, 25 (1), 1–7.

Knekt, P., Lindfors, O. (Eds.) (2004). A randomized trial of the effects of four forms of psychotherapy on depressive and anxiety disorders: Design methods and results on the effectiveness of short term psychodynamic psychotherapy and solution focused therapy during a 1-year follow-up. Helsinki: Social Insurance Institution.

Knekt, P., Lindfors, O., Laaksonen, M. A. (2009). Review: long term psychodynamic psychotherapy improves outcomes in people with complex mental disorders. Evid Based Ment Health, 12 (2), 56.

Knekt, P., Lindfors, O., Laaksonen, M. A., Renlund, C., Haaramo, P., Härkänen, T., Virtala, E., Helsinki Psychotherapy Study Group (2011). Quasi-experimental study on the effectiveness of psychoanalysis, long-term and short-term psychotherapy on psychiatric symptoms, work ability and functional capacity during a 5-year follow-up. Journal of Affective Disorders, 132, 37–47.

Kvale, S. (1994). InterViews: an introduction to qualitative research inter viewing. Thousand Oaks, CA US: Sage Publications.

Laplanche, J., Pontalis, J. B. (1973). The language of psycho-analysis. (Trans. Donald Nicholson-Smith). Oxford England: W. W. Norton.

Lee, A. S., Murray, R. M. (1988). The long-term outcome of Maudsley depressives. British Journal of Psychiatry, 153, 741–751.

Leichsenring, F. (2001). Comparative effects of short-term psychodynamic psychotherapy and cognitive-behavioral therapy in depression: a meta-analytic approach. Clinical Psychology Review, 21 (3), 401–419.

Leichsenring, F., Biskup, J., Kreische, R., Staats, H. (2005). The Göttingen study of psychoanalytic therapy: first results. International Journal of Psycho-Analysis, 86 (2), 433–455.

Leichsenring, F., Rabung, S. (2011). Long-term psychodyanmic psychotherapy in complex mental disorders: update of a meta-analysis. The British Journal Of Psychiatry, 199, 15–22.

Leuzinger-Bohleber, M., Bahrke, U. (2011). Langzeittherapie bei Chronischen Depressionen (LAC). Zugriff am 04.11.2012 unter http://www.sfi-frankfurt.de/forschung/forschungsfeld-2/depressionsstudie/projektbeschreibung.html.

Leuzinger-Bohleber, M., Target, M. (2002). Outcomes of psychoanalytic treatment: perspectives for therapists and researchers. Philadelphia, PA US: Whurr Publishers.

Liang, K. Y., Zeger, S. L. (1986). Longitudinal data analysis using general linear models. Biometrika, 73, 1208 – 1216.

Lilliengren, P., Werbart, A. (2005). A model of therapeutic action grounded in the patients' view of curative and hindering factors in psychoanalytic psychotherapy. Psychotherapy: Theory, Research, Practice, Training, 42 (3), 324 – 339.

Lobbestael, J., Leurgans, M., Arntz, A. (2010). Inter-rater reliability of the Structured Clinical Interview for DSM-IV Axis I Disorders (SCID I) and Axis II Disorders (SCID II). Clinical Psychology & Psychotherapy, 18 (1), 75 – 79.

Main, M. (1993). Discourse, prediction, and recent studies in attachment: implications for psychoanalysis. Journal of the American Psychoanalytic Association, 41S, 209 – 244.

Main, M., Kaplan, N., Cassidy, J. (1985). Security in infancy, childhood, and adulthood: a move to the level of representation. Monographs of the Society for Research in Child Development, 40 (1 – 2), 66 – 104.

McPherson, S., Armstrong, D. (2009). Negotiating 'depression' in primary care: A qualitative study. Social Science & Medicine, 69 (8), 1137 – 1143.

McPherson, S., Cairns, P., Carlyle, J., Shapiro, D. A., Richardson, P., Taylor, D. (2005). The effectiveness of psychological treatments for treatment-resistant depression: A systematic review. Acta Psychiatrica Scandinavica, 111 (5), 331 – 340.

Mignon, H. S., Gamerman, D. (1999). Statistical inference: An integrated approach. London: Arnold.

Milton, J. (2001). Psychoanalysis and cognitive behaviour therapy–rival paradigms or common ground? The International Journal of Psycho-Analysis, 82 (Pt 3), 431 – 447.

Morriss, R., Marttunnen, S., Garland, A., Nixon, N., McDonald, R., Sweeney, T., Flambert, H., Fox, R., Kaylor-Hughes, C., James, M., Yang, M. (2010). Randomised controlled trial of the clinical and cost effectiveness of a specialist team for managing refractory unipolar depressive disorder. BMC Psychiatry, 10, 100.

Moussavi, S., Chatterji, S., Verdes, E., Tandon, A., Patel, V., Ustun, B. (2007). Depression, chronic diseases, and decrements in health: results from the World Health Surveys. The Lancet, 370 (9590), 851 – 858.

Mukherjee, S. (2011). The emperor of all maladies. New York: Scribner.

Nezu, A. M., Ronan, G. F., Meadows, E. A., McClure, K. S. (2000). Practitioner's guide to empirically based measures of depression. Dordrecht Netherlands: Kluwer Academic Publishers.

NICE NIfhace (2010). Depression. The treatment and management of depression in adults (updated version). National Collaborating Centre for Mental Health.

Paykel, E.S., Scott, J., Cornwall, P.L., Abbott, R., Crane, C., Pope, M., Johnson, A.L. (2005). Duration of relapse prevention after cognitive therapy in residual depression: follow-up of controlled trial. Psychological Medicine: A Journal of Research in Psychiatry and the Allied Sciences, 35 (1), 59 – 68.

Piccinelli, M., Wilkinson, G. (1994). Outcome of depression in psychiatric settings. British Journal of Psychiatry, 164, 297 – 304.

Piper, W.E., McCallum, M., Joyce, A.S. (1993). Manual for assessment of quality of object relations. Unpublished Manuscript: University of British Columbia at Vancover, Canada.

Pope, C., Mays, N. (2006). Qualitative research in health care (3rd ed.). Malden Williston, VT US: Blackwell Publishing BMJ Books.

Rabe-Hesketh, S., Skrondal, A. (2008). Multilevel and longitudinal modelling using STATA. 2nd ed. College Station, Texas: Stata Press.

Rawlins, M. (2008). De Testimonio: on the evidence for decisions about the use of therapeutic interventions. Clin Med, 8 (6), 579 – 588.

Roisman, G.I., Collins, W.A., Sroufe, L.A., Egeland, B. (2005). Predictors of young adults' representations of and behavior in their current romantic relationship: prospective tests of the prototype hypothesis. A Attachment & Human Development, 7 (2), 105 – 121.

Rosenfeld, H. (1959). An investigation into the psycho-analytic theory of depression. International Journal of Psycho-Analysis, 40, 105 – 129.

Sandell, R., Blomberg, J., Lazar, A., Carlsson, J., Broberg, J., Schubert, J. (2000). Varieties of long-term outcome among patients in psychoanalysis and long-term psychotherapy: a review of findings in the Stockholm Outcome of Psychoanalysis and Psychotherapy Project (Stoppp). International Journal of Psycho-Analysis, 81 (5), 921 – 942.

Schafer, R. (1968). On the theoretical and technical conceptualization of activity and passivity. The Psychoanalytic Quarterly, 37 (2), 173 – 198.

Schechter, D., Endicott, J., Nee, J. (2007). Quality of life of ›normal‹ controls: association with lifetime history of mental illness. Psychiatry Research, 152 (1), 45 – 54.

Scott, J. (1988). Chronic depression. British Journal of Psychiatry, 153, 287 – 297.

Sedgwick, P. (2010). Sources of bias in randomised controlled trials II. BMJ, 341, c7053.

Seitz, P.F.D. (1966). The consensus problem in psychoanalytic research. In: L. Gottschalk, A. Auerbach (Eds.), Methods of research in psychotherapy (pp. 209 – 225). New York: Appleton-Century-Croft.

Shear, M.K., Greeno, C., Kang, J., Ludewig, D., Frank, E., Swartz, H.A.,

Hahnekamp, M. (2000). Diagnosis of non-psychotic patients in community clinics. The American Journal of Psychiatry, 157 (4), 581–587.
Shedler, J. (2010). The efficacy of psychodynamic psychotherapy. American Psychologist, 65 (2), 98–109.
Shedler, J., Westen, D. (2004). Dimensions of personality pathology: an alternative to the five-factor model. American Journal of Psychiatry, 161 (10), 1743–1754.
Skodol, A. E., Clark, L. A., Bender, D., Krueger, R. F., Morey, L. C., Verheul, R., Alarcon, R. D., Bell, C. C., Siever, L. J., Oldham, J. M. (2011). Proposed Changes in Personality and Personality Disorder Assessment and Diagnosis for DSM-5 Part I: Description and Rationale. Personality Disorders: Theory, Research, and Treatment, 2, 4–22.
Statistics OfN (2000d). Psychiatric Morbidity Survey. London: ONS.
Stiles, W. B., Shapiro, D. A., Firth-Cozens, J. A. (1989). Therapist differences in the use of verbal response mode forms and intents. Psychotherapy: Theory, Research, Practice, Training, 26 (3), 314–322.
Stimpson, N., Agrawal, N., Lewis, G. (2002). Randomised controlled trials investigating pharmacological and psychological interventions for treatment-refractory depression: systematic review. British Journal of Psychiatry, 181 (4), 284–294.
Taylor, D. (2005). Klinische Probleme chronischer, refraktäre oder behandlungsresistenter Depression. Psyche – Zeitschrift für Psychoanalyse und ihre Anwendungen, 59, 843–863.
Taylor, D. (2009). Consenting to be robbed so as not to be murdered. Psychoanalytic Psychotherapy, 23 (3), 263–275.
Taylor, D. (2010). Das Tavistock-Manual der Psychoanalytischen Psychotherapie – Unter besonderer Berücksichtigung der chronischen Depression. Psyche – Zeitschrift für Psychoanalyse und ihre Anwendungen, 64 (9–10), 833–861.
Taylor, D., Harris, N. (2005). Developing a psycho-analytic typology of depression. BMC Psychiatry, 12, 60.
Thase, M. E., Nolen, W. A., Zohar, J., Roose, S. P., Amsterdam, J. D. (1994). The roles of psychosocial factors and psychotherapy in refractory depression: Missing pieces in the puzzle of treatment resistance? Refractory depression: Current strategies and future directions (pp. 83–95). Oxford England: John Wiley & Sons.
Werbart, A., Levander, S. (2005). Understanding the incomprehensible: Private theories of first-episode psychotic patients and their therapists. Bulletin of the Menninger Clinic, 69 (2), 103–136.
Werbart, A., Levander, S. (2006). Two sets of private theories in analysands and their analysts: Utopian versus attainable cures. Psychoanalytic Psychology, 23 (1), 108–127.
White, I. R., Thompson, S. G. (2005). Adjusting for partially missing base-

line measurements in randomized trials. Statistics in Medicine, 15, 24 (7), 993–1007.

Wolpert, L., Fonagy, P. (2009). There is no place for the psychoanalytic case report in the British Journal of Psychiatry. British Journal of Psychiatry, 195 (6), 483–487.

World Health Organisation (2001). World Health Report: mental health: new understanding, new hope. Geneva: WHO.

Dorothea Huber, Judith Gastner, Gerhard Henrich und Günther Klug

Must all have prizes?

Die Münchner Psychotherapiestudie (MPS) – ein Vergleich von analytischer Psychotherapie, tiefenpsychologisch fundierter Psychotherapie und kognitiver Verhaltenstherapie

Warum noch einmal ein »Pferderennen«, wenn, dem Rat des Dodo Bird folgend, alle bisher »gelaufenen« Psychotherapien einen Preis haben müssten? Ist es einfach so, wie Freedman (1989) in seinem Editorial behauptet, dass »der Durst nach Therapievergleichen nicht zu stillen ist«? Der Dodo Bird hat sein salomonisches Urteil zwar gesprochen, aber nur für die Kurzzeitpsychotherapien; für die Langzeitpsychotherapien, operationalisiert nach Crits-Christoph und Barber (2000) als mindestens ein Jahr dauernd, liegen erste Ergebnisse zwar vor (De-Maat, de Jonghe, Schoevers u. Dekker, 2009; Jakobsen et al., 2007; Leichsenring u. Rabung, 2008, 2011), aber die Datenlage ist noch dünn. Das ist der Grund, warum wir die Münchner Psychotherapiestudie (MPS) als ein weiteres Pferd auf die Rennbahn schicken.

Mit der MPS haben wir einen Versuch unternommen, eine ausgewogene Balance zwischen den Forderungen nach interner und externer Validität zu finden, denn wir plädieren dafür, das Verhältnis von interner und externer Validität wie einen prinzipiell unlösbaren Konflikt aufzufassen, für den immer wieder ein Kompromiss gefunden werden muss (Vivona, 2012; von Rad, Klug u. Huber, 2001).

Wir wollen die folgenden gerichteten Hypothesen überprüfen:

- Auf der Symptomebene gibt es keine signifikanten Unterschiede zwischen den drei Therapiemethoden.
- Die analytische Psychotherapie erzielt auf der interpersonellen Ebene signifikant bessere Ergebnisse als die tiefenpsycholo-

gisch fundierte Psychotherapie und die kognitive Verhaltenstherapie.
- Die analytische Psychotherapie erzielt auf der intrapsychischen Ebene (strukturelle Veränderung) signifikant bessere Ergebnisse als die tiefenpsychologisch fundierte Psychotherapie und die kognitive Verhaltenstherapie.
- Die tiefenpsychologisch fundierte Psychotherapie unterscheidet sich weder auf der Symptomebene noch auf der interpersonellen Ebene noch auf der intrapsychischen Ebene (strukturelle Veränderung) signifikant von der kognitiven Verhaltenstherapie.

Methode

Für den angestrebten Psychotherapievergleich wurde das Design einer prospektiven, teilweise randomisierten Studie an depressiven Patienten gewählt, in dem drei experimentelle Gruppen miteinander verglichen werden:

1. Analytische Psychotherapie (PA)
   mit drei Wochenstunden im Liegen,
2. Tiefenpsychologisch fundierte Psychotherapie (PT),
   mit einer Wochenstunde im Sitzen,
3. Kognitive Verhaltenstherapie (KVT)
   mit einer Wochenstunde.

Das Design der Studie wurde bereits an anderer Stelle ausführlich dargestellt (Huber, Henrich, Gastner u. Klug, 2012). Die MPS wird seit 1996 an der Klinik und Poliklinik für Psychosomatische Medizin und Psychotherapie des Klinikums rechts der Isar der TU München durchgeführt. Alle Studienpatienten hatten sich mit dem Wunsch nach einer Psychotherapievermittlung an die dortige Ambulanz gewandt.

Um die Effektivität der Behandlungsformen überprüfen zu können, wurden die Patienten nach dem Zufallsprinzip auf die experimentellen Gruppen verteilt. Wegen limitierter Ressourcen konnte die Verhaltenstherapiegruppe erst später hinzugenommen werden; daher wurden am Anfang alle Patienten in die PA oder PT randomisiert und später mehr Patienten in die KVT; alle erfüllten aber die gleichen Randomisierungskriterien. Die Randomisierung ging konkret so vor sich, dass jeder Patient der psychosomatisch-psychotherapeutischen Ambulanz, der den Einschlusskriterien der Studie entsprach, ein umfangreiches klinisches Aufnahmeinterview erhielt, das auf Audiokassetten aufgezeichnet wurde. Anhand dieses Interviews entschied ein Gremium von drei erfahrenen Therapeuten (Randomisierungsgremium) konsensuell, ob dieser Patient nach dem Zufallsprinzip auf die experimentellen Gruppen verteilt werden konnte. Jeder Patient unterschrieb vor der Randomisierung einen »Informed Consent«.

Einschlusskriterien waren: ICD-10-Diagnose einer mindestens mittelgradigen depressiven Episode oder einer rdivierenden depressiven Störung (ICD-10 F32.1/2, F33.1/2); BDI größer als 16; letzte Psychotherapie mindestens zwei Jahre vor Beginn dieser Therapie beendet; keine antidepressive Medikation bei Aufnahme in die Studie; älter als zwanzig und jünger als fünfzig Jahre alt; in München oder Umgebung lebend; ausreichende Kenntnisse der deutschen Sprache; PA, PT und KVT müssen als Behandlungsmethode prinzipiell indiziert sein; keine bipolare Depression, keine Depression im Rahmen einer somatischen oder psychiatrischen Erkrankung, keine hirnorganische Erkrankung; keine im Vordergrund stehende komorbide psychische Störungen; keine akute Suizidalität; keine stationäre Psychotherapie erforderlich.

Die Daten stammen aus drei verschiedenen Quellen der Beobachtung (multimodales Messen): vom Patienten, vom Therapeuten und von Ratern (»externer Untersucher«) und beziehen sich auf drei verschiedene Datenträger (multimethodales Messen): Fragebogen, Interview, Audioaufnahmen. Die Testbatterie an Outcome-Maßen orientiert sich an den Empfehlungen der Society for Psychotherapy Research (Grawe u. Braun, 1994). Ein zentrales Interesse dieser Studie ist es, nicht nur Symptome zu messen, sondern auch interpersonelle Probleme, intrapsychische Strukturen und die sogenannte strukturelle Veränderung (multidimensionales Messen). Letztere wurde mit den Skalen Psychischer Kompetenzen (SPK) erfasst, die von Wallerstein und seiner Arbeitsgruppe entwickelt und von uns ins Deutsche übertragen und psychometrisch untersucht wurden (Huber, Brandl u. Klug, 2004; Huber, Henrich u. Klug, 2005; Huber, Klug u. Wallerstein, 2006; Klug u. Huber, 2003). Alle externen Untersucher wurden in der Anwendung der SPK intensiv trainiert. Zusätzlich fanden regelmäßige Rekalibrierungssitzungen statt. Die SPK Ratings wurden immer von zwei unabhängigen Ratern eingeschätzt.

Nach einem Aufnahmeinterview mit Anamneseerhebung und Diagnosenstellung nach ICD-10, die anhand der Internationalen Diagnosencheckliste für ICD-10 (IDCL; Hiller, Zaudig u. Mombour, 1995) konsensuell von zwei Psychotherapeuten/Psychiatern vorgenommen worden waren, und nachdem das Randomisierungsgremium der Studienaufnahme zugestimmt hatte, führte der externe Untersucher in einem zweiten Gespräch mit dem Patienten ein halbstrukturiertes Interview durch, um gezielt Informationen für die Einschätzung auf den SPK zu erhalten. In derselben Sitzung erhielt der Patient die Selbsteinschätzungsfragebögen und unterschrieb gemeinsam mit dem externen Untersucher den »Informed Consent«. Erst danach wurde der Patient einer Therapiegruppe zugeteilt, so dass der externe Untersucher während der Datenerfassung »blind« für die Therapiemethode war.

Der Patient füllte vor Therapiebeginn folgende Selbsteinschätzungsfragebögen aus: Symptom-Check-Liste (SCL-90-R; Franke, 1995); Beck-Depressions-Inventar (BDI; Hautzinger, Bailer, Worall u. Keller, 1994); Inventar interpersoneller Probleme, Kurzform (IIP; Horowitz, Strauß u. Kordy, 2000).

Der externe Untersucher führte vor Behandlungsbeginn klinische Interviews durch, die als audioaufgezeichnete Grundlage für folgende standardisierte beziehungsweise halbstandardisierte Messmethoden dienten: ICD-10-Diagnose anhand der Internationalen Diagnosencheckliste für ICD-10 (IDCL; Hiller et al., 1995) und Einschätzung der strukturellen Veränderung mit den Skalen Psychischer Kompetenzen (SPK; Huber et al., 2006). Die Diagnosenerfassung wurde mit ICD-10-Checklisten von zwei externen Untersuchern (erfahrene Psychotherapeuten/Psychiater) getrennt erstellt und konsensuell überprüft. Es wurden nur

Patienten eingeschlossen, welche die Kriterien einer F32- beziehungsweise F33-Diagnose, mindestens mittelschwer, erfüllten. Auch Komorbiditäten, inklusive Persönlichkeitsstörungen, wurden von ihnen konsensuell nach ICD-10 diagnostiziert.

Bei Behandlungsende und zu den Follow-up-Messungen führte der externe Untersucher mit dem Patienten ein semistrukturiertes Katamneseinterview durch und verwendete die gleichen Outcome-Messinstrumente wie bei Behandlungsbeginn. Der Patient füllte die gleichen Outcome-Messinstrumente wie bei Behandlungsbeginn aus. Als primäre Zielvariable wurden der BDI und die SPK a priori ausgewählt.

Messzeitpunkte für die Ergebnismaße waren: vor Behandlungsbeginn, nach Behandlungsende und ein Jahr nach Ende der Behandlung. Die externen Untersucher waren »blind« für die Therapieform.

Alle Patienten, die mehr als die fünf probatorischen Sitzungen, also mindestens eine Therapiesitzung, bei einem Studientherapeuten durchgeführt hatten (Intent-to-treat-Kriterium nach Lambert u. Ogles, 2004),r galten als reguläre MPS-Patienten und wurden in die Studie aufgenommen (PA = 35, PT = 31, KVT = 34), insgesamt 100 Studienpatienten. Sie wurden auch dann weiter in die Messungen einbezogen (Intent-to-treat-Ansatz), wenn sie die Behandlung abgebrochen hatten, das waren in der PA kein Patient, in der PT ein Patient und in der KVT drei Patienten. Im Katamnesezeitraum fielen zwei PA-Patienten aus. Insgesamt schieden von Einschluss in die Studie bis zur 1-Jahres-Katamnese 6 % der Studienpatienten aus.

Die 21 Studientherapeuten waren sehr erfahrene niedergelassene Therapeuten, die mindestens fünf Jahre Berufserfahrung haben mussten (durchschnittlich waren sie seit 15 Jahren psychotherapeutisch tätig, Range: 6 – 29 Jahre). Sie waren bei Beginn ihrer ersten Studienbehandlung im Mittel 47 Jahre alt (Range: 38 – 56 Jahre). Die 14 Therapeuten der PA- und PT-Gruppe waren Psychoanalytiker / Psychotherapeuten, an einem DGPT anerkannten Institut ausgebildet, die beide Therapieformen anwandten. Die sieben Verhaltenstherapeuten waren in Ausbildung und Erfahrung vergleichbar, wandten aber nur KVT an. Niemand musste einen ihm zugewiesenen Patienten gegen seine Überzeugung behandeln. Der Patient wurde dann einem anderen Therapeuten zugewiesen, der die Therapiemethode, zu der der Patient randomisiert wurde, auch durchführte. Es wurde also die Therapiemethode, nicht aber der Therapeut, randomisiert zugewiesen, um nicht den wichtigen, individuellen Vorgang der Patient-Therapeut-Passung zu stören.

Tabelle 1 zeigt die soziodemografischen und klinischen Variablen der Stichprobe. Nur beim Geschlecht unterschieden sich die drei Gruppen signifikant, deshalb wurden ANCOVAs mit dem Geschlecht als Ko-Variante gerechnet.

Tabelle 1: Soziodemografische und klinische Variablen der analytischen Psychotherapie (PA), tiefenpsychologisch fundierten Psychotherapie (PT) und kognitiven Verhaltenstherapie (KVT)

	PA (N = 35)		PT (N = 31)		KVT (N = 34)		F-/Chi²-Test
Alter	M	SD	M	SD	M	SD	
Jahre	31,2	5,6	34,9	8,0	34,0	6,0	$F_{(df = 2,97)} = 2,91$
Geschlecht	N	%	N	%	N	%	
weiblich	11	31	13	42	5	15	$Chi^2_{(df = 2)} = 5,99$*
Diagnose	N	%	N	%	N	%	
Depressive Episode	15	43	16	52	21	62	$Chi^2_{(df = 2)} = 2,47$
Rezidivierende depressive Störung	20	57	15	48	13	38	
Persönlichkeitsstörung	11	31	11	35	12	35	$Chi^2_{(df = 2)} = 0,16$

* $p \leq 0,050$

Es war ein Ziel der Studie, die drei verschiedenen Richtlinientherapien so zu untersuchen, wie sie unter Praxisbedingungen durchgeführt werden; daher konnte die Therapie nicht manualisiert erfolgen. Wie zu erwarten dauerten die Behandlungen der PA mit durchschnittlich 39 Monaten (Range: 3 – 91 Monate, also max. 7,5 Jahre) am längsten an, gefolgt von der PT mit 34 Monaten (Range: 3 – 108 Monate, also max. 9 Jahre) und der KVT mit 26 Monaten (Range: 2 – 78 Monate, also max. 6,5 Jahre). Es handelte sich also insgesamt um sehr lange Behandlungen. Die erwartungsgemäß sehr unterschiedliche Behandlungsdosis (Sitzungsanzahl) betrug durchschnittlich für die PA 234, für die PT 88, für die KVT 44 Sitzungen.

Die Therapietreue wurde mit dem Psychotherapy Process Q-Set (PQS; Jones, 2000), einem Expertenrating, überprüft. Die 100 Items des PQS erfassen wichtige Behandlungsparameter des Patienten- und Therapeutenverhaltens und der Patient-Therapeut-Interaktion. Wir benutzten den 20-Item-Analytischen-Prototyp und den 20-Item-Kognitiven-Verhaltenstherapie-Prototyp (Ablon u. Jones, 2005), um einzuschätzen, wie genau die psychoanalytischen und die psychodynamischen Therapeuten sowie die kognitiven Verhaltenstherapeuten die von Experten ermittelte prototypische Therapiemethode angewandt hatten. 50 % aller PA, PT und KVT wurden nach dem Zufallsprinzip ausgewählt und eine Audioaufnahme einer Stunde in der Mittelphase der Therapie wurde von trainierten PQS Ratern eingeschätzt, die »blind« für die Therapieform waren. Dabei zeigte sich, dass die drei Therapieformen von unabhängigen Ratern in wichtigen Behandlungsparametern als unterschiedlich eingeschätzt wurden (Huber, Klug u. Benecke, 2011).

Die statistische Analyse erfolgte mit Hilfe des Programmsystems SPSS (Version 16; SPSS Inc. 2007). Der Vergleich zwischen den Therapieverfahren wurde mit einer zweifaktoriellen Varianzanalyse (3x3 ANOVA) mit Messwiederholung auf dem zweiten Faktor und mit dem »between subject factor« Therapiebedingung durchgeführt. Zur Ermittlung der Gruppenunterschiede wurde unter Auspartialisieren des Ausgangsniveaus (Prae) für die Zeitpunkte Post und Katamnese jeweils eine dreistufige Kovarianzanalyse gerechnet. Ergab diese einen signifikanten Gruppenunterschied, wurden zur Prüfung, welche Gruppenmittelwerte sich signifikant unterscheiden, erneut ANCOVAs durchgeführt. Die Effektstärken (ES) wurden nach Cohen (1988) als Prae-Post (bzw. Prae-K1)-Differenzen berechnet, geteilt durch die Standardabweichung Prae. Entsprechend Cohens Einteilung wurde zwischen hohen, mittleren und niedrigen Effektstärken unterschieden. Für die primären Zielvariablen erfolgte zusätzlich die Berechnung der klinischen Signifikanz (CS) nach Jacobson und Truax (1991).

Die statistischen Analysen wurden mit einem »last observation carried foreward«-Ansatz, also immer für alle 100 Patienten, berechnet.

Ergebnisse

Tabelle 2 zeigt, dass sich im BDI für alle drei Therapieformen zu Post und zu K1 hohe ES fanden, die von Post nach K1 nur sehr geringfügig (PA und PT) oder gar nicht (KVT) abnahmen mit der höchsten ES in der PA-Gruppe und hohen klinische Signifikanzen. In der ANOVA zeigte sich kein signifikanter Unterschied zwischen den Gruppen.

Im globalen Symptommaß GSI des SCL-90-R ergaben sich durchweg hohe ES für alle drei Therapieformen, die sich kaum verringerten (PA und PT) oder konstant blieben (KVT) und wieder hohe klinische Signifikanzwerte. In der ANOVA fand sich eine signifikante Wechselwirkung zwischen den Gruppen; in den Post-hoc-Tests fand sich nur für Post ein signifikanter Unterschied zwischen PA und KVT und PT und KVT.

Wie in Tabelle 3 dargestellt, wies zum Zeitpunkt Post die PA-Gruppe eine Remittierungsrate (= die Kriterien für die ICD-10-Diagnose einer depressiven Episode waren nicht mehr erfüllt) von 91 % auf, die der PT Gruppe betrug 77 % und die der KVT Gruppe 53 %. Dieser Unterschied war zwischen PA und KVT signifikant. Zum Zeitpunkt K1 betrug die Remittierungsrate in der PA-Gruppe 89 %, in der PT-Gruppe 68 % und in der KVT-Gruppe 42 r%. Diese Unterschiede waren signifikant zwischen der PA und der PT, der PA und der KVT und zwischen der PT und der KVT. Zusätzlich war die Remittierungsrate für die Double Depression zwischen der PA (97 %) und der KVT (73 %) signifikant unterschiedlich.

Im IIP waren die Verläufe zwischen den Gruppen deutlich unterschiedlich. PA und PT erreichten beide eine hohe ES und hohe CS zu Post und zu K1, in der KVT waren diese Effekte viel geringer. In der 1-Jahres-Katamnese verschlechterten sich aber die Patienten der PT, während sich die der PA noch etwas verbesserten. Das bildete sich im Gruppenvergleich in der ANOVA

Tabelle 2: Outcome-Maße am Behandlungsbeginn (prae), zu Behandlungsende (post) und zur 1-Jahres-Katamnese (K1) für die analytische Psychotherapie (PA), tiefenpsychologisch fundierte Psychotherapie (PT) und kognitive Verhaltenstherapie (KVT)

		prae		post		K1		ES		CS (%)		F-Wert		
		M	SD	M	SD	M	SD	post	K1	post	K1			
BDI	PA	25,5	7,3	6,6	6,0	7,1	6,1	2,4	2,3	85,7	85,7	(1)	1,70	
	PT	25,1	8,7	8,3	9,9	9,2	8,4	2,1	2,0	77,4	77,4	(2)	2,69	
	KVT	25,2	7,7	11,1	9,7	11,4	10,8	1,8	1,8	64,7	58,8	(3)	2,65	
GSI	PA	1,27	0,52	0,44	0,32	0,48	0,45	1,5	1,4	57,1	54,3	(1)	3,42**	
	PT	1,17	0,53	0,49	0,52	0,62	0,61	1,2	1,0	58,1	41,9	(2)	5,45**	PA, PT > KVT
	KVT	1,15	0,60	0,73	0,61	0,72	0,73	0,8	0,8	38,2	47,1	(3)	2,78	
IIP	PA	14,4	3,4	9,6	4,6	9,3	4,7	1,4	1,5	51,4	57,1	(1)	6,52***	
	PT	14,8	2,5	10,5	4,1	11,6	4,0	1,3	1,0	48,4	38,7	(2)	6,40**	PA, PT > KVT
	KVT	13,4	3,8	11,9	4,8	12,0	5,0	0,5	0,4	26,5	20,6	(3)	7,64***	PA > PT, KVT
SPK	PA	1,05	0,21	0,60	0,25	0,54	0,23	1,8	2,0	57,1	68,6	(1)	4,86**	
	PT	1,07	0,26	0,77	0,31	0,71	0,31	1,2	1,4	32,3	38,7	(2)	8,27***	PA > PT, KVT
	KVT	1,03	0,28	0,86	0,31	0,76	0,38	0,7	1,1	17,6	35,3	(3)	5,85**	PA > PT, KVT

ES = Effektstärke (d); CS (%) = Klinische Signifikanz
** $p \leq 0{,}010$; *** $p \leq 0{,}001$; Signifikante Gruppendifferenzen in Post-hoc-Tests ($p \leq 0{,}050$): »>« bedeutet »überlegen«

(1) 3x3 ANOVA; Effekt = Gruppe x Zeit; F (df = 4, 194)
(2) ANCOVA (post; prae = Kovariate); Effekt = Gruppe; F (df = 2, 96)
(3) ANCOVA (K1; prae = Kovariate); Effekt = Gruppe; F (df = 2, 96)

Tabelle 3: Remittierungsrate am Behandlungsende (post) und zur 1-Jahres-Katamnese (K1) für die analytische Psychotherapie (PA), tiefenpsychologisch fundierte Psychotherapie (PT) und kognitive Verhaltenstherapie (KVT)

	Diagnose	PA N	PA %	PT N	PT %	KVT N	KVT %	Chi^2-Test	
post	Depressive Episode	1	3 %	1	3 %	5	15 %		
	rezidivierende depressive Störung	2	6 %	6	19 %	11	32 %	$Chi^2_{(df = 4)} = 14{,}3^{**}$	PA > KVT
	keine Episode	32	91 %	24	77 %	18	53 %		
	Double Depression	2	6 %	3	10 %	8	24 %	$Chi^2_{(df = 2)} = 5{,}3$	
K1	Depressive Episode	1	3 %	0	0 %	5	15 %		
	rezidivierende depressive Störung	3	9 %	10	32 %	15	44 %	$Chi^2_{(df = 4)} = 20{,}7^{***}$	PA > PT, KVT; PT > KVT
	keine Episode	31	89 %	21	68 %	14	42 %		
	Double Depression	1	3 %	5	16 %	9	27 %	$Chi^2_{(df = 2)} = 7{,}6^{*}$	PA > KVT

* $p \leq 0{,}050$; ** $p \leq 0{,}010$; *** $p \leq 0{,}001$
Signifikante Gruppendifferenzen in Post-hoc-Tests ($p \leq 0{,}050$): »>« bedeutet »überlegen«

und den ANCOVAs ab, in denen eine signifikante Gruppenwechselwirkung vorlag und in den Post-hoc-Tests zu K1 ein signifikanter Unterschied zwischen der PA und der KVT und der PA und der PT bestand; der zu Post noch immer vorhandene signifikante Unterschied zwischen PT und KVT verschwand zu K1 wieder.

Für die intrapsychische Veränderung, gemessen mit den SPK, fanden sich für die PA und die PT sowohl zum Messzeitpunkt Post als auch zu K1 hohe ES; die KVT zeigte zu Post mittlere ES, die zu K1 aber zu einer hohen ES anstieg. Die ANOVA zeigt eine signifikante Wechselwirkung und die Post-hoc-Tests demonstrieren, dass sowohl zu Post als auch zu K1 PA und PT sich signifikant voneinander unterschieden als auch PA und KVT; der Unterschied zwischen PT und KVT ist nicht signifikant.

Abbildung 1 stellt grafisch die Ergebnisse der primären Outcome-Maße dar.

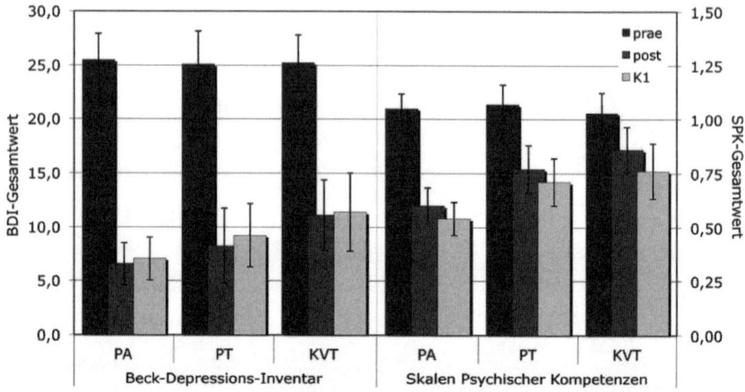

Abbildung 1: Skalenwerte der primären Outcome-Maße zu Behandlungsbeginn (prae), Behandlungsende (post) und zur 1-Jahres-Katamnese (K1) für die analytische Psychotherapie (PA), tiefenpsychologisch fundierte Psychotherapie (PT) und die kognitive Verhaltenstherapie (KVT)

Diskussion

Auf der Ebene der depressiven und der allgemeinen psychischen Symptomatik weisen die ES und die CS die PA, die PT und die KVT als sehr wirksame Behandlungen für depressive Störungen aus. Es gibt in der 1-Jahres-Katamnese keine signifikanten Unterschiede zwischen den Therapieformen.

Wir interpretieren diesen Befund so, dass für die Reduktion der akuten Symptome ein Therapierbot benötigt wird, das nach Dauer und Dosis alle drei Therapien erbringen, so dass auch keine signifikanten Unterschiede auftreten. Das verdeutlicht die zuerst von Howard, Kopta, Krause und Orlinsky (1986) und später von Kopta, Howard, Lowry und Beutler (1994) beschriebene, asymptotisch verlaufende Dosis-Wirkungs-Kurve, die demonstriert, dass auf der Ebene der Symptomatik bei einer bestimmten Stundenzahl eine »Sättigung« eintritt, so dass eine höhere Dosis nicht mehr symptomatische Effekte erzielen kann.

Ausgedrückt in der Remittierungsrate ergibt sich in der vorliegenden Studie ein etwas anderes Bild, denn da haben zu Post in der PT Gruppe noch etwa ein Viertel und in der KVT-Gruppe noch knapp die Hälfte der Patienten die ICD-10-Diagnose einer depressiven Störung, und zu K1 haben etwa ein Drittel in der PT-Gruppe und mehr als die Hälfte in der KVT-Gruppe die ICD-10-Diagnose einer depressiven Störung. Die Remittierungsrate basiert auf einem Fremdrating, wodurch sich die Diskrepanz zu den durch Fragebogen (BDI und GSI) erhobenen Daten erklären könnte. Auf diese lr bekannte Diskrepanz der verschiedenen Datenquellen haben speziell für die Depression Cuijpers, Li, Hofmann und Andersson (2010) hingewiesen. Für eine Evaluierung ist es daher notwendig, die Resultate beider Datenquellen anzugeben.

Nach unseren Daten verbessern nur die PA und die PT die interpersonellen Probleme effektiv. Auffallend gering, am geringsten von allen Outcome-Maßen, ist die ES bei der KVT. Im direkten Therapievergleich ist bemerkenswert, dass sich im IIP die PA von der KVT sowohl zu Post als auch zu K1 signifikant unterscheidet, die PA von der PT sich nur zu K1 unterscheidet. Der Unterschied zwischen PA und PT ist auf den Anstieg der ES in der PA bei einem gleichzeitigen Abfall der ES in der PT von Post nach K1 zurückzuführen. Wir verstehen diese gegenläufige Bewegung vorläufig so, dass die von der PT erreichten Verbesserungen in den interpersonellen Problemen nicht zeitstabil sind, da für ihre Stabilität eine intrapsychische Veränderung notwendig wäre, die in ausreichendem Maß nur durch die PA erfolgt. Für eine Erklärung dieses Befundes ziehen wir erneut die Dosis-Wirkungs-Kurve heran. Kopta et al. (1994) zeigten, dass für »characterological symptoms«, die den interpersonellen Problemen entsprechen, eine Dosis von 52 Stunden nicht ausreicht, was Lutz, Lowry, Kopta, Einstein und Howard (2001) für »current life functioning«, ebenfalls interpersonellen Symptomen entsprechend, bestätigten. Damit ist es unwahrscheinlich, dass eine Behandlung, bei der nur 13 von 34 Patienten, wie in der KVT, mehr als 50 Sitzungen erhalten, eine stabile Besserung erreichen kann.

In den Skalen psychischer Kompetenzen als Maß für die intrapsychische Veränderung zeigen nur die PA und die PT durchgehend starke Effekte; die KVT erzielt zum Messzeitpunkt Post eine mittlere ES, zum Messzeitpunkt K1 eine hohe ES. Im direkten Therapievergleich unterscheidet sich die PA zum Messzeitpunkt Post und zu K1 signifikant von der PT und von der KVT. Die PT unterscheidet sich zu keinem Messzeitpunkt von der KVT.

Die hohen Werte in der intrapsychischen Veränderung, die die KVT erzielte, verweisen darauf, dass die KVT über komplexe theoretische Modelle der intrapsychischen Veränderungen verfügt, die zu Veränderungen in der Behandlungstechnik geführt haben. In dem Maße, in dem die Depression konsequent als eine rezidivierende Erkrankung aufgefasst wurde und damit die Therapie als prophylaktisch, wurden neue Interventionsmodule wie »continuation therapy« und »maintenance therapy« eingeführt (z. B. Taylor, Walters, Vittengl, Krebaum u. Jarrett, 2010) und auch Veränderungen von Parametern wie Dauer und Dosis diskutiert (Vittengl, Clark u. Jarrett, 2009a, 2009b). Es liegen mittlerweile einige Untersuchungen vor, die den Zusammenhang zwischen der Veränderung kognitiver Schemata und der Häufigkeit von depressiven Rückfällen nahe legen (z. B. Dozois et al., 2009; Seeds u. Dozois, 2010; Segal, Gemar u. Williams, 1999; Segal et al., 2006). Bei der Zusammenstellung unserer Messbatterie standen für die KVT »mode-specific« Messinstrumente wie zum Beispiel das Psychological Distance Scaling Task (PDST; Dozois u. Dobson, 2001a, 2001b), das die Veränderung von »schema structure« misst, noch nicht zur Verfügung, so dass jetzt mit unseren Daten nicht entschieden werden kann, ob unsere Ergebnisse durch die Reaktivität unseres Messinstrumentes (Lambert u. Ogles, 2004), das für die PA »mode-specific« ist, zustande kamen. Über dieses messtechnische Problem hinaus spricht aber die Remittierungsrate, die einen direkten »Bezug zum klinischen Alltagsleben« hat, dafür, dass die Vulnerabilität für depressive Rückfälle nach einer PA und PT signifikant geringer ist als nach einer KVT und dass deshalb die KVT nicht in genügendem Ausmaß vor depressiven Rückfällen schützen kann.

Schlussbemerkung

Unsere Ergebnisse stützen empirisch einen Vorschlag, den Crits-Christoph und Barber in einem Übersichtsartikel bereits 2000 machten, dass nämlich Patienten mit wiederkehrenden Achse-I-Störungen mit Langzeitpsychotherapie behandelt werden sollten, um Rückfälle und Chronifizierung zu vermeiden (Crits-Christoph u. Barber, 2000). Im Gruppenvergleich lässt sich auf der Basis der Signifikanzprüfungen der unterschiedlichen Therapien zusammenfassend sagen, dass die PA auf der interpersonellen und der intrapsychischen Ebene der PT und der KVT zur 1-Jahres-Katamnese signifikant überlegen ist. Auf der symptomatischen Ebene zeigten sich auf der Basis der Selbsteinschätzung zu diesem Zeitpunkt keine signifikanten Unterschiede zwischen den drei Therapieformen, aber in der auf einem Fremdrating basierenden Remittierungsrate unterschieden sich alle drei Therapieformen signifikant voneinander. Die PT und die KVT unterscheiden sich auf keiner der drei Ebenen (außer in der Remittierungsrate) und zu keinem der zwei Messzeitpunkte signifikant voneinander. Vor dem Hintergrund des »natural course« der depressiven Störung müssen diese Befunde aber noch durch einen längeren Katamnesezeitraum – Roth und Fonagy (2005) schlagen mindestens zwei Jahre vor – abgesichert werden (das erfolgt bereits), bevor man sie als robust bezeichnen kann, und außerdem durch wenigstens eine weitere, unabhängige Forschungsgruppe repliziert werden.

Last, but not least bleibt aber noch als ein wichtiges Ergebnis dieser Studie festzuhalten, dass sie ein Beispiel dafür ist, dass Praktiker und Forscher auch bei heiklen, schulenübergreifenden Forschungsfragen zusammenarbeiten können und dass die notorische Trennung zwischen Praxis und Wissenschaft überwunden werden kann.

Für Beratung zum Design danken wir: F. Caspar, J. Clarkin, P. Fonagy, K. Grawe, H. Kaechele, O. Kernberg, F. Leichsenring, M. von Rad, L. Schindler, W. Senf, B. Strauss. Für die PQS Ratings danken wir H. Löffler-Stastka. Die Studie wurde von dem RAB der Internationalen Psychoanalytischen Association (IPA) und von der Dr. Zita und T.V. Steger-Stiftung unterstützt.

Literatur

Ablon, J. S., Jones, E. E. (2005). On psychoanalytic process. Journal of the American Psychoanalytic Association, 53, 541 – 568.

Cohen, J. (1988). Statistical power analysis for behavioral sciences. Hillsdale, New Jersey: Lawrence Erlbaum Assoc.

Crits-Christoph, P., Barber, J. P. (2000). Long-term psychotherapy. In: C. R. Snyder, R. E. Ingram (Eds.), Handbook of Psychological Change (pp. 455 – 473). New York u. a.: Wiley.

Cuijpers, P., Li, J., Hofmann, S. G., Andersson, G. (2010). Self-reported versus clinician-rated symptoms of depression as outcome measures in psychotherapy research on depression: a meta-analysis. Clinical Psychology Review, 30, 768 – 778.

DeMaat, S., de Jonghe, F., Schoevers, R., Dekker, J. (2009). The effectiveness of long-term psychoanalytic therapy: a systematic review of empirical studies. Harvard Revue of Psychiatry, 17, 1 – 23.

Dozois, D. J. A., Bieling, B. J., Patelis-Siotis, I., Hoar, L., Chudzik, S., McCabe, K., Westra, H. A. (2009). Changes in self-schema structure in cognitive therapy for major depressive disorder: a randomized clinical trial. Journal of Consulting and Clinical Psychology, 77, 1078 – 1088.

Dozois, D. J. A., Dobson, K. S. (2001a). Information processing and cognitive organization in unipolar depression: specificity and comorbidity issues. Journal of Abnormal Psychology, 110, 236 – 246.

Dozois, D. J. A., Dobson, K. S. (2001b). A longitudinal investigation of information processing and cognitive organization in clinical depression: stability of schematic interconnectedness. Journal of Consulting and Clinical Psychology, 69, 914 – 925.

Franke, G. (1995). Die Symptom-Checkliste von Derogatis. Deutsche Version. Manual. Göttingen: Beltz.

Freedman, D. X. (1989). Editorial note (especially for the media). Archives of General Psychiatry, 46, 983.

Grawe, K., Braun, U. (1994). Qualitätskontrolle in der Psychotherapiepraxis. Zeitschrift für Klinische Psychologie, 23, 242 – 267.

Hautzinger, M., Bailer, M., Worall, H., Keller, F. (1994). Beck-Depressions-Inventar (BDI) (2. Aufl.). Bern u. a.: Huber.

Hiller, W., Zaudig, M., Mombour, W. (1995). IDCL – Internationale Diagnosen Checklisten für ICD-10 und DSM-IV (Manual und 32 Checklisten nach ICD-10 als Bestandteil des Gesamtpaketes der ICD-10-Checklisten der WHO). Bern u. a.: Huber.

Horowitz, L. M., Strauß, B., Kordy, H. (2000). Inventar zur Erfassung Interpersoneller Probleme. Weinheim: Beltz.

Howard, K.I., Kopta, S.M., Krause, M.S., Orlinsky, D.E. (1986). The dose-effect relationship in psychotherapy. American Psychologist, 41, 159–164.

Huber, D., Brandl, T., Klug, G. (2004). The Scales of Psychological Capacities (SPC): Measuring beyond symptoms. Psychotherapy Research, 14, 89–106.

Huber, D., Henrich, G., Gastner, J., Klug, G. (2012). Must all have prices? The Munich Psychotherapy Study. In: J. S. Ablon, R. Levy, H. Kaechele (Eds.), Evidence Based Psychodynamic Psychotherapy (pp. 51–69). New York: Humana Press.

Huber, D., Henrich, G., Klug, G. (2005). The Scales of Psychological Capacities: measuring change in psychic structure. Psychotherapy Research, 15, 445–456.

Huber, D., Klug, G., Benecke, C. (2011). Empirische Forschung zum psychotherapeutischen Prozess. Jahrestagung der DPG, Hannover.

Huber, D., Klug, G., Wallerstein, R.S. (2006). Skalen psychischer Kompetenzen (SPK). Ein Messinstrument für therapeutische Veränderung in der psychischen Struktur. Incl. Manual und Interviewleitfaden. Stuttgart: Kohlhammer.

Jacobson, N.S., Truax, P. (1991). Clinical significance: a statistical approach to defining meaningful change in psychotherapy research. Journal of Consulting and Clinical Psychology, 59, 12–19.

Jakobsen T., Rudolf, G., Brockmann, J., Eckert, J., Huber, D., Klug, G. (2007). Ergebnisse analytischer Langzeitpsychotherapien bei spezifischen psychischen Störungen: Verbesserungen in der Symptomatik und in den interpersonellen Beziehungen [Results of psychoanalytic long-term therapy in specific diagnostic groups: improvement in symptoms and interpersonal relationships]. Zeitschrift für Psychosomatische Medizin und Psychotherapie, 53, 87–110.

Jones, E.E. (2000). Therapeutic action. A guide to psychoanalytic therapy. Northvale, N.J. u. London: Jason Aronson.

Klug, G., Huber, D. (2003). Unterwegs zur Messung struktureller Veränderung: Die Scales of Psychological Capacities (SPC). Zeitschrift für Klinische Psychologie, Psychiatrie und Psychotherapie, 51, 71–81.

Kopta, S.M., Howard, K.I., Lowry, J.L., Beutler, L.E. (1994). Patterns of symptom recovery in psychotherapy. Journal of Consulting and Clinical Psychology, 62, 1009–1016.

Lambert, M.J., Ogles, B.M. (2004). The efficacy and effectiveness of psychotherapy. In: M. Lambert (Ed.), Handbook of Psychotherapy and Behavior Change (pp. 139–193). New York: Wiley.

Leichsenring, F., Rabung, S. (2008). Effectiveness of long-term psychodynamic psychotherapy: a meta-analysis. Journal of the American Medical Association, 300, 1551–1565.

Leichsenring, F., Rabung, S. (2011). Long-term psychodynamic psychotherapy in complex mental disorders: update of a meta-analysis. British Journal of Psychiatry, 199, 15 – 22.

Lutz, W., Lowry, J., Kopta, S. M., Einstein, D. A., Howard, K. I. (2001). Prediction of dose-response relations based on patient characteristics. Journal of Clinical Psychology, 57, 889 – 900.

Rad, M. von, Klug, G., Huber, D. (2001). Unterwegs zum Wirksamkeitsnachweis von Psychoanalysen und Psychotherapien – Sisyphos zwischen therapeutischer Scylla und methodischer Charybdis. Ein Kommentar aus der Sicht der empirischen Psychotherapieforschung. Psyche – Zeitschrift für Psychoanalyse und ihre Anwendungen, 55, 311 – 319.

Roth, A., Fonagy, P. (2005). What works for whom? New York, London: The Guilford Press.

Seeds, P. M., Dozois, D. J. A. (2010). Prospective evaluation of a cognitive vulnerability-stress model for depression: the interaction of schema self-structures and negative life events. Journal of Clinical Psychology, 66, 1307 – 1323.

Segal, Z. V., Gemar, M., Williams, S. (1999). Differential cognitive response to a mood challenge following successful cognitive therapy or pharmacotherapy for unipolar depression. Journal of Abnormal Psychology, 108, 3 – 10.

Segal, Z. V., Kennedy, S., Gemar, M., Hood, K., Pedersen, R., Buis, T. (2006). Cognitive reactivity to sad mood provocation and the prediction of depressive relapse. Archives of General Psychiatry, 63, 749 – 755.

Taylor, D. J., Walters, H. M., Vittengl, J. R., Krebaum, S., Jarrett, R. B. (2010). Which depressive symptoms remain after response to cognitive therapy of depression and predict relapse and recurrence? Journal of Affective Disorders, 123, 181 – 187.

Vittengl, J. R., Clark, L. A., Jarrett, R. B. (2009a). Continuation-phase cognitive therapy's effects on remission and recovery from depression. Journal of Consulting and Clinical Psychology, 77, 367 – 371.

Vittengl, J. R., Clark, L. A., Jarrett, R. B. (2009b). Deterioration in psychosocial functioning predicts relapse/recurrence after cognitive therapy for depression. Journal of Affective Disorders, 112, 135 – 143.

Vivona, J. M. (2012). Between a rock and hard science: how should psychoanalysis respond to pressures for quantitative evidence of effectiveness. Journal of the American Psychoanalytic Association, 60, 121 – 129.

Martin Hautzinger, Martin Härter und
Elisabeth Schramm

Cognitive Behavioural Analysis System of Psychotherapy bei chronischer Depression

Die CBASP- versus SYSP-Studie

Das Cognitive Behavioural Analysis System of Psychotherapy (CBASP – McCullough, 2000) ist die bisher einzige Psychotherapie, welche spezifisch für die Behandlung chronischer Depressionen konzipiert und evaluiert wurde (Keller et al., 2000). Als integrative Therapie beinhaltet CBASP behaviourale, kognitive, psychodynamische und interpersonelle Strategien. Aufgrund des integrativen, störungsspezifischen Ansatzes und des interpersonellen Schwerpunkts mit besonderem Stellenwert der therapeutischen Beziehung gilt CBASP als Therapieform der dritten Welle der Verhaltenstherapie (McCullough, 2010).

Zentrale Annahmen und Therapierational von CBASP

Ursachen für die Entwicklung chronischer Depressionen stellen traumabedingte Einschränkungen in der kognitiven und emotionalen Reifung einer Person dar. Diese Beeinträchtigungen erfolgen auf zwei Wegen: zum einen durch das Nicht-Erreichen eines Entwicklungsschrittes in der Kindheit, zum anderen durch eine starke emotionale Belastung infolge einer anhaltenden depressiven Verstimmung im Erwachsenenalter. Insbesondere bei Patienten mit frühem Beginn der Erkrankung (vor dem 21. Lebensjahr) führen ungünstige familiäre Einwirkungen (Verluste, Trennungen, Misshandlungen) zu einem Stillstand der kognitiv-emotionalen Entwicklung. Bei Menschen mit spätem Beginn der Erkrankung (nach dem 21. Lebensjahr) findet zunächst eine normale kognitive und emotionale Entwicklung statt. Auftretende depressive Zustände und hieraus folgende starke emotionale Belastungen bewirken im Erwachsenenleben einen Rückfall in den präoperatorischen (letztlich kindlichen) kognitiv-emotionalen Zustand.

Das präoperatorische Funktionieren führt zu dysfunktionalen Kognitionen und Verhaltensmustern, was zur Folge hat, dass Patienten ihre gewünschten interpersonellen Ergebnisse nicht oder nur unzulänglich erreichen. Die Folge der kognitiv-emotionalen Einschränkungen der Patienten sei zudem ein ängstlich-vermeidender Lebensstil, der korrigierende Erfahrungen dieser dysfunktionalen Kognitionen und Verhaltensmuster nicht zulasse.

Im therapeutischen Prozess werden demzufolge folgende Therapieziele angestrebt:

1. Erkennen von Konsequenzen des eigenen Verhaltens (Funktionalität),
2. Entwicklung von authentischer Empathie,
3. Anwendung von funktionalen Problemlöse- und Bewältigungsstrategien im Alltag,
4. interpersonelle Heilungsprozesse bezüglich früher Traumata.

Die wichtigsten therapeutischen Techniken sind:

- Liste prägender Bezugspersonen mit Übertragungshypothese,
- Ableitung einer aktiven, transparenten Übertragungshypothese (Stempel),
- Situationsanalyse mit sich anschließendem Verhaltenstraining,
- Kiesler Kreis als Instrument zur Darstellung des Stimuluscharakters des Patienten,
- diszipliniertes persönliches Einlassen und diskriminatives Lernen,
- interpersonelle Diskriminationsübung.

Die zentralen Interventionsmerkmale von CBASP sind im Folgenden dargestellt und kennzeichnen damit auch die wesentlichen Adhärenzmerkmale zur Beurteilung der Therapeuten anhand der Mitschnitte von Therapiekontakten.

Therapeutische Merkmale von CBASP:

1. Herausarbeiten der wichtigsten, prägenden Bezugspersonen,
2. Explorieren konkreter Erfahrungen bezüglich der Domänen Nähe, Intimität, Fehler, Kritik, Versagen, negativer Affekt, emotionales Bedürfnis,
3. Ableitung eines Stempels (Übertragung, kausale Schlussfolgerung) für jede Erfahrung bzw. jede prägende Bezugsperson,
4. Erkennen von Übertragungs-»hot spots« in der Therapie und im Alltag,
5. Analyse der Abläufe (Wie ist übliches Verhalten aufgrund prägender Erfahrung? Wie haben heutige Leute reagiert? Wie passen frühere mit heutigen Erfahrungen zusammen?),
6. Zusammenfassungen und Erläuterung von Zusammenhängen (Übertragung, Blockaden),
7. Situationsanalysen konkreter, interpersonell frustrierender Erfahrungen (Eingrenzung),
8. Exploration der tatsächlichen Abläufe, des erwünschten und des erreichten Ausgangs,
9. Lösungsüberlegungen und Übungen alternativen, zielführenden Denkens, Handelns,
10. Übertragung in den Alltag, Handlungsplanung, unterstützende »Schlachtrufe«,
11. Verstärkung (»celebration«).

SYSP (System of Supportive Psychotherapy)

SYSP kann man als eine eher unspezifische, in erster Linie unterstützende Therapie bezeichnen. Sie beinhaltet die allgemeinen Wirkfaktoren von Psychotherapie, die den Kern aller Psychotherapien ausmachen und von denen angenommen wird, dass sie zu einem Großteil zum Erfolg von Psychotherapie beitragen. Zu diesen Faktoren gehört unter anderem eine vertrauensvolle therapeutische Beziehung mit einem verständnisvollen, unterstützenden und einfühlsamen Therapeuten, Bewusstwerden der eigenen Gefühle, der Verweis auf Erfolgserlebnisse und die Vermittlung von Hoffnung und Optimismus. Ein weiteres Ziel des SYSP ist, dass die Patienten die Krankheit besser verstehen und besser mit ihr umgehen können, zum Beispiel indem persönliche Erfahrungen mit der eigenen Erkrankung mit dem gegenwärtigen Wissen über die Erkrankung verbunden werden. Da in Studien belegt ist, dass diese unterstützende Psychotherapie auch für chronisch depressive Patienten gute Ergebnisse zeigte (Kocsis et al., 2009), soll sie hier als Alternative zum CBASP eingesetzt werden. Das Therapeutenverhalten und das Vorgehen bei SYSP sind in einem Manual dargestellt (Hautzinger, 2009) und die Therapeuten werden anhand einer Adhärenzskala sowohl während des Trainings, während der Supervision als auch aufgrund zufällig ausgewählter Sitzungsmitschnitte beurteilt.

Therapeutische Merkmale von SYSP:

1. Interessiert, nichtwertend, zuhörend,
2. eusammenarbeit, Rapport, emotionale Verbindung (Beziehung),
3. Einfühlendes Verstehen und positive Wertschätzung,
4. Aufmerksamkeit auf den Affekt und die aktuellen Emotionen,
5. Verbalisierung wahrgenommenen emotionalen Erlebens,
6. Authentizität und Echtheit,
7. optimistisch, hoffnungsvoll,
8. Unterstützung bieten,
9. Anerkennung (Verstärkung) der Stärken und Ressourcen,
10. zulassend, dem Patienten folgend (keine eigene Agenda),
11. Geduld, Raum und Zeit bietend.

Studienziele

Das Ziel der kontrollierten, randomisierten Therapiestudie (Schramm et al., 2011) ist es, die Wirksamkeit des depressionsspezifischen Psychotherapieverfahrens CBASP mit dem unterstützenden und weniger stark strukturierten Psychotherapieverfahren SYSP bei chronisch depressiven Patienten mit einem Beginn vor dem 21. Lebensjahr vergleichend zu untersuchen. Dazu sollen insgesamt 268 Patienten in mehreren klinischen Zentren behandelt werden. Beide psychotherapeutischen Behandlungsformen umfassen jeweils eine 48-wöchige ambulante Behandlung mit insgesamt 32 individuellen Sitzungen. Patienten dürfen keine antidepressiv wirkenden beziehungsweise andere Psychopharmaka nehmen und müssen folgende Einschlusskriterien erfüllen:

- depressive Episode von mindestens zwei Jahren Dauer,
- doppelte Depression (gemeinsames Vorliegen von Dystymia und aktueller depressiver Episode),
- rezidivierende Depression ohne vollständige Remission zwischen den Episoden ($\geq$ 2 Jahre),
- Ersterkrankungsalter an einer Depression bzw. Beginn der Dystymia vor 21. Lebensjahr,
- Lebensalter zwischen 18 und 70 Jahren,
- Schweregrad der Depression von $\geq$ 20 Punkten auf der Hamilton Ratingskala (HRSD),
- Einwilligung nach ausführlicher Aufklärung.

Studienausschluss (keine Aufnahme in die Studie) wird anhand folgender Merkmale definiert:

- akute Suizidgefahr,
- psychotische Symptome in der Vorgeschichte, bipolare Störung, Substanzmissbrauch bzw. -abhängigkeit, Demenz,
- antisoziale, schizotypische oder Borderline-Persönlichkeitsstörung,
- organische Erkrankungen, schwere kognitive Beeinträchtigung,
- andere gleichzeitige medikamentöse oder psychotherapeutische Behandlung,
- Non-Response auf die untersuchten Psychotherapien in der Vorgeschichte.

Design und Messpunkte

Das 2 (Interventionen) x 3 (Messzeitpunkte)-Studiendesign ist in Abbildung 1 dargestellt. Zur Erfolgsbeurteilung werden Veränderungen von der Baseline bis nach drei Monaten (T1), bis nach fünf Monaten (T2) und bis nach elf Monaten (T3) gemessen.

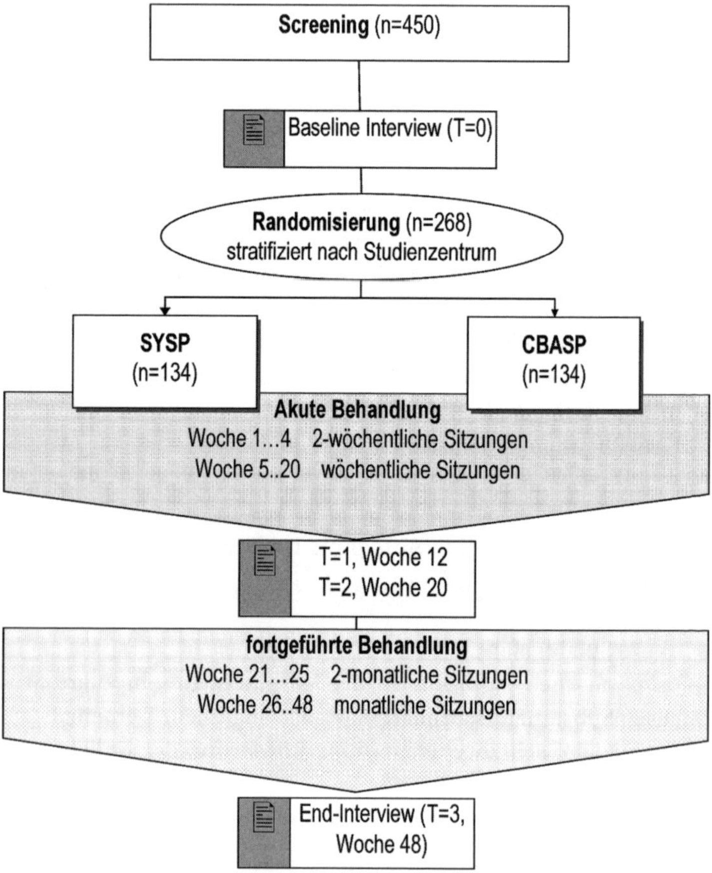

Abbildung 1: Studiendesign (Schramm et al., 2011)

Das Haupterfolgsmaß ist die Hamilton-Depressionsskala, welche sowohl zu Einschlussf wie nach 12, 20 und 48 Wochen durch nicht eingeweihte, verblindet, trainierte Kliniker im Sinne des Vorliegens beziehungsweise des Schwergrads (residualer) depressiver Symptome eingeschätzt wird. In der Katamnese wird unter anderem das Longitudinal Follow-up-Evaluation-Interview (LIFE) zur Dokumentation von depressiven Episoden, von Krankheits- und Behandlungsphasen eingesetzt. Weitere Maße erfassen Therapieerwartung, Ängste, Lebensqualität, soziales Funktionsniveau, traumatische Erfahrungen in der Kindheit, zwischenmenschliche Probleme.

Zwischenstand nach zwei Studienjahren

Zum Zeitpunkt Februar 2012 sind 184 Patienten eingeschlossen (siehe dazu Tabelle 1). Diese verteilen sich mit 93 auf CBASP und 91 auf SYSP. Die letzten Patienten sollen im Herbst 2012 eingeschlossen werden, deren Behandlung endet dann im Sommer 2013. Die geplanten ein- und zweijährigen Katamnesen werden bis Ende 2015 laufen.

Tabelle 1: Zwischenstand nach zwei Studienjahren

Merkmale	CBASP N = 93	SYSP N − 91
Alter in Jahren (Mittelwert, Standardabweichung)	45,1 (11,8)	46,1 (13,2)
Frauen %	68	68
Bildung: ≤ 10 Jahre in %	28	35
Bildung: ≥ 13 Jahre in %	71	64
Verheiratet %	31	41
Berufstätig %	66	66
HRSD$_{24}$ (Mittelwert, Standardabweichung)	26,3 (6,2)	27,0 (5,6)
Ersterkrankungsalter (Mittelwert, Standardabweichung)	14,6 (6,0)	12,9 (4,6)
Frühere Suizidversuche %	11	31
Komorbidität (andere Psychopathologie) %	29	31
Vorbehandlung: ambulant %	92	96
Vorbehandlung: stationär %	47	60
Traumatische Kindheitserfahrungen:		
Emotionaler Missbrauch %	52	66
Physischer und sexueller Missbrauch %	30	38

Diese Therapiestudie wird im Rahmen des Programms »Klinische Studien« durch die Deutsche Forschungsgemeinschaft (SCH 443/11) seit 2009 gefördert.

Literatur

Hautzinger, M. (2009). System of Supportive Psychotherapy (SYSP) for chronic depression. Handlungsanleitung für Psychotherapeuten im Rahmen der Studie CBASP and SYSP in Chronic Depression with Early Onset. Universität Tübingen. Unveröffentlichtes Manuskript.

Keller, M. B., McCullough J. P., Klein, D. N,. Arnow, B., Dunner, D. L., Gelenberg, A. J., Markowitz, J. C., Nemeroff, C. B., Russell, J. M., Thase, M. E., Trivedi, M. H., Zajecka, J. (2000). A comparison of nefazodone, the cognitive behavioral-analysis system of psychotherapy, and their combination for the treatment of chronic depression. New England Journal of Medicine, 342 (20), 1462 – 1470.

Kocsis, J. H., Gelenberg, A. J., Rothbaum, B. O., Klein, D. N., Trivedi, M. H., Manber, R., Keller, M. B., Leon, A. C., Wisniewski, S. R., Arnow, B. A., Markowitz, J. C., Thase, M. E. (2009). Cognitive Behavioral Analysis System of Psychotherapy and Brief Supportive Psychotherapy for Augmentation of Antidepressant Nonresponse in Chronic Depression. Archives of General Psychiatry, 66(11), 1178 – 1188.

McCullough, J. P. (2000), Treatment for Chronic Depression. Cognitive Behavioral Analysis System of Psychotherapy. New York: Guilford Press. – Dt.: McCullough, J. P. (2006). Psychotherapie der chronischen Depression. München: Elsevier.

McCullough, J. P. (2010). CBASP, the Third Wave and the Treatment of Chronic Depression. European Psychotherapy, 9, 169 – 190.

Schramm, E., Hautzinger, M., Zobel, I., Kriston, L., Berger, M., Härter, M. (2011). Comparative efficacy of the Cognitive Behavioural Analysis System of Psychotherapy versus Supportive Psychotherapy for early onset chronic depression: Design and rationale of a multisite randomized controlled trial. BMC Psychiatry, 11, 134 – 143.

Wolfram Keller

Symptomatik und strukturelle Veränderungen bei chronisch depressiven Patienten

Teilergebnisse der Praxisstudie analytische Langzeittherapie (PAL-Studie)[1]

Die Praxisstudie analytische Langzeittherapie entstand von 1997 bis 2007 auf dem Hintergrund der zunehmenden gesundheitspolitischen Diskussion über Kosten und Nutzen von psychotherapeutischen Maßnahmen.

In dem Forschungsprojekt wurden der Verlauf und die Ergebnisse analytischer Psychotherapien (PA) und tiefenpsychologisch fundierter Psychotherapien (PT) unter naturalistischen Bedingungen im Rahmen eines prospektiven Designs in zwei Studienzentren, Heidelberg und Berlin, untersucht.

Kern der Untersuchung waren einerseits der Symptomverlauf, andererseits die strukturellen Veränderungen der Patienten im Verlauf und im Vergleich beider Behandlungsverfahren sowie die Überprüfung der Stabilität der Ergebnisse nach einem beziehungsweise drei Jahren nach Beendigung der Behandlung (Rudolf et al., 2004; Grande et al., 2006, 2009).

Das zentrale Ziel der PAL-Studie und auch dieses Beitrags ist die Klärung der Frage, ob und in welchem Ausmaß strukturelle Veränderungen jenseits der Symptomatik nachweisbar sind bei analytischer Psychotherapie im Vergleich zu psychodynamischer Psychotherapie.

Zum Nachweis dieses speziell für die analytische Psychotherapie geforderten Ziels der strukturellen Veränderungen der Persönlichkeit entwickelte das Heidelberger Studienzentrum die inzwischen weit verbreitete Heidelberger Umstrukturierungsskala,

[1] Überarbeitete Fassung eines Vortrags zum Internationalen Symposium »Chronische Depression«, Sigmund-Freud-Institut, Frankfurt a. M., vom 28. – 30. Oktober 2011.

die so zu einem bedeutsamen Erhebungsinstrument in der psychodynamischen Psychotherapieforschung wurde (Grande, Rudolf u. Oberbracht, 1997; Rudolf, Grande u. Oberbracht, 2000; s. Abbildung 1).

Die Heidelberger Umstrukturierungsskala

1. Nichtwahrnehmung des Fokusproblems	1 1+	Völlige Abwehr bzw. Vermeidung des Fokusbereichs, es gibt „kein Problem"	
2. Ungewollte Beschäftigung mit dem Fokus	2– 2 2+	Symptomdruck, interpersonelle Schwierigkeiten: Zumutungen, von außen kommend erlebt	
3. Vage Fokuswahrnehmung	3– 3 3+	Passive Beschäftigung mit dem F., ansatzw. Anerkennung, Ahnung eigener Verantwortg.	*Bewältigung*
4. Anerkennung und Erkundung des Fokus	4– 4 4+	Interessiertes Problemverstehen, Arbeitsbeziehung, aktive "Bewältigung", Handeln	*Bewältigung*
5. Auflösung alter Strukturen i. Fokusbereich	5– 5 5+	Abwehr wird brüchig, Prozess wird zur „Passion", Trauer, Ausgeliefertsein, Verwirrung	*Strukturelle Veränderung*
6. Neustrukturierung im Fokusbereich	6– 6 6+	Versöhnliches Erleben, neue Erlebens-Verhaltensmöglichkeiten stellen sich spontan ein	*Strukturelle Veränderung*
7. Auflösung des Fokus	7– 7 7+	Integration, Selbstübereinstimmung, realitätsgerechtes Erleben, Neugestaltungen	*Strukturelle Veränderung*

Abbildung 1: Heidelberger Umstrukturierungsskala

Die Therapeuten der Studie waren ausgebildete Analytiker in Heidelberg und Berlin mit langjähriger Berufserfahrung, die sich bereit erklärt hatten, sowohl eine hochfrequente als auch eine niederfrequente Behandlung in die Studie einzubringen.

Im Zusammenhang mit dem internationalen Symposium zur Depression am SFI im Oktober 2011 interessierten die Behandlungsergebnisse derjenigen Patienten der PAL-Studie, die von ihren Therapeuten eine depressive Hauptdiagnose aus dem Kapitel F32.0 – F34.1 der ICD-10 erhalten hatten. Im Feld der psychoanalytischen und psychotherapeutischen Praxis haben die Patienten in der Regel drei bis vier zusätzliche Diagnosen im Sinne einer Komorbidität.

Aus dem Gesamtdatensatz der PAL-Studie wurden daher im Rahmen der aktuellen Fragestellung die Patienten mit der

Hauptdiagnose Depression (F32.0 – F34.1) selektiert und deren Behandlungsverlauf unter folgender Fragestellung ausgewertet:

- In welchem Ausmaß lassen sich im Vergleich der beiden Therapieformen analytische Psychotherapie (PA) und psychodynamische Psychotherapie (PT) Symptomverbesserungen nachweisen?
- Welche strukturellen Veränderungen der Persönlichkeit lassen sich im Vergleich nachweisen?
- Wie stabil sind die Behandlungsergebnisse nach einem beziehungsweise drei Jahren nach Beendigung der Therapie?

Die Patientenentwicklung anhand der erhobenen Daten wurde im Laufe der Behandlung aus vier Perspektiven dokumentiert: aus Sicht der Therapeuten, ders Patienten, aus der Perspektive einer unabhängigen Expertengruppe und schließlich anhand der Inanspruchnahme von Krankenkassenleistungen, das heißt objektiv erhobener Krankenkassendaten (diese Ergebnisse werden hier nicht dargestellt).

Dadurch war es möglich, dass neben der Symptomveränderung auch gezielt anderen Aspekten der Therapie nachgegangen werden konnte. So wurde zum Beispiel der Therapieprozess in qualitativen Analysen an umfangreichem Textmaterial der Therapeuten untersucht. Das strukturelle Niveau der Patienten sowie die strukturellen Veränderungen im Verlauf wurden anhand der OPD-Kriterien (Arbeitskreis OPD, 2004, 2006) und über die Heidelberg Structural Change Scale (HSCS, Rudolf et al., 2000) differenziert im Behandlungsverlauf erfasst. Darüber hinaus wurde eine 1-Jahres- und eine 3-Jahres-Katamnese durchgeführt (Rudolf et al., 2001a, 2001b, 2004; Grande et al., 2001, 2004, 2006; Wilke et al., 2001; Wilke u. Pauli-Magnus, 2002).

Als Messzeitpunkte wurden der Behandlungsbeginn, drei Monate, sechs Monate, zwölf Monate und fortan jedes weitere halbe Jahr bis zur Beendigung der Therapie festgelegt, ferner eine 1-jahres- und eine 3-jahreskatamnestische Nachuntersuchung.

Die Voraussetzungen der vergleichenden Untersuchung

Damit die beiden Untersuchungsgruppen vergleichbar sind, müssen einige Voraussetzungen berücksichtigt werden.

So wurde überprüft und nachgewiesen, dass die an der Studie teilnehmenden Therapeuten und Patienten repräsentativ für die nach den Standards der DGPT ausgebildeten Therapeuten und deren behandeltes Patientenspektrum sind (Stehle, 2003). Es wurde dokumentiert, welche Patienten von den Therapeuten in die Studie eingebracht wurden, um sicherzustellen, dass nicht Selektionseinflüsse über Gebühr wirksam werden.

Eine weitere Voraussetzung neben Repräsentativität von Therapeuten und Patienten betrifft die Vergleichbarkeit der beiden Patientengruppen zu Beginn der Behandlung. Entsprechend den naturalistischen Untersuchungsbedingungen setzte sich die Studienpopulation aus diagnostisch heterogenen Patienten mit erheblicher Störungsschwere zusammen.

Da in der PAL-Studie keine Randomisierung vorgenommen wurde, wurden die Patienten zum Zeitpunkt des Behandlungsbeginns parallelisiert hinsichtlich der Kriterien Alter, Geschlecht, Bildung, beruflicher Status und strukturelles Integrationsniveau.

Beide Gruppen stimmten hinsichtlich dieser Kriterien überein, abgesehen von einer etwas stärkeren Beeinträchtigung und einem etwas vermehrten Inanspruchnahmeverhalten von Gesundheitsleistungen bei der Psychoanalysegruppe (PA).

Das Studien-Sample

In der PAL-Gesamtstudie wurden zu Behandlungsbeginn 32 Patienten in die PA-Gruppe und 27 in die PT-Gruppe eingeschlossen. Davon hatten n = 13 (41 %) beziehungsweise n = 11 (ebenfalls 41 %) eine depressive Hauptdiagnose nach ICD-10. Die Patienten mit einer depressiven Hauptdiagnose wurden in dieser Darstellung herangezogen. Zur Katamnese nach einem Jahr konnten von den depressiven Patienten noch elf Patienten (85 %) in der PA-Gruppe, neun (82 %) in der PT-Gruppe und zehn (77 %) beziehungsweise neun (82 %) zum Zeitpunkt der 3-Jahres-Katamnese erreicht werden.

Einen Überblick über die Anzahl der Patienten, die in die Auswertung eingegangen sind, gibt Tabelle 1.

Tabelle 1: Anzahl Studienpatienten zu den unterschiedlichen Messzeitpunkten

	PA	PT
Beginn	13	11
Katamnese 1 Jahr	11	9
Katamnese 3 Jahre	10	9

Die Tabelle 2 zeigt die Kriterien für Zuordnung der Patienten zu den Behandlungsgruppen Psychoanalyse und Psychotherapie und das Behandlungssetting der beiden Therapiegruppen sowie die mittlere Behandlungszeit und Anzahl der Therapiestunden.

Tabelle 2: Definition der Behandlungsverfahren

	PA	PT
Frequenz (Std./Wo.)	3 Std.	1 Std.
Setting	Couch	Sitzend
Mindestdauer	150 Sitzungen	25 Sitzungen
Therapie-Zielsetzung	Übertragung, Widerstand umfassend aufdeckend	Aktualisierte Konflikte fokal aufdeckend
Faktische Dauer	40,2 Mo (SD 16,4)	27,2 Mo (SD 10,0)
Stundenzahl	309 (SD 144)	76,3 (SD 28)

In Tabelle 3 sind die soziodemografischen Daten der Stichprobe dargestellt. Es findet sich ein mittleres Alter von 36,5 Jahrenv in der PA-Gruppe und von 38,1 in der PT-Gruppe. 69,2 % versus 72,7 % waren weiblich. 39 % versus 36 % hatten früher bereits eine ambulante Psychotherapie gemacht. In der PT-Gruppe sind etwas mehr Patienten mit Abitur, Studenten und relativ mehr ledige Patienten enthalten; in der PA-Gruppe etwas mehr Angestellte. Die Unterschiede sind nicht signifikant.

Tabelle 3: Soziodemografische Daten

		PA		PT	
		%	N	%	N
Alter: Jahre (SD)		36,5 (8,6)	13	38,1 (12,8)	11
Geschlecht	m	30,8	4	27,3	3
	w	69,2	9	72,7	8
Schulbildung	Volksschule ohne Abitur	7,7	1	-	0
	Mittlere Reife	15,4	2	9,1	1
	Fachhochschulreife	15,4	2	9,1	1
	Fachabitur	7,7	1	-	-
	Abitur	23,1	3	45,5	5
	Hochschulabschluss	30,8	4	36,4	4
Beruf	Angestellter (einfach)	38,5	5	9,1	1
	Angestellter (hoch)	15,4	2	36,4	4
	Freiberufler/ selbständiger Akademiker	15,4	2	9,1	1
	Schüler/Student/ Azubi/Umschulung	15,4	2	36,4	4
	Sonstiges	15,4	2	9,1	1
Partner	Ledig	53,8	7	72,7	8
	verheiratet	15,4	2	0	0
	in Scheidung	23,1	3	9,1	1
	geschieden	7,7	1	18,2	2
Berufliche Situation	Vollzeit	58	7	44	4
	Teilzeit	25	3	33	3
	Schüler/Student	17	2	22	2
Arbeitsunfähigkeits-bescheinigung bei Aufnahme	Ja	69	9	45	5
	Nein	31	4	36	4
	k. A.			18	2
Rente		0	0	18	2
Frühere stationäre PT		38	5	9	1
Medikamente vor Therapie	Nein	92	12	72,7	8
	Ja	8	1	27,3	3
Dauer der Leitsymptomatik		11,38 Jahre (SD 13,9)		12,0 Jahre (SD 13,2)	
Persönlichkeitsstörung		46	6	27	3

Das Spektrum der Hauptdiagnosen der chronisch depressiven Patienten nach ICD-10 ist in Tabelle 4 dargestellt (Einschätzungen der Therapeuten). Die Diagnosen nach ICD-10 unterschieden sich in den Gruppen nur unwesentlich.

Tabelle 4: Die Hauptdiagnosen nach ICD-10

	PA		PT	
	N	%	N	%
F32.0	1	7,6	0	0
F32.1	6	46,1	4	36,3
F32.2	1	7,6	0	0
F33.1	0	0	3	27,3
F33.2	2	15,4	0	0
F34.0	0	0	1	9,0
F34.1	3	23,1	3	27,3
Total	13	100	11	100

Zusammenfassende Ergebnisse des Gruppenvergleichs zu Behandlungsbeginn

Die Gruppen stimmen in Bezug auf Geschlecht und Alter überein. In Bezug auf Schulabschluss und berufliche Stellung gibt es nur geringfügige Abweichungen. Eine Homogenitätsabweichung findet sich in der Komorbidität der Persönlichkeitsstörungen mit 46 % in der PA-Gruppe beziehungsweise 27 % in der PT-Gruppe. In der Selbsteinschätzung der Patienten zu Beginn der Behandlung finden sich keine bedeutsamen Unterschiede im Gesamtwert GSI der SCL-90-R (Symptomfragebogen); ein etwas höherer Ausgangswert weist die PA-Gruppe in der Depressionsskala der SCL-90-R auf. Ebenso hat die PA-Gruppe einen höheren Gesamtwert des IIP (Inventar interpersoneller Probleme). In der Beurteilung der Störungsschwere durch die Therapeuten im BSS (Beeinträchtigungsschwerescore nach Schepank) zeigen sich in beiden Gruppen ausgeprägte Störungen (BSS 6,5/6,75) im Gesamtwert, jedoch keine relevanten Unterschiede. In beiden Gruppen findet sich ein hoher Chronifizierungsgrad der Leitsymptomatik (11,38 bzw. 12 Jahre), so dass in dieser Studie chronisch depressive Patienten behandelt wurden.

Die Wirksamkeit der Therapien hinsichtlich der Symptomreduzierung – einige ausgewählte Ergebnisse

Aus der Vielzahl der eingesetzten psychometrischen Testinstrumente werden hier nur einige zentrale Ergebnisse auf der Symptomebene dargestellt.

Symptomatik aus Sicht der Patienten SCL-90-R (GSI)

Aus Patientensicht verbessert sich die Symptombelastung im Laufe der Behandlung hochsignifikant in beiden Gruppen und erreicht in der PA-Gruppe in der 3-Jahres-Katamnese Normalwerte (Tabelle 5). Zusätzlich werden die Effektstärken der Veränderungen aufgeführt. Nach Cohen (1988) gelten Werte größer 0.8 als bedeutend. Die Berechnung von Effektstärken ist in der aktuellen Psychotherapieforschung sehr verbreitet und wird oft genutzt, um den Erfolg einzelner Therapieverfahren zu vergleichen. Es zeigt sich dabei eine starke Abhängigkeit der Effektstärke von der Homogenität der Patientenstichprobe: Bei der Behandlung von monosymptomatischen Patienten sind größere Effektstärken zu erwarten als bei heterogen zusammengesetzten Patientenstichproben, wie sie in naturalistischen Studien üblich ist. Daran gemessen ist die PA bezogen auf die hier untersuchten Erfolgsparameter ein sehr wirksames Verfahren, allerdings ist die PT, ebenfalls auf der Symptomebene, sehr wirksam.

Wie angegeben, sind die Effektstärken in beiden Gruppen sehr groß und praktisch identisch (Tabelle 5).

Tabelle 5: SCL-90-R (GSI)

	PA	SD	PT	SD
Beginn	1,1	0,40	1,03	0,32
Ende	0,49	0,23	0,51	0,20
Follow-up nach 1 Jahr	0,42	0,40	0,48	0,34
Follow-up nach 3 Jahren	0,38	0,36	0,47	0,35

Main Effect Zeit p=.000; Time x group p=.138; Effect Sizes: pre-post PA: 1,53, PT: 1,63; pre-1 yr Follow-up PA: 1,7, PT: 1,72; pre-3 yr Follow-up PA: 1,8, PT: 1,75

Betrachtet man ausschließlich die Veränderungen der Skala Depression der SCL-90-R, so wird ein höherer Ausgangswert in der PA-Gruppe bei Beginn der Behandlung deutlich. Im Verlauf zeigt sich auch hier ein signifikanter Rückgang der depressiven Symptombelastung in beiden Gruppen mit nur geringer Restsymptomatik. In den Katamnesen nimmt die Symptomatik in beiden Gruppen nur geringfügig wieder zu, so dass man von einer Nachhaltigkeit auch über den Katamnesezeitraum von drei Jahren ausgehen kann.

Trotz höherer Symptombelastung in der PA-Gruppe zu Behandlungsbeginn und etwas höherer Belastung nach drei Jahren gegenüber der PT-Gruppe sind die Effektstärken in der PA-Gruppe deutlich größer als in der PT-Gruppe (Tabelle 6).

Tabelle 6: Depressionsskala SCL-90-R

	PA	N	SD	PT	N	SD
Beginn	1,83	13	,61	1,25	11	,58
Ende	,53	13	,37	,42	11	,20
Follow-up nach 1 Jahr	,85	11	,78	,42	10	,41
Follow-up nach 3 Jahren	,72	11	,40	,50	9	,47

Main Effect Zeit p=.000; Time x Group p=.093;
Effect Sizes (d): pre-post PA: 2,13, PT: 1,43; pre-1 J. PA: 1,60, PT: 1,43; Pre-3 J. PA: 1,82; PT: 1,29

Interpersonelle Probleme aus Sicht der Patienten

Das Inventar für Interpersonelle Probleme (IIP) ist ein Instrument, das den Verlauf der wahrgenommenen zwischenmenschlichen Probleme aus der Perspektive des Patienten beschreibt. Auch hier zeigt sich im Behandlungsverlauf eine hochsignifikante Verbesserung bezüglich der wahrgenommenen zwischenmenschlichen Probleme aus Sicht der Patienten in beiden Gruppen. Die Nachhaltigkeit der Therapie wird deutlich durch weitere Verbesserungen in den Katamnesezeiträumen, also auch ohne Therapie. Die Effektstärken sind in beiden Gruppen als hoch zu bezeichnen, deutlich höher in der PA-Gruppe (jedoch nicht signifikant unterschiedlich) (Tabelle 7).

Tabelle 7: Das Inventar Interpersoneller Probleme (IIP, Gesamtwert)

	PA	SD	PT	SD
Beginn	1,94	,43	1,51	,57
Ende	1,21	,47	1,16	,62
Follow-up 1 J.	1,31	,54	1,02	,70
Follow-up 3 J.	1,18	,34	0,88	,66

Main Effect Zeit p = .000; Time x Group p = .134;
Effect Sizes (d) pre-post PA: 1,7, PT: 0,61; pre-1 J. PA: 1,47, PT: 0,85; pre-3 J. PA: 1,77, PT: 1,10

Die Beeinträchtigungsschwere (BSS nach Schepank) aus Sicht der Therapeuten

Die Therapeuten beurteilten auf einer fünfstufigen Skala das Ausmaß der Belastung der Patienten auf drei Ebenen: durch die psychische Symptomatik, die körperliche Symptomatik und die Beeinträchtigung durch soziale Beziehungen. In Tabelle 8 ist der Verlauf des Gesamtwertes aus allen drei Bereichen zusammengefasst. Enthalten in dem Gesamtwert sind ähnlich dem IIP auch die Werte zwischenmenschlicher Belastungen, hier aus Sicht der Therapeuten.

Tabelle 8: Beeinträchtigungsschwerescore (BSS)

	PA	PT
Beginn	6,41	6,73
Ende	3,16	3,8
Follow-up nach 1 Jahr	3,41	4
Follow-up nach 3 Jahren	2,84	4

Time (p<.000)**; – No significant difference between PA – PT

Der Cut-off-Point zur Falldefinition des Beeinträchtigungsschwerescores BSS liegt bei fünf. Auf der Symptomebene (körperliche, psychische und sozialkommunikative Belastung) zeigen die Ergebnisse aus Sicht der Therapeuten für beide Gruppen eine hochsignifikante Besserung des Gesamtwertes über den gesamten Verlauf. Die erzielten Verbesserungen der zwischenmenschlichen Symptombelastung blieben auch in der Beurteilung durch die Therapeuten in der 1- und 3-Jahres-Katamnese stabil. Auf der Symptomebene gibt es zwischen den beiden Behandlungsgruppen keine statistisch bedeutsamen Unterschiede, wenn auch die PA-

Gruppe in der 3-Jahres-Katamnese etwas bessere Werte aufweist (s. Tabelle 8).

Globaler Behandlungserfolg aus Sicht der Patienten

Auf einer fünfstufigen Skala gaben die Patienten zum Behandlungsende eine globale Einschätzung des Behandlungserfolges. Es ist ein etwas besserer Therapieerfolg zugunsten der PA-Gruppe erkennbar. Acht Patienten schätzen den Erfolg sehr positiv ein (Tabelle 9).

Tabelle 9: Globaler Therapieerfolg, Behandlungsende, Einschätzung des Patienten

	PA (E) N (%)	PT (E) N (%)
Unklar	1 (7,7)	1 (11,1)
Leicht positiv	1 (7,7)	0 (0)
Deutlich positiv	3 (23,1)	3 (33,3)
Sehr positiv	8 (61,5)	4 (44,4)
Maximal positiv	0 (0)	1 (11,1)

Rückblickende Einschätzung der Patienten im Vergleich der beiden Therapieverfahren

In Tabelle 10 sind einige Aspekte des analytischen Prozesses aus der rückblickenden Perspektive der behandelnden Therapeuten dargestellt. Die Zustimmungen auf der sechsstufigen Skala wurden hier zusammengefasst (deutlich, sehr, maximal positive Zustimmung). Die psychoanalytisch behandelten Patienten weisen hier deutlich bessere Ergebnisse auf.

Wie in Tabelle 11 aufgeführt, sind ebenfalls aus Sicht der Therapeuten in der Psychoanalysegruppe bessere Ergebnisse hinsichtlich unterschiedlicher Aspekte der Lebensqualität erzielt worden. Auffällig sind die nachhaltigen Verbesserungen in der 3-Jahres-Katamnese in dieser Gruppe im Kontrast zu den Ergebnissen der PT-Gruppe.

Tabelle 10: Psychoanalytiker: Rückblick auf die Therapie, Behandlungsende – strukturelle Aspekte

	PA	PT
Zugang zu abgewehrten Konflikten	69 %	50 %
Annehmen und Nutzung regressiver Möglichkeiten	53 %	30 %
Reifere Abwehr, Anpassungsmuster, Konfliktlösungen	77 %	60 %
Selbstanalytische Fähigkeiten	69 %	40 %
Globaler Erfolg	85 %	60 %
Relation Aufwand und Nutzen	85 %	50 %

Zusammengefasst: deutlich, sehr, maximal positive Zustimmung;
Nicht bewertet: keine, leicht positive Zustimmung;
Zusammengefasst: gut, sehr gut, maximal; nicht bewertet: schlecht, nicht befriedigend

Tabelle 11: Einschätzung von Beschwerden und Lebensqualität und Psychotherapiegruppen (Patientensicht)

	PA	PT
Psychische Symptomatik: post	85 %	89 %
Katamnese nach 1 Jahr	80 %	70 %
Katamnese nach 3 Jahren	80 %	75 %
Beziehung zu Menschen gebessert: post	85 %	88 %
Katamnese nach 1 Jahr	55 %	67 %
Katamnese nach 3 Jahren	80 %	60 %
Selbstwert gebessert: post	77 %	78 %
Katamnese nach 1 Jahr	70 %	60 %
Katamnese nach 3 Jahren	90 %	67 %
Lebenszufriedenheit: post	77 %	89 %
Katamnese nach 1 Jahr	70 %	70 %
Katamnese nach 3 Jahren	90 %	56 %
Lebensanforderungen gewachsen: post	75 %	75 %
Katamnese nach 1 Jahr	80 %	60 %
Katamnese nach 3 Jahren	89 %	56 %
Freude und Genussfähigkeit: post	92 %	67 %
Katamnese nach 1 Jahr	80 %	60 %
Katamnese nach 3 Jahren	90 %	75 %

Zusammengefasst: deutlich, sehr, maximal positive Zustimmung;
Nicht bewertet: keine, leicht positive Zustimmung

Therapeutische Veränderungen jenseits der Symptomatik

Die zentrale Hypothese der Studie nimmt an, dass es jenseits der Symptomreduzierung therapeutische Effekte im Sinne der Umstrukturierung der Persönlichkeit gibt.

Umstrukturierung meint Veränderungen des Patienten bezüglich seiner dysfunktionellen Beziehungsbereitschaften, seiner Konfliktdispositionen und strukturellen Einschränkungen mit der Konsequenz, dass seine Möglichkeiten der Regulierung von inneren und äußeren Anforderungen erweitert werden und er damit in den Stand versetzt wird, auch in seinem zukünftigen Leben Schwierigkeiten im Rahmen seiner Möglichkeiten zu meistern und seine Chancen zu nutzen (Grande, 1997).

Methodisch wird dabei so vorgegangen, dass zwei unabhängige Untersucher auf der Grundlage der vierteljährlich beziehungsweise halbjährlich durchgeführten videografierten OPD-Interviews eine Einschätzung darüber abgeben, in welchem Grad die von ihnen ausgewählten Problemfokusse umstrukturiert werden konnten.

Definition der Umstrukturierung

Das Ausmaß der Umstrukturierung wurde anhand der erreichten Veränderungen der ausgewählten Behandlungsfokusse nach der Einteilung der Heidelberger Umstrukturierungsskala (s. Abbildung 1) wie folgt vorgenommen:

Definition der Umstrukturierung
(zu Therapieende bzw. letztem Messzeitpunkt):

- U5 Umstrukturierung: Mindestens zwei der fünf Fokusse haben Stufe 5 erreicht.
- U4 Bewältigung: Mindestens zwei der fünf Fokusse haben Stufe 4 erreicht.
- Non U4: Ein oder kein Fokus hat Stufe 4 erreicht.

Erreichte strukturelle Veränderungen bei den chronisch depressiven Patienten

Das zentrale Ergebnis der Umstrukturierung findet sich in der nachfolgenden Tabelle 12.

Tabelle 12: Gruppierung nach erreichter struktureller Veränderung

	PA	PT
Umstrukturierung U5	46,2 %	18,2 %
Bewältigung U4	30,8 %	36,4 %
Non U4	23,1 %	45,5 %

Strukturelle Veränderungen finden sich in beiden Therapieformen, jedoch erreichen Patienten in der PA-Gruppe häufiger als in der PT-Gruppe Veränderungen im Sinne einer Umstrukturierung nach oben genannter Definition.

Vergleicht man die Anzahl der Behandlungsstunden und die Behandlungsdauer, wird deutlich, dass bei depressiven Patienten diejenigen, die keine strukturellen Veränderungen in dem definierten Bereich aufweisen, die kürzesten Behandlungen und die geringsten Stundenzahlen hatten beziehungsweise die Patienten der Gruppen U4 und U5 deutlich längere Behandlungszeiten und höhere Stundenzahlen erhielten, zwischen der Gruppe U4 (Coping) und der Gruppe U5 (Umstrukturierung) jedoch kaum Unterschiede bestehen (Tabelle 13).

Rückblicke der Analytiker – Vergleich zwischen den Strukturgruppen

In den nachfolgenden Tabellen wird die Untersuchungsgruppe nicht mehr nach den Behandlungsgruppen, sondern nach dem Grad der Umstrukturierung verglichen.

Wie schätzen nun die behandelnden Analytiker bei Abschluss der Behandlung die Prozessentwicklung bei den Patienten mit unterschiedlicher Umstrukturierung ein?

Tabelle 13: Behandlungsdauer und Anzahl Therapiestunden

	N	Dauer Therapie (SD)	Stunden (SD)
< 2x4- (Non U4)	5	25,26 Monate (12,4)	73,4 (40,1)
> 2x4- (U4)	10	36,9 (16,2)	227 (209)
> 2x5- (U5)	9	36,4 (14,9)	247 (95,5)

Aus Sicht der Analytiker zeigen Patienten mit einer erreichten Umstrukturierung am Ende der Behandlung eine bessere Fähigkeit zur Regression (im Dienste des Ich), reifere Abwehrformen, einen besseren Zugang zu ihrer eigenen Lebensgeschichte und bessere selbstanalytische Fähigkeiten (Tabelle 14).

Tabelle 14: Eine Auswahl abschließender Einschätzungen der Prozessentwicklung aus Sicht der Analytiker (Behandlungsende)

	Non U4	U4	U5
Aneignung der eigenen Lebensgeschichte	40 %	44 %	67 %
Reifere Abwehr	40 %	78 %	78 %
Zulassen regressiver Bewegung	20 %	33 %	67 %
Aufbau selbstanalytischer Fähigkeiten	20 %	56 %	78 %

Zusammengefasst: deutlich, sehr, maximal positive Entwicklung;
Nicht bewertet: keine, leicht positive Entwicklung

Tabelle 15: Rückblicke aus Patientenperspektive: Einschätzung von Beschwerden, Lebensqualität und struktureller Veränderung

	Non U4	U4	U5
Psychische Symptomatik: post	75 %	89 %	89 %
Katamnese nach 1 Jahr	40 %	86 %	88 %
Katamnese nach 3 Jahren	50 %	67 %	87 %
Beziehung zu Menschen gebessert: post	67 %	89 %	89 %
Katamnese nach 1 Jahr	60 %	50 %	67 %
Katamnese nach 3 Jahren	50 %	50 %	90 %
Selbstwert gebessert: post	75 %	67 %	89 %
Katamnese nach 1 Jahr	53 %	50 %	89 %
Katamnese nach 3 Jahren	50 %	72 %	100 %
Lebenszufriedenheit: post	75 %	89 %	78 %
Katamnese nach 1 Jahr	40 %	83 %	78 %
Katamnese nach 3 Jahren	50 %	57 %	100 %

In Tabelle 15 sind die Ergebnisse des Vergleichs der drei Strukturgruppen aufgrund von Patientenaussagen dargestellt (anhand der prozentualen Anteile der Patienteneinschätzung auf einer sechsstufigen Skala: zusammengefasst deutlich, sehr, maximal positive Patientenzustimmung). Auch hier zeigen sich stabilere und bessere Ergebnisse der strukturell veränderten Gruppe (U5) über die Zeit bis zu der dreijährigen Katamnese.

Vergleich der Symptombelastung zwischen den Strukturgruppen aus Patientensicht

In Tabelle 16 ist die Veränderung des Gesamtscores der SCL-90-R im Therapieverlauf im Vergleich der drei Gruppen der strukturellen Veränderung dargestellt.

Die höchste Symptombelastung zu Therapiebeginn findet sich in der Gruppe U5 der strukturell veränderten Patienten, aber auch diese Gruppe verbessert sich kontinuierlich bis zur 3-Jahres-Katamnese. Die Gruppe Non-U4, die sich strukturell nicht ausreichend verändert hat, erzielt bis zum Behandlungsende zwar Verbesserung der Symptombelastung, jedoch nehmen die Beschwerden im Katamnesezeitraum wieder zu.

Tabelle 16: Der Symptomverlauf in Abhängigkeit von der strukturellen Veränderung GSI (SCL-90-R)

	Beginn	Ende	Follow-up nach 1 Jahr	Follow-up nach 3 Jahren
Non U4 (< 2x4)	0,77	0,42	0,54	0,63
U4 (> 2x4)	1,03	0,38	0,4	0,4
U5 (> 2x5-)	1,19	0,38	0,52	0,4

Time P=.000, Time* Gr_UBR1 P= .003

Bei dem entsprechenden Vergleich der Depressionsskala der SCL-90-R zeigt die Gruppe U5 – also die der strukturell umstrukturierten Patienten – wie oben bei der Darstellung des GSI die größte Belastung an depressiver Symptomatik zu Behandlungsbeginn. Alle drei Gruppen verbessern sich in der Symptombelastung über die Zeit statistisch bedeutsam (s. Tabelle 17). Es zeigt sich hier statistisch kein bedeutsamer Unterschied zwischen den drei

Strukturgruppen. Allerdings ist zu bedenken, dass die Zellenbesetzung aufgrund der geringen Patientenzahl sehr klein ist. Ausgehend von einem höheren Belastungsniveau in der U5-Gruppe nimmt die depressive Symptombelastung dieser Gruppe in der 3-Jahres-Katamnese wieder etwas zu. Zu bedenken ist, dass bereits geringe Veränderungen in der Patientenzusammensetzung bei der kleinen Stichprobe die Ergebnisse relativ stark beeinflussen können (Tabelle 17).

Tabelle 17: Symptomverlauf in Abhängigkeit von der strukturellen Veränderung Depressionsskala (SCL-90-R Blindrating)

	Beginn	Ende	Follow-up nach 1 Jahr	Follow-up nach 3 Jahren
Non U4 (< 2x4)	1,84	0,69	0,50	0,50
U4 (> 2x4)	1,19	0,42	0,41	0,33
U5 (> 2x5-)	2,29	0,69	0,56	0,74

Time P=.047, Time * Gr_UBR1 P=.385

Vergleicht man die Gruppen der strukturellen Veränderungen anhand des Gesamtwertes des IIP, so wird deutlich, dass die Gruppe der strukturell veränderten Patienten (U5) den höchsten Ausgangswert an interpersonellen Problemen wahrnehmen. Der Rückgang der interpersonellen Probleme über die Zeit ist in allen drei Gruppen hochsignifikant. In der multivariaten Varianzanalyse mit Messwiederholung findet sich im Kontrast zu den Veränderungen der SCL-90-R eine statistisch signifikante Verbesserung zugunsten der strukturell veränderten Patienten (U5, Tabelle 18).

Tabelle 18: Verlauf der interpersonellen Probleme in Abhängigkeit von der strukturellen Veränderung (Gesamtwert) IIP

	Beginn	Ende	Follow-up nach 1 Jahr	Follow-up nach 3 Jahren
Non (< 2x4)	1,44	1,15	1,17	1,2
Coping (> 2x4)	1,61	1,23	1,02	0,36
Change (> 2x5-)	2,05	1,17	1,28	1,03

Time P=.000, Time * Gr_UBR1 P=.011

Zusammenfassung und Diskussion der hier dargestellten Teilergebnisse aus der PAL-Studie in der Behandlung chronisch depressiver Patienten

Die PAL-Studie ist eine prospektive, naturalistische Verlaufsstudie im Feld ambulanter Richtlinienpsychotherapie. Verglichen werden die Effekte tiefenpsychologisch fundierter Psychotherapie mit analytischer Psychotherapie im Verlauf der Behandlung zu Beginn, bei Behandlungsende und mittels einer Nachuntersuchung nach einem und drei Jahren. Der Schwerpunkt der Untersuchung lag sowohl auf dem Verlauf der Symptomatik und vor allem auf dem Einfluss struktureller Veränderungen auf die Symptomatik, Behandlungszufriedenheit und die Nachhaltigkeit der erzielten Behandlungsergebnisse.

Die in diesem Beitrag dargestellten Ergebnisse beziehen sich ausschließlich auf diejenigen Patienten der PAL-Studie mit einer depressiven Hauptdiagnose. Die in beiden Gruppen eingeschlossenen Patienten weisen eine langjährige Symptomatik auf, so adass zu Beginn der Behandlungen von dem Vorliegen einer chronischen Depression ausgegangen werden muss. Trotz sehr kleiner Stichprobe findet sich auf der Symptomebene eine deutliche und stabile Verbesserung über die Zeit in beiden Behandlungsgruppen. Analytische Therapien sind also in der Behandlung chronisch depressiver Patienten sehr wirksam und mit anderen Psychotherapieformen vergleichbar hinsichtlich des Ausmaßes der Symptomreduktion. Zwischen den beiden Untersuchungsgruppen analytische Psychotherapie und tiefenpsychologisch fundierter Psychotherapie gibt es hinsichtlich der Symptomreduktion erwartungsgemäß kaum bedeutsame Unterschiede.

Auch die patientenseitig wahrgenommenen interpersonellen Probleme reduzieren sich in beiden Gruppen hochsignifikant und bessern sich auch ohne Therapie weiter bis zur 3-Jahres-Katamnese.

Aus Sicht der Analytiker nimmt in beiden Gruppen die Beeinträchtigung durch psychische, körperliche und soziale Probleme im Verlauf signifikant ab. Es gibt jedoch zwischen den beiden Gruppen auch hier keine bedeutsamen Unterschiede.

In der rückblickenden Einschätzung des Therapieerfolges und des Therapieprozesses durch die Patienten gibt es in vielen Bereichen deutliche Unterschiede zugunsten der PA zwischen den Gruppen.

Wenn das hier untersuchte Sample aufgeteilt wird in das Ausmaß der strukturellen Veränderung auf der Heidelberger Umstrukturierungsskala in drei Gruppen (Non-U4, U4, U5), finden sich deutliche Unterschiede zwischen den strukturellen Gruppen zugunsten der PA-Gruppe. Es besteht ein Zusammenhang zwischen einer verbesserten strukturellen Veränderung und einer besseren rückblickenden Einschätzung der Patienten und Analytiker hinsichtlich verschiedener Aspekte der Lebensqualität, des analytischen Prozesses sowie der Symptomatik. Ähnliche Ergebnisse fanden auch Rudolf et al. (2002, 2012) für das gesamte Sample der PAL-Studie.

Eine strukturelle Verbesserung korreliert mit einer längeren Behandlungsdauer und mit einer größeren Stundenzahl – ein deutlicher Hinweis auf eine Abhängigkeit des Behandlungseffektes von der Therapiedosis.

Die geringen Unterschiede zwischen den beiden Gruppen auf der Symptomebene könnten auch dadurch mit verursacht worden sein, dass die teilnehmenden Psychoanalytiker sowohl einen Fall mit analytischer Psychotherapie als auch einen Fall mit tiefenpsychologisch fundierter Psychotherapie behandelt haben, das heißt, die PT möglicherweise als »abgeschwächte Psychoanalyse« (Rudolf et al., 2012) durchgeführt wurde.

Kritisch zu hinterfragen ist die Validität der Diagnoseeinschätzung durch die Therapeuten, da keine externes strukturiertes Interview nach SKID-I und -II erfolgte. Aufgrund der kleinen Stichprobe können die Ergebnisse jedoch nur mit Vorbehalt generalisiert werden. Die hier dargestellten Befunde in der Behandlung chronisch depressiver Patienten sollten in einer weiteren Studie mit einem ähnlichen methodischen Ansatz und größerer Stichprobe repliziert werden. In diesem Zusammenhang werden die in der LAC-Studie zu erwartenden Ergebnisse von großem Interesse sein.

Literatur

Arbeitskreis OPD (Hrsg.) (1996, 2004, 2006). Operationalisierte Psychodynamische Diagnostik. Grundlagen und Manual. Bern: Huber.

Grande, T., Dilg, R., Jakobsen, T.H., Keller, W., Krawietz, B., Langer, M., Oberbracht, C., Stehle, S., Stennes M., Rudolf, G. (2006). Differential effects of two forms of psychoanalytic therapy: Results of the Heidelberg-Berlin study. Journal of Psychotherapy Practice and Research, 16, 470–485.

Grande, T., Dilg, R., Jakobsen, T.H., Keller, W., Krawietz, B., Langer, M., Oberbracht, C., Stehle, S., Stennes, M., Rudolf, G. (2009). Structural change as a predictor of long-term follow-up outcome. Journal of Psychotherapy Practice and Research, 19 (3), 344–357.

Grande, T., Rudolf, G., Oberbracht, C. (1997). Die Praxisstudie Analytische Langzeittherapie. Ein Projekt zur prospektiven Untersuchung struktureller Veränderungen in Psychoanalysen. In: M. Leuzinger-Bohleber, U. Stuhr (Hrsg.), Psychoanalysen im Rückblick (S. 415–431). Gießen: Psychosozial-Verlag.

Grande, T., Rudolf, G., Oberbracht, C., Jakobsen, T. H. (2001). Therapeutische Veränderungen jenseits der Symptomatik. Wirkungen stationärer Psychotherapie im Licht der Heidelberger Umstrukturierungsskala. Zeitschrift für Psychosomatische Medizin und Psychotherapie, 47, 213–233.

Rudolf, G., Dilg, R., Grande, T., Jakobsen, Th., Keller, W., Krawietz, B., Langer, M., Stehle, S., Überbracht, C. (2004). Effektivität und Effizienz psychoanalytischer Langzeittherapie. Die Praxisstudie Analytische Langzeittherapie. In: R. Gerlach, A.M. Schlösser, A. Springer (Hrsg.), Psychoanalyse des Glaubens (S. 515–528). Gießen: Psychosozial-Verlag.

Rudolf, G., Grande, T., Dilg, R., Jakobsen, T.H., Keller, W., Oberbracht, C., Pauli-Magnus, C., Stehle, S., Wilke, S. (2001a). Strukturelle Veränderungen in psychoanalytischen Behandlungen – Zur Praxisstudie analytische Langzeittherapie (PAL). In: U. Stuhr, M. Leuzinger-Bohleber, M.E. Beutel (Hrsg.), Langzeitpsychotherapien – Perspektiven für Therapeuten und Wissenschaftler (S. 238–259). Stuttgart: Kohlhammer.

Rudolf, G., Grande, T., Dilg, R., Jakobsen, T.H., Keller, W., Oberbracht, C., Pauli-Magnus, C., Stehle, S., Wilke, S. (2001b). Wie können strukturelle Veränderungen in analytischen Langzeitpsychotherapien empirisch erfasst werden? In: W. Bohleber, S. Drews (Hrsg.), Die Gegenwart der Psychoanalyse – die Psychoanalyse der Gegenwart (S. 546–566). Stuttgart: Klett-Cotta.

Rudolf, G., Grande, T., Oberbracht, C. (2000). Die Heidelberger Umstrukturierungsskala. Ein Modell der Veränderung in psychoanalytischen Therapien und seine Operationalisierung in einer Schätzskala. Psychotherapeut, 45, 237 – 246.

Rudolf, G., Grande, T., Oberbracht, C., Jakobsen, Th. (1996). Erste empirische Ergebnisse zu einem neuen diagnostischen System: Die Operationalisierte Psychodynamische Diagnostik (OPD). Zeitschrift für Psychosomatische Medizin und Psychoanalyse, 42, 343 – 357.

Stehle, S. (2003). Evaluation von Struktur- und Ergebnisqualität psychoanalytischer Tätigkeit in Deutschland. Inaugural Dissertation Fachbereich Humanmedizin der Freien Universität Berlin.

Wilke, S., Pauli-Magnus, C. (2002). Strukturelle Veränderungen im Spiegel analytischer Stundenprotokolle. Eine qualitative Untersuchung. In: G. Rudolf, T. Grande, P. Henningsen (Hrsg.), Die Struktur der Persönlichkeit (S. 220 – 234). Stuttgart: Schattauer.

Wilke, S., Pauli-Magnus, C., Oberbracht, C., Grande, T., Jakobsen, Th., Rudolf, G. (2001). Psychoanalytiker kommentieren ihre Behandlungen. Ein Beitrag zur qualitativen Psychotherapieprozessforschung. Psychotherapie und Sozialwissenschaft, 3, 143 – 159.

Die Autorinnen und Autoren

Ulrich Bahrke, PD Dr. med., Leiter der Institutsambulanz am Sigmund-Freud-Institut in Frankfurt a. M., Facharzt für Psychosomatische Medizin, Facharzt für Neurologie/Psychiatrie, Psychoanalytiker (DPV/IPA), Lehranalytiker (DGPT).

Manfred Beutel, Prof. Dr. med., Direktor der Klinik und Poliklinik für Psychosomatische Medizin und Psychotherapie der Universitätsmedizin Mainz. Leiter des Weiterbildungsstudiengangs für psychodynamische Psychotherapie an der Universität Mainz.

Hugo Bleichmar, Professor und Direktor des Postgraduierten-Programms in Psychoanalyse der Universidad Pontificia Comillas, Madrid. Lehranalytiker der Argentinischen Psychoanalytischen Vereinigung und der International Psychoanalytical Association (IPA).

Heinz Böker, Prof. Dr. med., Facharzt für Kinder- und Jugendpsychiatrie, Psychiatrie und Psychotherapie und Psychosomatische Medizin (DPV/IPA). Leitender Arzt der Spezialabteilungen für Depressions- und Angstbehandlung und Leiter der Forschungsgruppe »Verlaufs- und Therapieforschung« an der Psychiatrischen Universitätsklinik Zürich. Titularprofessor an der Universität Zürich.

Jo-anne Carlyle, Dr.; PSYCTC, London; Associate Fellow, BPS; klinische und forensische Psychologin, Psychoanalytische Psychotherapeutin, Organisationsberaterin.

Georg Fiedler, Dipl.-Psych., stellvertretender Leiter des Therapiezentrums für Suizidgefährdete (TZS), Universitätsklinikum Hamburg-Eppendorf.

Peter Fonagy, Dr., Medical Research Council Fellowship, University College, London; Diplom in Klinischer Psychologie, British Psychological Society; CEO, Anna Freud Centre, London; Head of Department, Research Department of Clinical, Educational and Health Psychology and the Freud Memorial Professor of Psychoanalysis, University College, London; derzeit tätig als Senior Investigator, British National Institute for Health Research;

Klinischer Gastprofessor an der Harvard University; Klinischer Professor für Psychiatrie, Yale University, School of Medicine.

Judith Gastner, Dr. phil., Dipl.-Psych., approbierte Psychotherapeutin (VT), wissenschaftliche Mitarbeiterin der Klinik und Poliklinik für Psychosomatische Medizin und Psychotherapie der TU München und zertifizierte Medizindidaktikerin sowie niedergelassen in eigener Praxis.

Ingeborg Goebel-Ahnert, Dipl.-Psych., Psychoanalytikerin (DPV/IPA) in eigener Praxis; wissenschaftliche Mitarbeiterin in der LAC-Studie des Sigmund-Freud-Instituts in Frankfurt a. M.; Dozentin und Fortbildungsausschuss-Vorsitzende am Frankfurter Psychoanalytischen Institut.

Andreas Haas, MA, wissenschaftlicher Mitarbeiter am Methodenzentrum für Psychotherapiestudien des Instituts für Statistik der Ludwig-Maximilians-Universität München.

Martin Härter, Dr. Dr., Arzt und Diplom-Psychologie, Professor für Medizinische Psychologie am Universitätsklinikum Eppendorf. Experte in Epidemiologie, Versorgungs- und Therapieforschung.

Rolf Haubl, Dr. phil. (Sprachwissenschaften), Dr. rer. pol. habil. (Psychologie), Professor für Soziologie und psychoanalytische Sozialpsychologie an der Universität Frankfurt a. M. und Direktor des Sigmund-Freud-Instituts in Frankfurt a. M., Gruppenlehranalytiker (D3G) und Supervisor (DGSv).

Martin Hautzinger, Professor für Psychologie an der Universität Tübingen, Leiter der Abteilung Klinische Psychologie und Psychotherapie, der psychotherapeutischen Hochschulambulanz und der Tübinger Akademie für Verhaltenstherapie.

Gerhard Henrich, Dr. rer. soc., Dipl.-Psych., Klinik und Poliklinik für Psychosomatische Medizin und Psychotherapie, Klinikum rechts der Isar, TU München.

Dorothea Huber, Prof. Dr. phil. Dr. med., Chefärztin der Klinik für Psychosomatische Medizin und Psychotherapie, Klinikum München-Harlaching, und Professorin an der Internationalen Psychoanalytischen Universität (IPU), Berlin. Psychoanalytikerin (DPG), Mitglied der Forschungskommission der DPG.

Lisa Kallenbach, cand. psych., studentische Mitarbeiterin in der LAC-Depressionsstudie am Sigmund-Freud-Institut in Frankfurt a. M.

Wolfram Keller, Dr. med., Facharzt für Psychosomatische Medizin und Psychotherapie, Psychotherapie, Psychoanalyse, Facharzt für Innere Medizin, Lehranalytiker und stellvertretender Vorsitzender des Instituts für Psychotherapie e.V. Berlin (IfP). Ehem. Chefarzt der Abteilung Psychosomatische Medizin und Psychotherapie mit internistischem Schwerpunkt (i. R.).

Rosemarie Kennel, Dr. med., Fachärztin für Neurologie und Psychiatrie. Fachärztin für Psychotherapeutische Medizin. Psychoanalytikerin in eigener Praxis. Lehranalytikerin (DPV).

Klara Kilber-Brüssow, Dipl.-Psych., Psychoanalytikerin (DPV), niedergelassen in Frankfurt a. M.

Günther Klug, Dr. med., war Oberarzt an der Klinik für Psychosomatische Medizin und Psychotherapie, Klinikum München-Harlaching, und ist wissenschaftlicher Mitarbeiter am Klinikum rechts der Isar, TU München. Er ist Dozent und Kontrollanalytiker für tiefenpsychologisch fundierte und psychoanalytisch-modifizierte Verfahren an der Akademie für Psychoanalyse in München.

Argyroula Koutala, Dipl.-Psych., Psychologische Psychotherapeutin (VT), ist Psychologische Psychotherapeutin an der Klinik Wingertsberg, Abteilung für Psychosomatik, in Bad Homburg, DRV-Bund.

Marianne Leuzinger-Bohleber, Dr. phil. habil., Professorin für Psychoanalytische Psychologie an der Universität Kassel, Mitdirektorin des Sigmund-Freud-Instituts in Frankfurt a. M., Psychoanalytikerin (DPV, SGP), Lehranalytikerin in eigener Praxis.

Reinhard Lindner, PD Dr. med., Leiter der Abteilung für Gerontopsychosomatik und Alterspsychotherapie in der Medizinisch-Geriatrischen Klinik am Albertinen-Haus, Hamburg-Schnelsen. Facharzt für Neurologie, Psychiatrie, Psychotherapie und Psychosomatische Medizin. Lehrtherapeut an der Arbeitsgemeinschaft für Integrative Psychoanalyse, Psychotherapie und Psychosomatik in Hamburg (APH/DGPT).

Susan McPherson, Dr., Dozentin, Promotion in Klinischer Psychologie, School of Health and Human Sciences, University of Essex; Psychologieforscherin, Tavistock & Portman National Health Service Foundation Trust.

Wolfgang Merkle, Dr. med., Facharzt für Psychosomatische Medizin und Psychotherapie, Facharzt für Psychiatrie, Psychoanalyse (DPV, IPA), ist Chefarzt der Psychosomatischen Klinik am Hospital zum Heiligen Geist in Frankfurt a. M. Stellvertretender ärztlicher Direktor am Hospital zum Heiligen Geist.

Alexa Negele, Dipl.-Psych., Psychologische Psychotherapeutin, Psychoanalytikerin (DGPT) in eigener Praxis in Frankfurt a. M., wissenschaftliche Mitarbeiterin am Sigmund-Freud-Institut in Frankfurt a. M.

Steven P. Roose, M.D.; Professor für Klinische Psychiatrie, College of Physicians & Surgeons, Columbia University; Direktor der Neuropsychiatry Research Clinics, New York State Psychiatric Institute; Vorsitzender des Research Committee, Columbia Center for Psychoanalytic Training and Research.

Felicitas Rost, B.Sc., M.Sc., M.Phil, Ph.D. Kandidatin an der Psychoanalysis Unit, University College London. Senior Researcher und Projektkoordinatorin der Studie »Depression im Erwachsenenalter« an der Tavistock Klinik, London.

Bernhard Rüger, Prof. Dr. rer. nat., Dr. rer. pol. habil., ist em. Professor an den Universitäten Bamberg und Gießen. Ernennung zum Professor für Statistik an der Ludwig-Maximilians-Universität München 1980. Consultant für Statistik am Sigmund-Freud-Institut in Frankfurt a. M.

Margerete Schött, Dipl.-Psych., wissenschaftliche Mitarbeiterin in der LAC-Depressionsstudie des Sigmund-Freud-Instituts in Frankfurt a. M. und Lehrbeauftragte des Instituts für Erziehungswissenschaft der Universität Kassel. Promotionsstudentin der Universität Kassel im Rahmen der Frankfurter EEG-fMRT-Depressionsstudie.

Elisabeth Schramm, Dr., Dipl.-Psych., Professorin für Klinische Psychologie und Psychotherapie am Universitätsklinikum Freiburg, Klinik für Psychiatrie und Psychotherapie.

David Taylor, Dr., Klinischer Direktor der Tavistock-Klinik in London. Lehranalytiker und Supervisor der British Psycho-Analytical Society, Chair des Clinical Research Subcommittee der IPA.

Rachel Thomas, Dr., Klinische Forschung in der Tavistock Adult Depression Study, Tavistock Klinik, London. Klinischer Psychologe und Psychoanalytischer Erwachsenenpsychotherapeut. Associate Fellow, British Psychological Society. Mitglied des British Psychoanalytic Council und der Association of Psychoanalytic Psychotherapy in the National Health Service.

Felicitas Weis, Psychologische Psychotherapeutin, Psychoanalytikerin, niedergelassen in Frankfurt a. M.